Jürgen Gießing

AF898503

Das Muskelaufbautraining beim Bodybuilding

Jürgen Gießing

Das Muskelaufbautraining beim Bodybuilding

Eine kritische Analyse aus sportwissenschaftlicher Sicht

Tectum Verlag

Jürgen Gießing

Das Muskelaufbautraining beim Bodybuilding.
Eine kritische Analyse aus sportwissenschaftlicher Sicht
Zugl.: Tübingen, Univ. Diss. 2002
2. unveränderte Auflage
ISBN: 978-3-8288-9388-7

Besuchen Sie uns im Internet
www.tectum-verlag.de

Bibliografische Informationen der Deutschen Nationalbibliothek
Die Deutsche Nationalbibliothek verzeichnet diese Publikation in der Deutschen Nationalbibliografie; detaillierte bibliografische Angaben sind im Internet über http://dnb.ddb.de abrufbar.

Inhaltsverzeichnis

Verzeichnis der Abbildungen:

Verzeichnis der Abkürzungen

Abb.:	Abbildung
ADP:	Adenosindiphosphat
ALA:	alpha-linolenic acid
ATP:	Adenosintriphosphat
BCAA:	branched chain amino acids
b.v.:	biological value
b.W.:	biologische Wertigkeit
CPK:	Kreatinphosphokinase
d.h.:	das heißt
DGE:	Deutsche Gesellschaft für Ernährung
DHA:	docosahexanoic acid
DNS:	Desoxyribonukleinsäure
DOMS:	delayed onset muscle soreness
DSB:	Deutscher Sportbund
EMG:	Elektromyographie
EPA:	eicosapentanoic acid
FR	fatique rate
FT:	fast twich
FSH:	Folikel stimulierendes Hormon
GH:	growth hormon
h1RM:	individuelles hypothetisches Maximalgewicht
HCA:	Hydroxycitrat
HCG:	Humanes Choriogonadotropin
HDL:	High Density Lipoprotein
HGH:	human growth hormon
HMG:	human menopausal gonadotropin

I. E.:	internationale Einheiten
IGF:	Insulin-like Growth Factor
IGFBP	Insulin-like Growth Factor-Binding Protein
Kcal	Kilokalorien
KJ:	Kilojoule
LDL:	Low Density Lipoprotein
LH:	luteinisierendes Hormon
MAX:	Maximalkrafttraining, Methode der maximalen Krafteinsätze
MCT:	medium chain triglycerides
mDNS:	messenger Desoxyribonukleinsäure
mg	Milligramm
mcg	Mikrogramm
mEq	milliequivalents
MRI	magnetig resonance imaging
MW:	Methode der wiederholten Krafteinsätze bis zur Erschöpfung
PWC:	physical working capacity
SHGB:	Sexualhormonbindendes Globulin
SK:	Schnellkrafttraining
ST:	slow twich
STH:	somatotropines Hormon
TCA:	tricarboxylidacid
TF	total force
THR:	target heart rate
TSH:	thyroid stimulating hormone
RQ:	respiratorischer Quotient
z. B.:	zum Beispiel

Vorwort

Herzlich danken möchte ich allen, die zum Zustandekommen dieser Arbeit beigetragen haben:

Herrn Professor Dr. Eberhard („Schorsch") Hildenbrandt für die Betreuung und Begutachtung der Promotion und dafür, dass er und Herr Dr. Peter Schüßler mein Interesse an einer wissenschaftlichen Auseinandersetzung mit dem Thema Bodybuilding geweckt und mich zur Weiterarbeit daran ermutigt haben,

Herrn Professor Dr. Ulrich Göhner für die Unterstützung meines Dissertationsvorhabens und für die Betreuung und Begutachtung der Arbeit,

Herrn Professor Dr. Edmund Maser für die Erstellung eines Gutachtens über die medizinischen und pharmakologischen Aspekte der Arbeit,

Herrn Studiendirektor Karl-Heinz Pschera und den Schülerinnen und Schülern der Kraftsport-AG und des Sport-Leistungskurses der Alten Landesschule in Korbach für die Mithilfe bei der praktischen Umsetzung der in der Arbeit gewonnen Erkenntnisse,

dem ehemaligen Bodybuilding-Weltmeister Georg Uhlich für die freundliche Überlassung der Fotos für dieses Buch.

Einleitung

Bodybuilding ist heute eine fest etablierte Facette des – vorwiegend kommerziellen – Sportangebots. Allein in den über 6000 Fitness-Studios in Deutschland trainieren mehr als vier Millionen Männer und Frauen. Die meisten von ihnen trainieren nach den Methoden des Bodybuildings. Hinzu kommen diejenigen, die Bodybuilding Zuhause oder in den Kraftsportabteilungen der Sportvereine betreiben. Das am häufigsten genannte Motiv für den Besuch eines Fitness-Studios ist der Aufbau von zusätzlicher Muskelsubstanz, wie verschiedene Befragungen gezeigt haben. Diese Studien, die im Folgenden noch zu thematisieren sein werden, haben eine Reihe von Gründen für den Wunsch nach mehr Muskelmasse offenbart, welche sich in drei Kategorien zusammenfassen lassen:

Da ist erstens der Wunsch nach einem athletischen, muskulösen Körper als Ausdruck eines bestimmten ästhetischen Ideals. Bodybuilder beschreiben ihren Sport daher gern als eine Art „Bildhauerei am eigenen Körper".
Zweitens wird der Aufbau von Muskelmasse häufig auch unter gesundheitlichen Aspekten angestrebt. Vor allem im Rahmen der Rehabilitation und Prävention gewinnt ein gezielter Muskelaufbau zur Behandlung oder Vermeidung verschiedener degenerativer Erkrankungen immer stärker an Bedeutung.
Und schließlich sind es nicht nur ästhetische und therapeutische, sondern auch sportliche Motive, aufgrund derer Muskelmasse aufgebaut wird. In fast allen Sportarten gehört ein Krafttraining inzwischen zum Grundlagenprogramm. Trainingsmethoden zur Vergrößerung der Muskelsubstanz sind dabei ein elementarer Bestandteil des Krafttrainings, da bei Optimierung des willkürlichen Aktivierungsgrades der Muskulatur eine höhere Kraftentfaltung nur durch eine Vergrößerung des Muskelquerschnitts möglich ist.

Der letztgenannte Punkt ist von besonderer Bedeutung, da er eine Tendenzwende beim Krafttraining markiert. Während ein Muskelaufbautraining heute in die Krafttrainingsprogramme vieler Sportler integriert ist, wurde es früher eher gemieden. Ein solches Training war lange Zeit mit Vorurteilen behaftet. So ging man davon aus, dass ein Aufbau der Muskulatur zwangsläufig Einbußen an Schnelligkeit nach sich ziehe. Auch wenn dieses Stereotyp als eine Übersimplifizierung angesehen werden muss, kann ein zu hohes Muskelgewicht durchaus einen leistungsbegrenzenden oder gar leistungsmindernden Faktor darstellen und sich negativ auf die Beschleunigung auswirken. In Sportarten, in denen die *relative* Kraft entscheidend ist, existieren gute Gründe dafür, das Muskelgewicht auf das erforderliche Mindestmaß zu begrenzen. In den

traditionellen Sportarten lassen sich zahlreiche Beispiele hierfür finden. Ein Hochspringer etwa benötigt zwar eine leistungsfähige Muskulatur um die erforderliche Sprungkraft aufbringen zu können, muss aber gleichzeitig berücksichtigen, dass das Körpergewicht so niedrig wie möglich sein sollte. Gleiches gilt in noch stärkerem Maße für Turner. Die Möglichkeit zur Ausführung des Kreuzhangs z. B. ist direkt abhängig von der Relativkraft, welche bei zunehmendem Körpergewicht abnimmt.
Selbst bei einer klassischen Kraftsportart wie dem Gewichtheben kommt der Relativkraft eine gewisse Bedeutung zu, denn bei gleicher Wettkampfleistung siegt der Athlet mit dem geringeren Körpergewicht.
Ein größerer Muskelquerschnitt ermöglicht zwar durchschnittlich auch eine höhere Kraftentfaltung. Dieser Zuwachs erfolgt jedoch nicht linear. Bei einer Vergrößerung des Muskelquerschnitts steigt die Kraft lediglich in zweiter Potenz, die Körpermasse hingegen erhöht sich in dritter Potenz (EHLENZ/GROSSER/ZIMMERMANN 1991, 52). Folglich sinken sowohl die Relativkraft als auch das Beschleunigungsvermögen.
Es ist daher nur allzu verständlich, dass das Hauptaugenmerk der Trainingsforschung lange Zeit darauf ausgerichtet war, vorwiegend jene Trainingsmethoden zu optimieren, die eine Steigerung der Kraftwerte bei gleichzeitiger *Begrenzung* des Muskelwachstums ermöglichen.
Seit dem Aufkommen des Fitness-Booms und der steigenden Popularität des Bodybuildings interessiert sich eine ständig wachsende Zahl von Personen für den Aufbau von Muskelsubstanz und die geeignetsten Methoden hierfür. Auch unter Sportlern, die primär an einem *Kraft*zuwachs und weniger an einer Zunahme der Muskelsubstanz interessiert sind, wurde das Muskelaufbautraining bald Bestandteil des Krafttrainings. Grundlage dafür ist der Umstand, dass bei optimaler Ausreizung der Kraftwerte eine weitere Steigerung der Maximalkraft nur über eine Vergrößerung des Muskelquerschnitts erfolgen kann.
Dieses aufkommende Interesse warf die Frage nach diesbezüglich geeigneten Methoden auf. Weil die Forschung bis dato eine diametral entgegengesetzte Ausrichtung hatte und es an gesicherten Erkenntnissen über ein Muskelaufbautraining mangelte, wurde den Trainingsmethoden der Bodybuilder nun vermehrt Beachtung geschenkt, da „in keiner anderen Sportart so wirksam Muskelmasse und Muskelquerschnitt entwickelt wird wie beim Bodybuilding“ (BÜHRLE/WERNER 1984, 5).
Von besonderem Interesse ist dabei, dass ein Training nach den Methoden der Bodybuilder in der Regel eine Reduzierung des Körperfettanteils mit sich bringt, so dass bei einem entsprechenden Trainingsprogramm die Muskelmasse zunimmt, das Körpergewicht hingegen konstant gehalten oder gar reduziert werden kann. Bodybuilder, die bei nationalen oder internationalen Wettkämpfen erfolgreich sind, weisen meist keinerlei

subkutanes Fettgewebe mehr auf, d. h. der Körperfettanteil ist reduziert auf das absolute Minimum (FLECK/KRAEMER 1987, 27). Eine hierdurch erreichte Steigerung der Kraft bei gleichzeitiger Reduzierung des Körpergewichts bietet die Möglichkeit zu einer außergewöhnlichen Erhöhung der Relativkraft, was in fast allen Sportarten von Vorteil wäre.

Die große Nachfrage nach entsprechenden Trainingsprogrammen führte dann dazu, dass die beim Bodybuilding üblichen Methoden z. T. unreflektiert übernommen wurden. Dabei wurde häufig übersehen, dass die Mehrzahl dieser Trainingsmethoden im Gegensatz zu denen der traditionellen Kraftsportarten, wie dem Olympischen Gewichtheben, nicht durch eine Vielzahl an Untersuchungen gestützt waren, sondern allein auf der Grundlage empirischer Trainingserfahrungen von Bodybuildern beruhten. Dennoch konnten sich diese Methoden als fester Bestandteil des Kraftsports etablieren. Auf diesen Zusammenhang verweist auch TESCH (1990, 365):

„Die meisten Techniken des Krafttrainings, die außerhalb des Leistungssports zum Einsatz kommen, wurden im Bodybuilding entwickelt. Frauen wie Männer nutzen heute diese Methoden, um ihre Muskelmasse und Muskelkraft zu steigern, den Körperfettanteil zu reduzieren und damit besser auszusehen."

Erst in der jüngeren Vergangenheit finden sich in der internationalen Literatur vermehrt Berichte über Forschungsansätze, welche auch die Methoden des Bodybuildings untersuchen und ein kritisches Hinterfragen ermöglichen. Diese Erkenntnisse hingegen fließen nur spärlich in das Bodybuilding ein, da die Effektivität der hierbei üblichen Methoden zum Muskelaufbau unumstritten ist.

Diese allgemein konzedierte Effizienz hat dazu geführt, dass ein kritisches Hinterfragen der verwendeten Methoden überflüssig erscheint (vgl. hierzu: SCHLUMMBERGER/SCHMIDTBLEICHER 1999, 10) und sich das Bodybuilding in der bestehenden Form etabliert hat.

Kaum bekannt ist dagegen, dass es sich beim Bodybuilding um mehr handelt als nur eine bestimmte Trainingsweise. Es ist vielmehr gekennzeichnet durch ein holistisches Konzept, bestehend aus mehreren Elementen, die allesamt ausgerichtet sind auf eine Vergrößerung der Muskelmasse bei gleichzeitiger Minimierung des Körperfettanteils.
Hinweise auf andere Komponenten als das Muskelaufbautraining finden sich selten. Ihre Bewertung wird zusätzlich durch widersprüchliche Angaben erschwert. Unterschiedliche Einschätzungen finden sich z. B. bezüglich der Notwendigkeit aeroben Trainings, welches von einigen Autoren als unbedingt erforderlich, von anderen dagegen als kontraproduktiv eingestuft wird. Auch das Repertoire an einschlägigen

Trainingsmethoden umfasst weitaus mehr Techniken als jene, die bislang Beachtung gefunden haben.

Wenn man eine der zahlreichen Bodybuilding-Zeitschriften aufschlägt, so findet man diese Komplexität durchaus bestätigt. Eine Auswertung der Zeitschriften zeigt, dass das Bodybuilding im Wesentlichen geprägt ist durch die Themen „Training“ und „Ernährung“, wobei letztere untrennbar mit der Nutzung verschiedenster Nahrungsergänzungspräparate verknüpft zu sein scheint.

Was man dort hingegen nicht unbedingt erfährt, ist die Tatsache, dass meist noch eine weitere Komponente involviert ist, nämlich multiples und exzessives Doping.

Die Unterschiede zwischen Innen- und Außenwahrnehmung des Bodybuildings könnten kaum größer sein. „Für viele ist es pure Kraftmeierei, eine affektierte Muskelschau ohne sportlichen Wert“, wie der Journalist SCHOBER (1983, 220) in einem Aufsatz über das „Schinden für die Schönheit“ treffend ausführt. Kontrastiert wird diese Charakterisierung an gleicher Stelle mit der Aussage eines erfolgreichen Leistungsbodybuilders: „Ein Bodybuilder muß Biologe, Chemiker und Mediziner in einer Person sein.“

Welchen Stellenwert die Chemie hierbei hat, wird schnell deutlich, wenn man der Frage nachgeht, wie verbreitet der Missbrauch von Anabolika und anderen Dopingsubstanzen beim Bodybuilding ist.

Das Zitat verdeutlicht aber auch, welche Bedeutung Bodybuilder den übrigen Aspekten ihres Sports beimessen und dass möglichst umfassende Kenntnisse der menschlichen Physiologie und Anatomie die Grundlage für kontinuierliche Leistungsfortschritte schaffen sollen.

Bodybuilding wird daher teilweise weniger als Sportart, sondern eher als „way of life“ bezeichnet, bei dem die einzelnen Komponenten Training, Ernährung, Nahrungsergänzungen und die Verwendung anaboler und antikataboler Pharmaka penibel auf einander abgestimmt werden.

Bei näherer Betrachtung erweist sich Bodybuilding als weitaus mehr als nur eine bestimmte Trainingsmethode. Es ist ein umfangreiches holistisches Konzept, das in besonderer Weise der von HOLLMANN/HETTINGER (1980, 123) zu Grunde gelegten Definition von „Training“ entspricht:

„Gemeinhin wird heute unter ‚Training‘ die Summe aller Maßnahmen verstanden, die zur planmäßigen Steigerung der körperlichen Leistungsfähigkeit führt. Darin sind nicht nur die entsprechenden muskulären Beanspruchungen enthalten, sondern auch die gesamte Lebens- und Ernährungsweise.“

Die Eigenschaften des „Bodybuilding-Lifestyle“ und der Fanatismus, mit dem er nicht selten praktiziert wird, sind für Außenstehende z. T. nur sehr schwer nachzuvollziehen, was dem Bodybuilding den Ruf einer körperfixierten Subkultur eingebracht hat, in der alle relevanten Aspekte des täglichen Lebens auf die Realisierung eines ganz bestimmten physischen Ideals ausgerichtet sind.

Aus sportwissenschaftlicher Sicht wird das Bodybuilding mitunter skeptisch betrachtet. Was die Doping-Problematik anbelangt, ist diese Skepsis ganz sicher nicht unbegründet.

Das ungelöste Dopingproblem hat u. a. dazu geführt, dass die wissenschaftliche Auseinandersetzung mit dem Bodybuilding mitunter häufiger in einem pharmakologischen oder soziologischen Kontext erfolgt als unter sportwissenschaftlichen Aspekten.

Eine solche sportwissenschaftliche Aufarbeitung des Bodybuildings in seiner Gesamtheit, d. h. unter Berücksichtigung der über das Training hinausgehenden Faktoren, steht somit noch aus.

Um diese zu realisieren, ist es erforderlich, alle verfügbaren Informationen hinsichtlich der relevanten Komponenten des Bodybuildings zusammenzutragen und auszuwerten. Dies gilt vor allem für die bislang nur marginal rezipierten englischsprachigen Quellen.

1 Ursprünge des Bodybuildings

Die Anfänge des Bodybuildings sind untrennbar verbunden mit dem Namen Eugen SANDOW. Dieser selbst nach heutigen Maßstäben außergewöhnlich athletische Mann wurde 1867 als Karl Friedrich Müller in Königsberg geboren. Den Künstlernamen SANDOW legte er sich vermutlich auf Anraten seines Mentors Luis DURLACHER, geboren 1844 in Karlsruhe, zu. DURLACHER selbst wurde unter seinem Pseudonym „Professor Atilla" bekannt durch Auftritte bei Jahrmärkten, bei denen er verschiedene Kraftakte ausführte. Durch solche Auftritte erlangte auch SANDOW Berühmtheit, wobei er nicht nur durch seine enorme Kraft, sondern noch viel mehr durch eine bis dato ungekannte Muskulosität reüssierte. Bald interessierte SANDOWs Körper das Publikum mehr als seine Kraftakte und er ging dazu über, lediglich mit einem Feigenblatt bekleidet zu posieren. SANDOWs Athletik ist nicht nur durch Photographien belegt. Seine außergewöhnliche Erscheinung wurde auch von wissenschaftlicher Seite mit Interesse verfolgt. SANDOW diente als Modell für Anatomiekurse und wurde vom damaligem Director of Gymnastics der Harvard University ebenso studiert wie von einem Arzt, der nicht nur in Vorlesungen von SANDOWs Körperentwicklung berichtete, sondern auch einen Aufsatz in der renommierten Fachzeitschrift *Lancet* vom 24.12.1892 darüber verfasste. Für das Natural History Museum in London wurde sogar ein Gipsabdruck von SANDOWs Körpermaßen angefertigt (WEBSTER 1979, 31-33).
SANDOW entwickelte seine Muskulatur durch eine Kombination aus Hanteltraining, gymnastischen Übungen und der Arbeit an Zugvorrichtungen. Seine Trainingsanleitung „Kraft und wie man sie erlangt" (SANDOW 1904) ist eine der ersten Anleitungen zum Muskeltraining. Weitere wichtige Arbeiten stellen Theodor SIEBERTs „Katechismus der Athletik" von 1898 und „Der Kraftsport“ von 1907 dar. Das Aufkommen solcher Schriften war deshalb so bemerkenswert, weil das Trainieren der Muskulatur um ihrer selbst willen damals eigentlich als unschicklich galt. Bewundert wurden eher solche Athleten, die ihre Muskulatur durch harte körperliche Arbeit entwickelt hatten, oder man hielt sie für gottgegeben.
WEBSTERs „Bodybuilding - an illustrated history“ nennt die deutsche Turnbewegung am Ende des neunzehnten Jahrhunderts als den wichtigsten Impuls für die Entstehung des Bodybuildings (WEBSTER 1979, 13-16). Die Ursache hierfür liegt in einer mit der Turnbewegung verbundenen Akzentverschiebung. Im Vordergrund stand nicht länger nur die Bewältigung einer bestimmten Leistung oder ein Sieg im Wettkampf, sondern mindestens

ebensosehr ein Trimmen des Körpers. Daher ist es auch möglich, die Entstehung des Bodybuildings zeitlich einzuordnen: „Bodybuilding as a specialised and competitive activity in its own right began around the 1890s" (WEBSTER 1979, 29).
Vorher war Muskelwachstum eher eine Begleiterscheinung der Ausübung anderer Sportarten. Mit dem Aufkommen des Bodybuilding entwickelte sich nun eine Sportform, bei der Muskelaufbau das primäre Ziel ist.
Dies zeigte sich auch noch deutlich bei den ersten Wettkämpfen im Bodybuilding. Im Jahr 1889 fand in Paris ein Mannschaftswettbewerb statt, bei dem die Muskelentwicklung der Teilnehmer von einer Jury bewertet wurde. Gewinner des Wettbewerbs war eine schottische Mannschaft, deren überdurchschnittliche Muskulatur durch die Ausübung der traditionellen Wettkämpfe entwickelt wurde. Dazu gehörte Steinstoßen ebenso wie „caber tossing", dem berühmten Baumstammwerfen (WEBSTER 1979, 17).
In Verbindung mit den britischen Meisterschaften im Gewichtheben wurde 1898 ein Pokal vergeben für den „Best Developed Man". Gewinner dieser Auszeichnung wurde mit Launceston Elliot ein Athlet, der zwei Jahre zuvor Olympiasieger im einarmigen Gewichtheben geworden war. 1902 erweiterte der Britische Gewichtheberverband der Amateure dann seinen Namen und ergänzte ihn um die Sparten „Ringen" und „Körperkultur" (WEBSTER 1979, 36, 45).
Einen wichtigen Beitrag zur Verbreitung des Bodybuildings lieferte der Verleger Bernarr MACFADDEN, der ab 1899 die Zeitschrift *Physical Development* in England herausgab und die meisten Beiträge selbst verfasste.
Neben MACFADDEN war es vor allem SANDOW, der die Popularisierung des Bodybuildings in vielfältiger Weise vorantrieb. 1898, also bereits ein Jahr vor MACFADDENs „Physical Development", erschien SANDOWs Zeitschrift *Physical Culture*, deren Name 1899 in *Sandow's Magazine* geändert wurde (WEBSTER 1979, 25).
Bereits in der ersten Ausgabe dieses Magazins machte er Werbung für einen Bodybuilding-Wettkampf, der schließlich 1901 in der Royal Albert Hall in London stattfand. SANDOW nutzte seine Popularität vorteilhaft bei der Vorbereitung des Wettkampfs, bei dem insgesamt 156 Athleten teilnahmen. Einer der Juroren vor 15000 Zuschauern war der renommierte Schriftsteller Sir Arthur Conan Doyle. Der beachtliche Erfolg dieser Veranstaltung legte den Grundstock für weitere Veranstaltungen dieser Art (WEBSTER 1979, 35-39).
Doch SANDOW war nicht nur erfolgreicher Athlet, Veranstalter und Herausgeber. Er gab dem Muskeltraining auch einen Namen. Sein 1905

erschienenes Buch „Bodybuilding or Man in the Making“ prägte und etablierte die Bezeichnung „Bodybuilding“.

1.1 Bodybuilding in den USA

Entgegen der weitverbreiteten Annahme, dass Bodybuilding in den Vereinigten Staaten entstand und später nach Europa kam, kann WEBSTER (1979, 18) aufzeigen, dass es sich in Wahrheit genau umgekehrt verhielt:

„Interest in weight-training and heavy exercise were originally popularised in America by immigrants from Europe. The influence of the German 'Turners' or gymnasts (...) was considerable and many historians credit the beginnings of American physical training to these settlers ...”

MACFADDEN, der bereits in England mit *Physical Development* erfolgreich war, weitete seine Aktivitäten in den 20er Jahren mit dem Magazin *Physical Culture* auch auf den amerikanischen Markt aus.
Auch als Veranstalter von Bodybuilding-Wettkämpfen trat MACFADDEN in Erscheinung, indem er bereits 1903 in New York mit dem „Best And Most Perfectly Developed Man“ den ersten Wettkampf dieser Art in den USA organisierte (GAINES/BUTLER 1984, 127-128).
Dieser Wettkampf wurde regelmäßig ausgetragen und blieb für lange Zeit konkurrenzlos. Dies änderte sich erst in den 30er Jahren als die Zahl solcher Wettbewerbe deutlich zunahm (SCHWARZENEGGER 1986, 32-33).
Ende der 30er Jahre organisierte dann ein Verband namens AAU verschiedene regional gegliederte Wettkämpfe. Zur Bedeutung dieser Abkürzung finden sich entweder keine (WEBSTER 1979) oder aber unterschiedliche Angaben. Sie stand entweder für „American Athletic Union“ (GAINES/BUTLER 1984, 130) oder für „Amateur Athletic Union“ (SCHWARZENEGGER 1986, 33).
Ähnlich wie in Großbritannien, wo seit 1930 regelmäßig die Wahl zum „Mr. Britain“ ausgerichtet wurde, wählte die AAU ab 1939 den „Mr. America“.

In den Jahren 1920 und 1921 wurde MACFADDENs Wettkampf gewonnen von einem italienischen Einwanderer namens Angelo Siciliano, der sich den Künstlernamen Charles ATLAS gab. ATLAS gelang es, seine durch Hanteltraining entwickelte Muskulatur gewinnbringend zu vermarkten. In Zusammenarbeit mit einem befreundeten Arzt entwickelte er eine Trainingsanleitung für isometrisches Krafttraining, die er „Dynamic Tension“ nannte. Die Anleitung für das dynamische Anspannungsprogramm konnte per Versandhantel bezogen werden. Um für „Dynamic Tension“ zu werben, ließ

ATLAS Werbeanzeigen in Form eines Comicstrips in Zeitschriften und Heften abdrucken. Darin wurde die Geschichte eines untergewichtigen jungen Mannes dargestellt, dessen Freundin ihn zunächst wegen eines Bodybuilders verlässt, dann aber zu ihm zurückkehrt, nachdem er durch „Dynamic Tension" eine noch bessere Muskulatur als der Nebenbuhler entwickelt hat. Diese banale Werbestrategie erwies sich als enorm erfolgreich. Laut WEBSTER (1979, 60-61) gelang es ATLAS auf diese Weise, insgesamt eine sechsstellige Anzahl seiner Broschüren zu verkaufen. Damit wurde erstmals eine Anleitung zum Muskelaufbautraining einer größeren Öffentlichkeit näher gebracht.

Dieses Interesse wurde weiter verstärkt, als der erfolgreiche Bodybuilder Steve REEVES, Gewinner der Wettkämpfe „Mr. America" 1947 und „Mr. Universe" 1950 in den 50er und 60er Jahren Hauptrollen in mehreren sog. Muskelfilmen spielte. Diese Filme bezeichnet BEDNAREK (1984, 51) als ein Medium, welches „dem heutigen Bodybuilding Geburtshilfe leistete". Sie konfrontierten erstmals Millionen von Kinobesuchern mit der Muskelentwicklung eines „Mr. Universe". Doch noch immer war kaum bekannt, dass eine solche Muskelentwicklung das Ergebnis eines speziell darauf ausgerichteten Trainings und einer entsprechenden Ernährung ist. Die gesellschaftliche Akzeptanz des Bodybuildings war zu dieser Zeit noch immer so gering, dass nicht wenige Bodybuilder die Öffentlichkeit in dem Glauben ließen, sie seien von Natur aus derart muskulös. SCHWARZENEGGER (1986, 32) erläutert diesen Umstand am Beispiel von John GRIMEK, einem erfolgreichen Gewichtheber und Bodybuilder, der zwei Jahre vor REEVES den „Mr. Universe" gewinnen konnte, aber nur sehr ungern zugab, dass er seine Muskeln durch Gewichttraining entwickelte. Auf diese Frage angesprochen, bestätigte GRIMEK in einem Interview für die Fachzeitschrift „Flex", dass Hanteltraining zu jener Zeit absolut tabuisiert gewesen sei und dass auch er als Olympiateilnehmer im Gewichtheben von 1936 sich damals an dieses Tabu hielt, um nicht stigmatisiert zu werden: „We never talked about it. It was considered a 'sin' to admit that we lifted weights" (LITTLE 1993, 218).

In dieser Haltung kommt zum Ausdruck, was durchaus typisch für die Beurteilung körperlicher Leistungsfähigkeit zu dieser Zeit war (HILDENBRANDT 1990, S. 267):

„Das, was wir heute unter dem Sammelbegriff Kondition subsumieren, nämlich körperliche Kraft, Schnelligkeit, Ausdauer und Beweglichkeit, galt offenbar bis in unser Jahrhundert hinein als gottgegebene oder ererbte Voraussetzung der körperlichen Leistungsfähigkeit. Entweder man hatte

Stärke oder man war schwach. Diese Eigenschaft war nicht als Ziel erkannt, das man systematisch und methodisch erreichen konnte."

Folglich war der Sinn eines Hanteltrainings auch noch nicht erkennbar, und man hielt es für eine nutzlose, zeitverschwendende und eitle Beschäftigung. Doch nicht nur der Nutzen des Gewichtestemmens wurde gänzlich bezweifelt, es galt sogar als ausgesprochen unsinnig und gefährlich. Kraft wurde ebenso wie andere körperliche Eigenschaften als ein Geschenk der Natur oder Gottes betrachtet, mit dem man haushalten musste, da man davon ausging, dass ihr Vorrat begrenzt sei.

Boybuilding blieb noch für längere Zeit ein Begriff, den nur Insider hätten definieren können. Dies änderte sich erst in den 70er Jahren durch den Film „Pumping Iron", in dem Bodybuilding erstmals für ein größeres Publikum erläutert wird. Der im Januar 1977 erstmals ausgestrahlte Film schildert die Vorbereitung einiger Weltklasseathleten auf die wichtigsten internationalen Wettkämpfe des Jahres 1975. Dabei wird die in Kalifornien ansässige Bodybuilding-Szene, mit all ihren Trainings- und Ernährungsmethoden, beschrieben. Der Film zeigt u. a., wie es dem Ausnahmeathleten Arnold SCHWARZENEGGER gelingt, den „Mr. Olympia"-Wettkampf, und damit den bedeutendsten Titel des Bodybuildings, zum sechsten Mal in Folge zu gewinnen.

Der Film „Pumping Iron" löste mehr noch als das gleichnamige Buch ein beachtliches Interesse am Bodybuilding aus und Bodybuilding wurde zu einem wichtigen Bestandteil der zu dieser Zeit aufkommenden Fitness-Bewegung (vgl. hierzu: BECKERS 1988, 157-162).

Damit stieg auch die Nachfrage nach geeigneten Fitness-Studios. Während es in den 70er Jahren nur eine überschaubare Zahl von einschlägigen Studios gab und die Protagonisten des Bodybuildings in der Regel alle persönlich miteinander bekannt waren, entwickelte sich das Bodybuilding nun immer mehr zu einem Massenphänomen. Diese Entwicklung spiegelt sich wider in der kontinuierlich steigenden Anzahl von Fitness-Studios.

1.2 Bodybuilding in Deutschland

Durch die Einflüsse der Turnbewegung, das Wirken und die Schriften von SIEBERT (1898, 1907) und nicht zuletzt des als SANDOW bekannt gewordenen Karl Friedrich Müller hat das Bodybuilding viele seiner wichtigsten Wurzeln in Deutschland. Etablieren konnte es sich hier jedoch erst mit dem Umweg über die USA. Das erste Bodybuilding-Studio in der Bundesrepublik wurde 1955 von einem Österreicher eröffnet, der während eines langjährigen USA-Aufenthaltes mit dem Bodybuilding in Kontakt gekommen war (GELBFARB 1993, 136-142 und 172-173).

Ein Jahr später wurde in Berlin das zweite Studio in Deutschland eröffnet (KRÄGERMANN/SCHNEIDER 1993, 60). 1959 folgte ein weiteres in Stuttgart (GELBFARB 1993, 142). Aus dem gleichen Jahr datiert auch die Initiierung einer Verbandsstruktur des Bodybuildings in Deutschland. Ausgangspunkt hierfür war die erstmals durchgeführte Europameisterschaft im Bodybuilding in Turin. Voraussetzung für die Teilnahme an dieser Meisterschaft war die Mitgliedschaft in einem nationalen Bodybuilding-Verband. Da ein solcher in Deutschland noch nicht existierte, gründete der Betreiber des ersten deutschen Bodybuilding-Studios zusammen mit seiner Ehefrau und fünf in seinem Studio aktiven Athleten den „Deutschen Körperbildungsbund", um an der Europameisterschaft teilnehmen zu können (GELBFARB 1993, 142-143). Animiert von den Eindrücken dieser Meisterschaft, organisierte GELBFARB ein Jahr später die erste deutsche Meisterschaft im Bodybuilding. Diese wurde zu einer festen Einrichtung und wird seither in jedem Jahr ausgetragen (vgl. hierzu auch: WEBSTER 1979, 150). 1966 wurde dann der „Deutsche Bodybuilding- und Kraftsportverband e. V" gegründet. Dieser Verband besteht noch heute unter dem Namen „Deutscher Bodybuilding- und Fitneßverband e. V." Der DBFV e. V. ist einer von 186 nationalen Verbänden der „International Federation of Bodybuilders" (IFBB).
Die IFBB wurde bereits 1946 von Ben und Joe WIEDER gegründet, war zunächst nur ein eher unbedeutender und weniger bekannter Verband (WEBSTER 1979, 139), setzte sich aber im Laufe der Zeit gegen die ursprünglich dominierenden traditionsreichen Verbände AAU und NABBA („National Amateur Bodybuilding Association") durch. Der Hauptgrund hierfür liegt in der Verflechtung des Verbandes mit wichtigen Teilen der Fachpresse. Joe WEIDER, der Bruder des IFBB-Vorsitzenden Ben WEIDER, ist Gründer bzw. Herausgeber eines ganzen Zeitschriftenimperiums, unter anderem der Zeitschriften *Muscle & Fitness* und *Flex*. Letztere fungiert mit ihrer Rubrik „IFBB World Report" gleichzeitig als offizielles Verbandsorgan der IFBB. Die Zeitschriften des WEIDER-Konzerns berichten ausschließlich über Meisterschaften der IFBB und ihrer angeschlossenen nationalen und

kontinentalen Verbände. Außerdem werden dort fast ausschließlich diejenigen professionellen Bodybuilder porträtiert, die sich vertraglich an die IFBB gebunden haben. Weitere wichtige Schritte für die Hegemonie der IFBB waren die Einrichtung der Wahl zum „Mr. Olympia“ im Jahr 1965 sowie der Anschluss der AAU an die IFBB im Jahre 1978 (WEBSTER 1979, 142).

Ähnlich wie in den USA wurde das Bodybuilding auch in Deutschland erst durch die Fitness-Bewegung in den 80er Jahren populär. Vorher war die Verbreitung des Bodybuildings in Deutschland ausgesprochen überschaubar. Nach Recherchen von GELBFARB (1993, 172) stieg die Zahl der kommerziell betriebenen Bodybuilding-Studios in Deutschland bis zum Jahr 1965 auf 24.
Über die Weiterentwicklung während der nächsten Jahre liegen keine Zahlen vor. Man kann jedoch davon ausgehen, dass in den folgenden zwanzig Jahren die Anzahl der Fitness-Studios in Deutschland auf mindestens 3000 und damit um mehr als das Hundertfache stieg (SCHULZ/ALLMER 1988, 127). MICKLER/MOSER (1988, 204) bezifferten die Anzahl der Studios sogar auf 3500. SCHULZ/ALLMER (1988, 127) gingen 1988 davon aus, dass es im Jahr 1990 bereits 4.500 Studios geben werde. Außerdem gelte es, die weitverbreitete Einschätzung zu relativieren, derzufolge es sich bei der wachsenden Beliebtheit der Fitness-Studios um einen vorübergehenden Boom handele (SCHULZ/ALLMER 1988, 127).
Dass diese Einschätzungen durchaus realistisch waren, belegen die Zahlen des Deutschen Sportstudioverbandes, der die Entwicklung der Studiobranche seit dem Jahr 1990 verfolgt.

Tabelle: Entwicklung der Studiobranche in Deutschland seit 1990:

Jahr	Anzahl der Studios	Zahl der Mitglieder in Millionen	Gesamtumsatz in Milliarden DM
1990	4.100	1,70	1,60
1991	4.500	1,80	1,90
1992	4.750	2,00	2,12
1993	5.000	2,70	2,50
1994	5.300	3,20	2,70
1995	5.400	3,30	3,36
1996	5.500	3,41	3,50
1997	5.700	3,56	3,64
1998	5.900	3,89	4,01
1999	6.100	4,27	4,50

(modifiziert nach: DSSV 1999b)

Wie diese Zahlen zeigen, ist der Trend eines wachsenden Zuspruchs der kommerziellen Fitness-Studios noch immer ungebrochen. Mehrere Autoren haben nach den Gründe hierfür geforscht und sind zu weitgehend übereinstimmenden Ergebnissen gekommen. PALM (1988, 38) stellt zunächst fest, dass es den Fitness-Studios offenbar gelingt, den Bedürfnissen einer größeren Bevölkerungsgruppe nachzukommen. RITTNER/MRAZEK (1986) gingen dann in einer umfangreichen empirischen Untersuchung der Frage nach, welches diese Bedürfnisse seien. Dazu befragten sie mehr als eintausend Mitglieder von Fitness-Studios. In einer Zusammenfassung der Ergebnisse nennt RITTNER (1988, 81-100) den Wunsch nach einer Verbesserung von Gesundheit und Leistungsvermögen bei individueller Unabhängigkeit als die wichtigsten Motive. Betrachtet man „Fitness-Studio und Sportverein als konkurrierende Modelle“ (MRAZEK 1988, 189-203), so unterscheidet sich das Studio in erster Linie durch eine größere Unabhängigkeit sowie einen deutlich geringer ausgeprägten Verpflichtungsgrad vom Verein. Im Fitness-Studio ist also genau das am ehesten möglich, was von den Mitgliedern auch mehrheitlich gewünscht wird, nämlich die individuelle Körperformung, ohne dazu die in einem Verein üblichen Verpflichtungen eingehen zu müssen.
In seiner Gegenüberstellung verweist MRAZEK (1988, 200) neben den eigenen Ergebnissen auch auf die von HEINEMANN (1988), welcher ebenfalls zeigen konnte, dass Sportverein und Sportstudio nicht in jedem Fall als konkurrierende Modelle anzusehen sind, da die Studios in vielen Fällen

auch solche Personen ansprechen, die vorher noch nicht sportlich aktiv und auch noch nicht Mitglied in einem Sportverein waren.
Hinzu kommt außerdem, dass die Vereine eine große Bandbreite verschiedener Sportarten abdecken, während die Fitness-Studios weit weniger vielseitig ausgelegt sind: „Ausgeübte Sportarten sind hier ausschließlich Fitness-Training und Bodybuilding" (MRAZEK 1988, 206), was auch neuere Untersuchungen noch immer bestätigen (vgl. hierzu: DSSV 1999b). Man kann also davon ausgehen, dass Bodybuilding sich als ein fester Bestandteil des kommerziellen Sportangebots etabliert hat.

1.3 Kontroverse um die Bewertung des Bodybuildings als Sport

In Anbetracht des Booms der Studiobranche und der umfassenden Verbandsstruktur der IFBB sollte man vermuten, dass Bodybuilding inzwischen längst als arrivierte Sportart betrachtet werde. Das ist jedoch keineswegs der Fall, und zwar aus mehreren Gründen. Da ist zunächst einmal die Kontroverse, ob Bodybuilding überhaupt als Sport bezeichnet werden könne. Während Athleten, die selbst Bodybuilding betreiben, in der Regel keinen Zweifel daran haben, gibt es andererseits durchaus auch Kritiker, „die dem Bodybuilding den Sportcharakter gänzlich absprechen" (vgl. hierzu: HONER 1985, 157).
Dass Bodybuilder sich als Sporttreibende betrachten, hält HONER (1985, 158) bei Zugrundelegung der Definition nach VON KROCKOW (1972, 94) durchaus für berechtigt, da die dort genannten Kriterien, nämlich die Tendenz zur Höchstleistung, die Tendenz zur Vergleichbarkeit der Leistungen und das Prinzip der Gleichheit durchweg auf das Bodybuilding zuträfen.
LANGENFELD (1992, 352) dagegen unterscheidet zwischen Sport im engeren und Sport im weiteren Sinne. Doch selbst bei seiner Definition von Sport im engeren Sinne erfüllt das Bodybuilding die wesentlichen Kriterien, die lauten: „Sport bezeichnet das international organisierte, einheitlich geregelte, nach dem Prinzip der Quantifizierung auf Sieg und Rekord ausgerichtete, auf extrem entwickelter körperlicher Leistungsfähigkeit basierende Wettkampfsystem".
Wie alle nationalen Bodybuilding-Verbände, die unter dem Dachverband der IFBB organisiert sind, hat auch der deutsche Bodybuilding- und Fitness-Verband (DBFV e. V.) ein entsprechendes Regelwerk für Bodybuilding-Wettkämpfe herausgegeben. Darin sind auch die Kriterien definiert, nach denen in den verschiedenen Runden, aus denen ein Wettkampf im

Bodybuilding besteht, gewertet werden soll. Da ist zunächst die erste Runde, in der die Teilnehmer noch keine Posen ausführen und den Kampfrichtern Vorder- und Rückseite sowie beide Seitenansichten präsentieren, wobei auf „Symmetrie, Harmonie und Proportion" geachtet wird (vgl. DBFV 1999: Bodybuilding-Wettkampfregeln für männliche Jugend, Junioren, Männer, Senioren). In der zweiten Runde werden die sieben sog. Pflichtposen ausgeführt und auf „Muskelmasse, Muskulosität, Muskelteilung, Proportion, exakte Ausführung der Posen und Ausstrahlung" geprüft. In der dritten Runde haben die Teilnehmer dann 60 Sekunden Zeit, zu einer selbstgewählten Musik ihre individuelle Posingkür zu vollführen.

Obwohl sich diese Kriterien durchaus um Klarheit bemühen, hängt die Beurteilung der Leistungen der Wettkampfteilnehmer natürlich ab vom jeweils subjektiven Empfinden der Kampfrichter. Dieses Problem teilt das Bodybuilding mit Sportarten wie Eiskunstlauf, Kunstturnen oder Synchronschwimmen, bei denen ebenfalls auf der Grundlage von Kampfrichterentscheidungen gewertet wird.
Legt man die Veröffentlichung des wissenschaftlichen Beirats des deutschen Sportbundes „Zur Bestimmung des Begriffs Sport" (DSB 1980, 347-439) zugrunde, wird die Beurteilung um einen weiteren Aspekt ergänzt. Dort wird darauf verwiesen, dass neben den traditionellen Organisationsformen, Funktionen und diversen Einbindungen des Sports der Begriff auch dadurch geprägt wird, was Menschen unter Sport verstehen. Aus diesen verschiedenen Dimensionen ergeben sich je nach Kontext auch unterschiedliche Definitionen von Sport: „Je nachdem, ob es um den ‚Sport' im Alltagsgebrauch, in der Sportwissenschaft oder um eine sportpolitische Entscheidung geht, erhalten die einzelnen Dimensionen unterschiedliches Gewicht" (DSB 1980, 437-438).
Ein zentrales Kriterium ist dabei die motorische Aktivität, die für den jeweiligen Sport konstitutiv sein müsse und koordinative und konditionelle Fähigkeiten erfordere, die zu erlernen und trainieren seien. Ob das Posieren im Bodybuilding-Wettkampf diesem Anspruch genügt, ist eher fraglich.

Ähnlich problematisch ist der Begriff der Leistung beim Wettkampf-Bodybuilding. Während Sportler ihre Trainingsplanung normalerweise so ausrichten, dass sie am Tag des Wettkampfes ihre höchste Leistungsfähigkeit haben, spielen sportliche Fertigkeiten beim Bodybuilding-Wettkampf selbst so gut wie keine Rolle. Bodybuilder werden im Wettkampf ausschließlich nach ihrem optischen Eindruck bewertet, nicht nach ihren Trainingsleistungen oder anderen Kriterien, die sich objektiv beurteilen oder messen ließen. Die funktionale Bedeutung der Muskulatur wird im Wettkampfbodybuilding reduziert auf nur einen einzigen Aspekt, nämlich ihre Präsentation. Im Gegensatz zu wahrscheinlich allen anderen Athleten sind Bodybuilder während des Wettkampfes häufig schwächer und *weniger* leistungsfähig als zu irgendeinem anderen Zeitpunkt des Trainingsjahres. Ursache hierfür ist die extrem auszehrende Wettkampfdiät, die Bodybuilder betreiben, um die größtmögliche sog. Muskeldefinition zu erlangen, bei der praktisch das gesamte subkutane Körperfett verbrannt wird, damit jeder Muskelstrang maximal sichtbar wird und sich deutlich unter der Haut abzeichnet. Häufige Praxis ist dabei die Einschränkung der Flüssigkeitszufuhr, wobei nicht selten zusätzlich diuretische Pharmaka verwendet werden. Schon mancher Bodybuilder ist hinter der Wettkampfbühne kollabiert und in mindestens einem Fall wird extremste Dehydration als Todesursache eines professionellen Bodybuilders vermutet, der nach einem Bodybuilding-Wettbewerb kollabierte und wenige Stunden später verstarb (ZULAK 1993a, 40-47 und 86-89).

Wie umstritten der Sportartcharakter des Bodybuildings noch immer ist, zeigt sich auch daran, dass man die Ergebnisse wichtiger Wettkämpfe wie der deutschen Meisterschaft oder dem „Mr. Olympia" in der Tagespresse meist vergeblich sucht. Wenn über Bodybuilding-Wettkämpfe berichtet wird, dann eher unter den Rubriken „Verschiedenes" oder gar „Kuriositäten", als im Sportteil.

Abgesehen von der Wahrnehmung und dem sportlichen Stellenwert von Bodybuilding-Wettkämpfen, deren Bewertung als Sportart man sicher kontrovers diskutieren kann, gilt es hier noch zu bedenken, dass nur eine verschwindend geringe Minderheit aller Bodybuilding betreibenden Personen überhaupt Wettkampfambitionen hegt. Von den mehr als vier Millionen Mitgliedern von Sport-Studios in Deutschland nehmen nur wenige Hundert an Wettkämpfen teil oder planen eine solche Teilnahme.

Ein *Training* nach den Methoden des Bodybuildings dagegen geht da schon eher konform mit einem weiteren vom wissenschaftlichen Beirat des DSB genannten Aspekt, nämlich der typischen Erlebnis- und Erfahrungswelt des Sports, die u.a. gekennzeichnet ist durch Eigenschaften wie Fitness, Vitalität und ästhetische Anmutungen. Eigenschaften wie diese gehören zu den

wichtigsten Motiven für den Besuch eines Fitness-Studios, wie die einschlägigen Befragungen zeigen.
Dass das Training der Bodybuilder auch mit recht so genannt werden kann, zeigt auch die Definition von LETZELTER (1992, 483):

„Biologisch interpretiert, ist Training systematische Wiederholung gezielter überschwelliger Muskelanspannungen mit morphologischen und funktionellen Anpassungserscheinungen zum Zwecke der Leistungssteigerung, während die Trainingslehre umfassendere Anpassungen durch Training nennt: neben den motorischen auch psychische und soziale.“

Obwohl es sich hierbei um eine allgemeine Definition des sportlichen Trainings handelt, bringt sie exakt auf den Punkt, worum es beim Training der Bodybuilder geht. Da sind zunächst die gewünschten morphologischen Anpassungen (Muskelhypertrophie) durch die wiederholten überschwelligen Muskelanspannungen (Bodybuilding-Training), wobei das Muskelwachstum häufig auch aus Gründen angestrebt wird, die eher im psychischen oder sozialen als im rein sportlichen Bereich liegen.

Aus diesem Grund haben verschiedene Autoren sich dem Phänomen Bodybuilding aus soziologischer Sicht genähert.

1.4 Bodybuilding unter sportsoziologischen Gesichtspunkten

Die sozialen Bedeutungen und Verwendungen des menschlichen Körpers ist laut RIGAUER (1992, 409) einer der zentralen Gegenstände sportsoziologischer Betrachtungen. KLEIN (1992, 200) verweist in diesem Zusammenhang auf die Feststellung HEINEMANNs (1980), dass der menschliche Körper immer auch ein soziales Gebilde sei, und spricht an anderer Stelle vom „social body“ (KLEIN 1984, 7). Es ist daher nur allzu verständlich, dass eine derart körperzentrierte und –fixierte Subkultur wie das Bodybuilding ein entsprechendes Forschungsinteresse hervorruft (vgl. hierzu: RIGAUER 1982, 101-107). Hinzu kommen die weit verbreiteten Vorurteile den Bodybuildern gegenüber, die sie unter anderem als ausgesprochen selbstverliebt und exhibitionistisch charakterisieren sowie die Tatsache, dass Bodybuilder mit überdurchschnittlicher Muskelentwicklung auch sehr leicht als solche zu erkennen sind. HONER (1985, 155) bringt dies in ihrem Aufsatz über die „sozio-kulturellen Regeln des Interaktionsgefüges Bodybuilding“ auf den Punkt, indem sie Bodybuilder als „körperlich stigmatisierte Normabweichler“ bezeichnet.

Ob sie sich über die körperlichen hinaus auch in ihren Persönlichkeitsmerkmalen von der übrigen Bevölkerung unterscheiden, war dabei Gegenstand verschiedener Untersuchungen. Die älteren (HENRY 1941; THUNE 1949; HARLOW 1951) sind allerdings kaum aussagekräftig, da sie sich mit Kraftsportlern generell beschäftigten. DARDEN (1972, 142-147) befasste sich erstmals explizit mit den Persönlichkeitsprofilen von Bodybuildern und verglich sie mit anderen Kraftsportlern. Dabei kam er zu dem Schluss, dass die in der Bevölkerung vorherrschenden Stereotypen sich nicht bestätigt fanden. Statt dessen stellte er ein ausgeprägtes Misstrauen sowie eine überdurchschnittliche Introvertiertheit fest, wobei er jedoch einräumt, dass das ursprüngliche Motiv für die Aufnahme des Muskeltrainings durchaus die Kompensation von Minderwertigkeitsgefühlen gewesen sein könne.

Auch bei WÜRZBERG (1987, 74) findet sich die Einschätzung, dass der Anlass für die Aufnahme eines Bodybuilding-Trainings in vielen Fällen die Überwindung eines Minderwertigkeitsgefühls sei. BEDNAREK (1986, 131) spricht in diesem Zusammenhang gar von „defizienten Persönlichkeitsausstattungen". Dass solche Motive durchaus eine Rolle spielen, wird z. T. auch von Bodybuildern eingestanden (vgl. GAINES/BUTLER 1984, 70-71; BEDNAREK 1984, 58; WÜRZBERG 1987, 74).

Allerdings wählt man dann eine etwas andere Betrachtungsweise. Dabei ist nur selten die Rede von Persönlichkeitsdefiziten, die zur Beschäftigung mit dem Bodybuilding geführt hätten, um vorhandene Mängel zu kompensieren. Statt dessen verweist man auf die positiven Auswirkungen des Bodybuildings sowohl in physischer als auch psychischer Hinsicht. Defizite sehen Bodybuilder vielmehr bei allen Personen, die *kein* Muskeltraining betreiben, was Bodybuilder als eine unbegreifliche Vernachlässigung des Körpers betrachten.

Je mehr Muskelmasse ein Bodybuilder vorzuweisen hat, desto mehr Ansehen geniest er in der Regel unter Gleichgesinnten. Dies ist durchaus plausibel und konsequent, da diese vor dem Hintergrund der eigenen Bemühungen nachvollziehen können, wieviel Aufwand und Entbehrungen mit dem Aufbau eines muskulösen und definierten Körpers verbunden sind.

Außerhalb des Bodybuildings ist die Wahrnehmung dagegen genau umgekehrt. Je extremer die Muskelentwicklung eines Bodybuilders ist, desto mehr Unverständnis ruft seine Körperentwicklung in der Regel hervor. Ganz besonders ausgeprägt ist diese Gegenläufigkeit bei weiblichen Leistungsbodybuilderinnen, die noch sehr viel stärker als ihre männlichen

Pendants vom Bevölkerungsdurchschnitt sowie den vorherrschenden Schönheitsidealen abweichen.
Es ist jedoch weit mehr als nur die unterschiedliche Wahrnehmung und Bewertung physischer Attribute, die das Bodybuilding gesellschaftlich ausgrenzen. Eine wesentliche Ursache hierfür ist die extreme Art und Weise, mit der das Bodybuilding häufig betrieben wird. Bei näherer Betrachtung wird deutlich, warum Bodybuilder ihren Sport auch als „lifestyle" oder „way of life" bezeichnen. Dieser Lebenstil ist gekennzeichnet durch eine konsequente Ausrichtung aller anderen Lebensumstände auf das Bodybuilding, welches höchste Priorität genießt.

Laut BEDNAREK (1984, 59) „lebt der eingefleischte Bodybuilder ganz für seinen Sport. Er entwickelt eine regelrechte Bodybuilder-Identität und definiert sich in erster Linie darüber."
Anschließend beschreibt BEDNAREK (1984, 59), wie man sich eine solche „Bodybuilder-Identität" vorzustellen habe:

„Die Familie, die er, sofern vorhanden, gar nicht so häufig sieht, rangiert bei ihm ebenfalls weit oben, während die Berufsrolle eher unbedeutend ist. Die Nahrungsaufnahme verteilt er auf sechs bodybuildinggerechte Mahlzeiten, sein nahezu tägliches mehrstündiges Training hat höchste Präferenz und fällt nur im äußersten Notfall aus, alle anderen Aktivitäten werden nachgeordnet. (...) Für seinen Sport bringt der Bodybuilder mehr Zeit auf als für alle anderen Freizeitaktivitäten zusammen."

Bei seinen anschließenden Ausführungen relativiert BEDNAREK (1984, 60) die zuvor erwähnte Hochschätzung zwischenmenschlicher Beziehungen sogar noch:

„So manche Freundin eines Bodybuilders mußte die Erfahrung machen, daß eher sie als der geliebte Sport aufgegeben wird, (...). Auch bei der Wahl der Berufsausbildung oder Arbeitsstelle wird darauf geachtet, daß ein geregeltes Training möglich ist; dafür werden auch weniger attraktive Jobs in Kauf genommen."

Wie die Auswertung verschiedener weiterer Quellen zeigt, ist diese Darstellung von BEDNAREK keineswegs übertrieben. In den einschlägigen Zeitschriften lassen sich unzählige Belege dafür finden, welch skurrile Auswüchse der „Körperkult" (APRAKU/NELLES 1988) hervorbringt. Ihre Aufzählung würde den hier zur Verfügung stehenden Rahmen sprengen. Das Spektrum reicht dabei vom Umzug in eine andere Wohnung, um näher am optimal ausgestatteten Studio zu wohnen, bis zur Aufgabe des Berufes, um seine Energie uneingeschränkt dem Training widmen zu können.

Eine derartige Konzentration auf den sportlichen Erfolg ist für Leistungssportler – ganz gleich welcher Sportart - sicher nichts Ungewöhnliches. Das Ungewöhnliche besteht beim Bodybuilding aber darin, dass die oben dargestellte Trainingspraxis mit sechs mehrstündigen Trainingseinheiten pro Woche sowie einer extremen Ernährungsweise auch unter Freizeitsportlern verbreitet ist. Eine vom Deutschen Sportstudio-Verband in Auftrag gegebene empirische Erhebung unter den Mitgliedern von Fitness-Studios bestätigte die Schilderungen von BEDNAREK. Elf Prozent der weiblichen und 33 Prozent der männlichen Mitglieder der Fitness-Studios gehören mit vier bis sieben Trainingstagen pro Woche zur Gruppe der „heavy user" (DSSV 1999a). Man muss also davon ausgehen, dass etwa ein Drittel der männlichen Bodybuilder ein entsprechendes Trainingspensum absolvieren, obwohl leistungssportliche Ambitionen bei der Frage nach den Motiven für das Training praktisch keine Rolle spielen (DSSV 1999a). Selbst Anfänger verfahren z. T. bereits nach einem entsprechenden Schema (vgl. GAINES/BUTLER 1984, 80-82; ZULAK 1993d, 112-213). Der enorme Zeitaufwand, den das Training beansprucht, führt nicht selten dazu, dass Bodybuilder immer mehr Zeit innerhalb ihrer *peer group* verbringen. Als problematisch kann sich der Umgang mit Personen außerhalb des Bodybuildings vor allem dadurch erweisen, dass die Konfrontation mit den verbreiteten Vorurteilen Bodybuildern gegenüber entsprechende Konsequenzen nach sich ziehen. Eine dieser Konsequenzen besteht etwa darin, anderweitige Kontakte einzuschränken oder ihnen zumindest eine geringere Priorität zuzugestehen. HONER (1985, 167-168) spricht in diesem Zusammenhang von einer Degradierung von Personen aus dem alltagsweltlichen Umfeld:

„Sie wandern an die Kompetenzperipherie, werden zu Vorurteilsträgern (...) Statt dessen konstituiert sich ein neues soziales System mittelbar und unmittelbar relevanter anderer: Die größtenteils anonyme, zunehmend jedoch typisch vertraute, aber vor allem auch die intime, persönlich bekannte Gemeinschaft der Bodybuilder wird zur bedeutsamen verhaltensformenden teilzeitweltlichen Bezugsgruppe."

Betrachtungen wie diese sind exemplarisch für das Interesse, das dem Bodybuilding als einer aus soziologischer Sicht höchst interessanten Subkultur entgegengebracht wird. Dieser Wahrnehmung ist man sich auch im Bodybuilding bewusst. Sie stößt unter Bodybuildern im allgemeinen auf wenig Verständnis. Die Gewissheit, Gegenstand wissenschaftlicher Untersuchungen zu sein, verursacht dabei Unbehagen und berührt genau jene

Aspekte der Persönlichkeit, bei denen man Bodybuildern ohnehin die bereits erwähnten Defizite unterstellt.

Unter Bodybuilding-Insidern ruft diese Einschätzung nicht selten eine ausgeprägte Gegenreaktion mit entsprechend drastischen Gegenangriffen hervor, wie bei WEDEMEYER (1996, 141-142):

Als das Bodybuilding sich in den frühen achtziger Jahren definitiv anschickte, die Kellerräume zu verlassen (...), witterten auch die Soziologen sofort Frischluft. In Scharen kamen sie, um diesem merkwürdigen Phänomen mit seinen absonderlichen Vertretern und geheimnisvollen Ritualen auf die Schliche zu kommen. (...) Die Forschungsergebnisse, penibel in bisweilen recht studiofremder Soziologensprache abgefaßt, spiegeln in bizarrer Weise das Unvermögen abgehobener Forscher wider, wissenschaftliche ‚Forschungsfelder' als das zu erkennen, was sie eigentlich sind: als Gruppen von Menschen."

Die wissenschaftliche Betrachtungs- und Ausdrucksweise der Soziologen wird nicht nur als Ausdruck von Unvermögen bezeichnet, sondern die Charakterisierung wird später noch um einen sehr interessanten Aspekt erweitert. Nach weiteren kritischen Ausführungen und einem Zitat aus der *Zeitschrift für Soziologie* zum Thema Bodybuilding äußert WEDEMEYER (1996, 143) Verständnis dafür, „daß seit geraumer Zeit jeder mit einem Fragebogen bewaffnete Spargeltarzan beim Betreten des Fitneß-Studios einem Gemisch aus Belustigung, Widerwillen und Unverständnis begegnet." Dabei verweist er zunächst auf die zuvor erwähnte Vernachlässigung der Muskulatur von Personen, die kein Muskeltraining betreiben („Spargeltarzan" als pejorative Bezeichnung für eine wenig muskulöse Person) und beschreibt dann die Reaktion von Bodybuildern auf Außenstehende ausgerechnet mit genau solchen Stichworten, mit denen diese typischerweise dem Bodybuilding begegnen, nämlich „Unverständnis", „Belustigung" oder gar „Widerwillen".

Dabei kann es eigentlich nicht verwundern, dass Außenstehende derart extremen Trainings- und Ernährungsweisen mit Unverständnis begegnen. Während man Leistungssportler eine solche Konsequenz im Allgemeinen durchaus zubilligt, werden freizeitsportlich aktive Bodybuilder bei gleichem Aufwand eher als fanatisch betrachtet.

Dass zuweilen mehr dahinter steckt als nur sportlicher Fanatismus, zeigen die jüngeren Arbeiten des Harvard-Professors und Bodybuilding-Kenners Harrison POPE. In den 80er Jahren beobachtete POPE bei Bodybuildern ein

Phänomen, auf das auch BEDNAREK (1984, 59-60) hinweist, nämlich dass kaum ein Bodybuilder mit seiner derzeitigen Körperentwicklung zufrieden ist und das Training selbst bei Verletzungen fortgesetzt wird. Als Ursache für diese Vorgehensweise nennt BEDNAREK die Angst davor, den einmal erzielten Muskelzuwachs wieder einzubüßen.
Nach mehr als einhundert Fallstudien kam POPE zu dem Schluss, dass diese Angst mitunter pathologische Formen annimmt.

1.5 Muscle dysmorphia
Pathologische Störung der Selbstwahrnehmung bei Bodybuildern

Forschungsgegenstand war eigentlich das Doping mit anabolen Steroiden im Bodybuilding. Dabei zeigten sich Zusammenhänge zwischen der körperlichen Selbstwahrnehmung der Probanden einerseits und der Bereitschaft zu Krafttraining, bestimmten Ernährungsformen und der Einnahme von Anabolika in der Absicht, einen muskulöseren und damit attraktiveren Körper zu entwickeln (vgl. hierzu: DREWNOWSKI/KURTH/KRAHN 1995, 381-386).
POPE stieß auf das Phänomen der gestörten Selbsteinschätzung der Körperentwicklung, als zehn Prozent der 156 von ihm befragten Bodybuilder angaben, sie hielten ihre Muskulatur für unterentwickelt, obwohl alle Befragten eine weit überdurchschnittliche, teilweise extrem entwickelte Muskelmasse aufwiesen (POPE/KATZ/HUDSON 1993, 406-409; POPE/KATZ 1994, 375-382). Die dabei zu beobachtenden Symptome entsprechen denen der Anorexia nervosa, allerdings unter umgekehrten Vorzeichen. Während Magersüchtige sich selbst bei starkem Untergewicht noch als zu dick betrachten, sehen sich die betroffenen Bodybuilder selbst bei einer extremen Muskelentwicklung noch als untergewichtig an und wenden ähnliche Taktiken an, um ihren vermeintlich unattraktiven Körper zu verstecken. Aufgrund dieser Parallelen zur Magersucht sprachen POPE et al. im Zusammenhang mit diesem Krankheitsbild zunächst von „reverse anorexia“ (POPE/KATZ/HUDSON 1993, 406-409).

Inzwischen hat sich die Bezeichnung „muscle dysmorphia“ anstelle von „reverse anorexia“ etabliert (PHILLIPS/OSULLIVAN/POPE 1997, 361) und wird definiert als „a condition in which bodybuilders develop a pathological preoccupation that they are too small and need to get bigger“ (POPE/GRUBER 1998, 104).

Obwohl POPE davon ausgeht, dass nur wenige Prozent aller Bodybuilder an „muscle dysmorphia" leiden, offenbarte eine Ausweitung der Studie auf einen größeren Probandenkreis Symptome der Krankheit bei wesentlich mehr Personen als vermutet, nämlich bei zehn Prozent der männlichen und 84 Prozent der weiblichen Bodybuilder (POPE/GRUBER/CHOI et al. 1997, 548-557; PHILLIPS/OSULLIVAN/POPE 1997, 361).
POPE/GRUBER (1998, 106) betonen allerdings, dass allein das Vorhandensein einiger Symptome noch nicht als Beleg für das Vorliegen einer pathologischen Kondition gewertet werden könne. Dies liege am ständig steigenden Leistungsstandard im Bodybuilding, was dazu führe, dass - gemessen an diesem veränderten Ideal - sich auch solche Athleten zu wenig muskulös fühlen können, die mehr Muskelmasse aufweisen als der Durchschnitt der Bevölkerung.
Um dieses sportlich nachvollziehbare Streben nach Verbesserung besser vom krankhaften Zustand der „muscle dysmorphia" abgrenzen zu können, entwickelten POPE/GRUBER (1998, 104-106) einen Kriterienkatalog, der die Krankheit mit ihren Symptomen und Auswirkungen beschreibt. Dabei wird das Problem definiert als Besessenheit von der Vorstellung, der eigene Körper sei nicht ausreichend schlank und muskulös. Diese äußere sich in charakteristischen Verhaltensweisen wie täglichem mehrstündigem Training und einer exzessiven Pedanterie bei der Nahrungszusammenstellung. Vom Vorliegen einer „muscle dysmorphia" gehen die Autoren aus, wenn mindestens zwei von vier Kriterien vorliegen.
Diese vier Kategorien beginnen mit der Aufgabe wichtiger sozialer, beruflicher oder anderer Aktivitäten aufgrund des zwanghaften Drangs, den Trainings- und Ernährungsplan einhalten zu müssen.
Hinzu kommt als zweite Kategorie die Vermeidung von Situationen, in denen der Körper den Blicken anderer ausgesetzt ist. Die vermeintlich unzureichende Muskelentwicklung wird durch kaschierende Kleidung verborgen.
In die dritte Stufe der Symptome der „muscle dysmorphia" ordnen es die Autoren ein, wenn die Unzufriedenheit mit der eigenen Muskelentwicklung Beeinträchtigungen in beruflichen, sozialen oder familiären Situationen und Beziehungen nach sich zieht.
Als sicherstes Zeichen für das Vorliegen einer pathologische Kondition gilt es schließlich, wenn die Betroffenen ihr Training, ihre extreme Ernährungsweise oder auch die Einnahme leistungssteigernder Substanzen trotz der Kenntnis von negativen physischen oder psychologischen Folgen fortsetzen (POPE/GRUBER 1998, 104).

Auffällig ist der Zusammenhang zwischen „muscle dysmorphia" und der Einnahme von anabolen Steroiden. Bei Forschungen über das Doping von Bodybuildern wurde das Krankheitsbild „muscle dysmorphia" auch entdeckt (POPE/KATZ/HUDSON 1993, 406-409; POPE/KATZ 1994, 375-382), wobei laut POPE/GRUBER (1998, 106) Ursache und Wirkung nur schwer voneinander abzugrenzen seien. Einerseits sei bei Bodybuildern, die unter „muscle dysmorphia" leiden, eine erhöhte Bereitschaft zur Einnahme von Dopingmitteln zu beobachten, weil diese Leute in ihrem Drang nach mehr Muskelmasse obsessiver seien als gesunde Sportler. Andererseits habe die weit verbreitete Verwendung von Anabolika und anderen Dopingsubstanzen beim Bodybuilding dazu geführt, dass die Athleten immer muskulöser wurden, wodurch sich der Leistungsstandard und damit auch das Schönheitsideal für Bodybuilder verschoben hätten. Dies wiederum führe dazu, dass Personen, die sich als körperlich unterentwickelt wahrnehmen, dies umso stärker täten.

Die Diskussion der „muscle dysmorphia" ist das jüngste Beispiel für die Auseinandersetzung mit dem größten Problem des Bodybuildings, nämlich dem exzessiven Doping durch Anabolika und einer Vielzahl weiterer Substanzen. Schon in der Vergangenheit wurden Auswirkungen der Verwendung anaboler Steroide in der psychologischen Fachliteratur diskutiert. Dabei wurde z. B. von physischen und psychischen Entzugserscheinungen nach dem Absetzen von Anabolika berichtet (ALLNUT/CHAIMOWITZ 1994, 317-318).

Ein als „roid rage" bekannt gewordenes Phänomen beschäftigte neben Psychologen auch Juristen, da die Forschung einen Zusammenhang zwischen dem Missbrauch von Anabolika und einer gesteigerten Aggression der Verwender nachweisen konnte (vgl. hierzu: CHOI/POPE 1994, 21-25; PARROTT/CHOI/DAVIES 1994, 292-298; BARKE 1996, 367-390). Folglich musste die Frage geklärt werden, ob die Verwendung von Anabolika für unkontrollierte Wutausbrüche („roid rage") verantwortlich gemacht werden könne und ob dies gegebenenfalls strafmindernd zu bewerten sei.

Eine Reihe von versuchten oder vollendeten Tötungsdelikten durch Verwender von Anabolika wurde von POPE/KATZ (1990, 29-31) dokumentiert, unter ihnen der Aufsehen erregende Fall eines amerikanischen Polizisten, der unter Anabolikaeinfluss eine Vielzahl von Straftaten beging und sich in seiner Verteidigung auf verminderte Schuldfähigkeit infolge des „roid rage" berief (LEFAVI 1998b, 144-147 und 182).

Diese Beispiele vermitteln einen Eindruck davon, in welchem Ausmaß Dopingsubstanzen beim Bodybuilding Anwendung finden.

2 Doping beim Bodybuilding

Es gibt wohl kaum einen Sport, der so sehr mit Doping assoziiert wird wie das Bodybuilding. Auch wenn sich verschiedene Funktionäre der Bodybuildingverbände bemühen, diese Problematik als ein unbegründetes Stereotyp darzustellen und das Problem insgesamt zu relativieren, gibt es bei näherer Betrachtung gute Gründe für das in dieser Hinsicht schlechte Image des Bodybuilding.

2.1 Doping im Leistungssport

Da ist zunächst das Bodybuilding als Leistungssport zu nennen, für das Folgendes konstatiert werden muss: Im leistungssportlichen Bodybuilding wird flächendeckend gedopt! Auch wenn nach außen hin das Bild vom sauberen Sport propagiert und Doping offiziell abgelehnt wird, ist es für Insider kein Geheimnis, dass die Einnahme von Anabolika an der Tagesordnung ist. Unter Gleichgesinnten wird das Doping nicht nur zugegeben (GAINES/BUTLER 1984, 84-86), sondern z. T. werden auch unterschiedliche Dopingpraktiken hinsichtlich ihrer Effizienz diskutiert. Auf dieses Problem verweist der Fachjournalist ZULAK (1998, 47), von dem bekannt ist, dass mehrere professionelle Bodybuilder seine Meinung über wirkungsvolle Dopingpraktiken einholen. In einem Beitrag für die Zeitschrift *Musclemag International* schildert er das Doping eines professionellen Bodybuilders mittels elf verschiedener Pharmaka, der aber nach außen hin vehement jedes Doping bestreitet, als typisches Beispiel für die übliche Heuchelei:

„I recall he was taking *only* 11 different drugs. It was definitely overkill. (...) On the same night that he visited me to get my opinion about his stack, he went on air at a popular local radio station and said he was *not* on any drugs... . While he was proclaiming his naturalness to the world, 11 different drugs coursed through his veins."

Die wenigen Profi-Bodybuilder, die für sich reklamieren, nicht zu dopen und sich jederzeit zur Dopingkontrolle bereit erklären, gelten im leistungssportlichen Bodybuilding als Exoten und werden von ihren Wettkampfgegnern nicht selten als Moralisten und Nestbeschmutzer diffamiert. Einen ebenso schweren Stand haben die kleineren Verbände, die sich dem dopingfreien Bodybuilding verschrieben haben, wie z. B. die „World Natural Bodybuilding Federation". Diese haben es sehr schwer, sich neben dem dominierenden Verband IFBB zu etablieren und nehmen lediglich eine Außenseiterposition ein. Ursache hierfür sind nicht nur die teuren Dopingtests und der logischerweise niedrigere Leistungsstandard der

Athleten, sondern vor allem die Vorherrschaft der IFBB mit ihren Verbindungen zu den marktführenden Unternehmen und Zeitschriften. Abgesehen von den „Natural-Verbänden" gibt es im Profi-Bodybuilding faktisch keine Dopingtests. Dies wird zwar offiziell behauptet (vgl. IFBB 2000), ist aber sehr zu bezweifeln, da niemals Ergebnisse von entsprechenden Tests veröffentlicht werden. Als die IFBB im Jahr 1990 als Reaktion auf öffentlichen Druck bei zwei professionellen Wettkämpfen tatsächlich auf Anabolika testete, waren die Ergebnisse niederschmetternd. Eine ganze Reihe namhafter Bodybuilder blieb den getesteten Wettkämpfen fern, obwohl sie eine Teilnahme angekündigt hatten. Es gab zahlreiche Disqualifikationen aufgrund positiver Tests und der Leistungsstandard insgesamt sank wahrnehmbar (vgl. hierzu: KENNEDY/DOUGLES 1991, 33-43 und 145). Besonders peinlich war der Ausgang der ersten getesteten Profi-Meisterschaft, bei der u. a. der Gewinner nachträglich des Dopings überführt und disqualifiziert wurde, was wiederum negative Zuschauerreaktion zur Folge hatte und dazu führte, dass mehrere Sponsoren ihre Unterstützung aufzukündigen drohten (vgl. hierzu: McGOUGH 1990, 6-22 und 42-43).
Ab dem folgenden Jahr wurde nichts mehr über Dopingvergehen im Profibereich bekannt, was offiziell damit begründet wird, dass die Ergebnisse der Tests nicht veröffentlicht werden (vgl. IFBB 2000), nach Angaben von Kritikern jedoch daran liegt, dass sie wieder abgeschafft wurden (vgl. hierzu: WAYNE 1997, 151). Als einige der Sponsoren der Wahl zum „Mr. Olympia" 1996 verlangten, dass bei dieser Meisterschaft Dopingtests durchgeführt werden, testete man kurzerhand auf Diuretika, nicht aber auf Anabolika oder Testosteron. Dadurch bekam der Wettkampf offiziell das Etikett „dopinggetestet", ohne Leistungseinbrüche und zahlreiche Disqualifikationen wie 1990 zu riskieren (WAYNE 1997, 200).

Bei verschiedenen Amateurwettkämpfen wie z. B. nationalen, kontinentalen oder Weltmeisterschaften wird auf Anabolika getestet. Die Resultate sind meist niederschmetternd. Während der durchschnittliche Anteil positiver Dopingproben aller Sportarten zwischen 0,24 und 5,69 % liegt, sind es bei Bodybuilding-Wettkämpfen zwischen 10,81 und 30,61 % (CLASING/DONIKE et al. 1992, 135-138). Als 1986 und 1987 bei Wettkämpfen des Deutschen Bodybuildingverbandes Dopingtests durchgeführt wurden, kam es nach eigenen Angaben des Verbandes in 41,5% der Proben zu positiven Befunden (BEUKER 1990, 28). Obwohl es beim Bodybuilding keine Trainingskontrollen gibt und alle Athleten wissen, dass am Wettkampftag getestet wird, ist trotzdem mindestens jede zehnte und maximal sogar drei von zehn Proben positiv. Dabei zeigen die Testergebnisse neben Testosteron fast die gesamte Bandbreite der

verschiedenen anabolen Steroide. Von 171 Fällen des Dopings mit Testosteron im Jahr 1990 insgesamt entfielen allein 45 Fälle auf Bodybuilding-Wettkämpfe (DONIKE 1992a, 7).
Hinzu kommen Zweifel an der ordnungsgemäßen Durchführung der Dopingkontrollen, von denen *DER SPIEGEL* (1998, 207) in einem Aufsatz mit der bezeichnenden Überschrift „Freak-Show mit Mastochsen“ berichtet:

„Das Dopinglabor in Kreischa, eine von zwei IOC-akkreditierten Teststätten in Deutschland, hat seit über zwei Jahren keine Proben der nationalen Bodybuilder-Elite mehr analysiert. ‚Die Praxis der Urinprobenabnahme entspricht überwiegend nicht den Regeln‘, monierte Laborleiter Klaus Müller (...). Sein Mängelkatalog: ‚Winzige Urinmengen, ungeeignete Codierung, unzureichender Flaschenverschluß.‘ Was Müller besonders stört, war die Folgenlosigkeit seiner Recherche: ‚Daß Konsequenzen aus dem Nachweis der Einnahme verbotener Substanzen gezogen wurden, ist mir nicht bekannt.‘ Und das, obwohl ‚in der Regel gleich mehrere Dopingstoffe, meist Anabolika, in ein und derselben Urinprobe festgestellt wurden.‘“

2.2 Doping beim Breitensport

Aus amerikanischen Studien (HURLEY/SEALS et al. 1984, 507-513; ELLIOT/GOLDBERG et al. 1987, 169-179; POPE/KATZ/CHAMPOUX 1988, 75-81; KERSEY 1993, 118-126) und Berichten von Kennern der Szene (z. B. DETERS 1988, 180-182) ist bekannt, dass Doping auch im breitensportlichen Bodybuilding ein weit verbreitetes Problem ist. TAYLOR (1987, 140) und BURKETT/FALDUTO (1984, 69) schätzen die Zahl der Anabolikakonsumenten in den USA auf mindestens eine Million Personen.

Ein besonderes Problem dabei ist die Verwendung von Anabolika durch Jugendliche. Nach den Ergebnissen diverser Befragungen muss davon ausgegangen werden, dass fast zehnte männliche Jugendliche in den USA schon einmal Anabolika konsumiert hat (BUCKLEY/YESALIS et al. 1988, 3441-3445; JOHNSON/JAY/SHOUP 1989, 921-924; WINDSOR/ DUMITRU 1989, 494-497; KOMOROWSKI/RICKERT 1992, 823-828; JOHNSON 1990, 1111-1123; MIDDLEMAN/FAULKNER et al. 1995, 286-272). Auch unter weiblichen Jugendlichen finden sich Anabolikakonsumenten in einer Größenordnung zwischen 1,5% (NUTTER 1997, 35-39) und 2,5% (TERNEY/McLAIN 1990, 99-103; WINDSOR/DUMITRU 1989, 494-497). Überrascht zeigten sich mehrere Autoren über die Verfügbarkeit von Anabolika für Jugendliche. Hier existiert offenbar ein florierender Schwarzmarkt. So gaben 48 % der 1235 von McMILLAN/MIKO et al. 1993, 193) befragten Jugendlichen an, sie könnten jederzeit an Anabolika herankommen, wenn sie wollten, zwölf Prozent von ihnen sogar „very easily".

Einen tieferen Einblick gibt die Untersuchung von NUTTER (1997, 35-39). Dort wurde zunächst berichtet, dass 5,3 % der männlichen und 1,5 % der weiblichen Jugendlichen Erfahrungen mit dem Konsum von Anabolika hätten, was sich mit den Erkenntnissen der anderen einschlägigen Arbeiten deckt. Interessant sind hierbei besonders die Angaben der Nichtkonsumenten: 24% von ihnen wussten, von wem sie Anabolika beziehen könnten, und sieben Prozent der Nichtkonsumenten berichten davon, dass ihnen schon einmal Anabolika zum Kauf angeboten wurden. Bemerkenswert ist außerdem die Tatsache, dass die Jugendlichen ohne eigene Erfahrung hiermit die Einnahme von Anabolika keineswegs generell ablehnen, da sich zehn Prozent von ihnen noch nicht entschieden hatten, ob sie in Zukunft Anabolika anwenden würden und drei Prozent eine zukünftige Einnahme ernsthaft in Erwägung zogen.

Die hier zu beobachtende hohe Einnahmebereitschaft und Verfügbarkeit von Anabolika steht allerdings in einem eklatanten Missverhältnis zur Kenntnis über ihr Schädigungspotenzial. Jeder dritte Jugendliche wusste nichts über die Nebenwirkungen von anabolen Steroiden. Elf Prozent glaubten, bei vorschriftsmäßiger Einnahme gebe es keine Nebenwirkungen. Doch gerade für Jugendliche sind die potenziellen Schädigungsmöglichkeiten durch anabole Steroide so ausgeprägt, dass auch bei einer medizinischen Indikation die Einnahme sorgfältig abzuwägen ist (MOORE 1988, 3484-3486). Insbesondere ein vorzeitiges Schließen der Wachstumsfugen ist bei der Anwendung von Anabolika bei Heranwachsenden zu befürchten. Dies kann einen Minderwuchs nach sich ziehen sowie den Reifeprozess der Knochen beeinträchtigen (STRAUSS 1989, 35). Besonders beunruhigend ist deshalb die Tatsache, dass eine große Mehrheit der jugendlichen Anabolikakonsumenten schon vor dem 17. Geburtstag mit der Einnahme begonnen hat (SCOTT/WAGNER/BARLOE 1996, 2068-2072). Jeder dritte Jugendliche mit Anabolikaerfahrung begann sogar schon vor der Vollendung des 15. Lebensjahres (BUCKLEY/YESALIS et al. 1988, 3441-3445).

Die enorme Verbreitung des Dopings unter Jugendlichen hat in den USA hat ihre Ursache vermutlich im dortigen System der Sportstipendien, mit denen herausragenden Sportlern eine kostenlose Hochschulausbildung ermöglicht wird. Dies zeigt die Studie von SCOTT/WAGNER/BARLOE (1996, 2068-2072), in der die Jugendlichen nach ihren Motiven für die Ausübung ihres Sports gefragt wurden. Dabei nannten 22,4% der Anabolikakonsumenten die Erlangung eines Collegestipendiums als entscheidende Motivation, während bei den Nonusern nur 9,1% diese

Angabe machten. Auch in anderen Studien zeigte sich der Wunsch nach einer verbesserten sportlichen Leistungsfähigkeit als wichtigste Ursache für den Anabolikamissbrauch. Doch bereits als zweitwichtigstes Motiv wurde der Wunsch nach einer Verbesserung des optischen Erscheinungsbildes genannt, wie BUCKLEY/YESALIS et al. (1988, 3441-3445) und SCOTT/WAGNER/BARLOE (1996, 2068-2072) feststellen mussten.

Obwohl dies verdeutlicht, dass es nicht in allen Fällen die Aussicht auf ein Collegestipendium ist, die Jugendliche zu Anabolika greifen lässt, ist die Situation in den USA aufgrund dieser Besonderheit wahrscheinlich nicht ohne weiteres auf andere Länder übertragbar. Für Erwachsene gilt die Einschränkung in dieser Form nicht.

Gerade in Bezug auf die deutsche Bodybuildingszene wird seit längerem vermutet, dass Doping unter Freizeitsportlern hier ähnlich verbreitet ist wie in den USA.

Nach ihren Recherchen im Zusammenhang mit dem plötzlichen Tod des erfolgreichen Profi-Bodybuilders Andreas MÜNZER beziffern BRINKBÄUMER/LUDWIG/ WEINZIERL (1996, 126-137 und 140-153) die Zahl der Anabolikakonsumenten in Deutschland auf etwa 100.000 Personen. Dabei stellten die Autoren überrascht fest, wie unproblematisch die Beschaffung von Anabolika im Umfeld mancher Fitness-Studios ist.

Dass die Beobachtungen von BRINKBÄUMER/LUDWIG/WEINZIERL (1996, 126-137 und 140-153) die tatsächliche Situation durchaus realistisch widerspiegeln, belegt die Studie von BOOS/KUJATH/BRUCH (1998, 953-957), in der erstmals Daten über den Medikamentenabusus in deutschen Fitness-Studios ermittelt wurden.

In dieser anonymen Befragung von 255 in 24 verschiedenen Fitness-Studios trainierenden Personen, berichteten 24% der Männer von einer gegenwärtigen oder zurückliegenden Medikamenteneinnahme, während der Anteil der Frauen mit Dopingerfahrung bei acht Prozent lag. Folglich unterscheiden die Autoren die Probanden in ihrer Studie in Abuser und Nonabuser. Als wichtigstes Trainingsziel nannten sowohl Abuser als auch Nonabuser den Aufbau von zusätzlicher Muskelmasse. Bei den Dopingkonsumenten ist dieses mit 92% der Fälle das alles dominierende Motiv (BOOS/KUJATH/BRUCH 1998, 954). In 94% der Fälle handelt es sich bei den Dopingsubstanzen um Anabolika, 18% berichten über die Einnahme von Stimulantien und in einem Fall wurde zusätzlich mit Wachstumshormon gedopt.

Dass es sich bei den Anabolikakonsumenten nicht um Leistungs-, sondern um Breitensportler handelt, verdeutlichen die von den Sportlern gemachten Angaben zu Trainingszielen und –erfahrungen. 16% der Abuser trainieren erst seit zwei bis drei Jahren, und weitere zwölf Prozent verfügen nicht

einmal über zwei Jahre Trainingserfahrung. Die mögliche Teilnahme an Wettkämpfen ist sogar nur für neun Prozent ein Motiv zur Anwendung von Anabolika.
Ebenso wie in der amerikanischen Untersuchung von NUTTER (1997, 35-39) zeigt auch die deutsche Studie, dass es sich bei den Personen ohne Dopingerfahrung keineswegs um strikte Dopinggegner handelt. 84% nennen die Angst vor potenziellen Nebenwirkungen als Grund für den Verzicht auf Anabolika. Fast jeder dritte Proband scheut die hohen Kosten des Dopings (die Abuser bezahlten durchschnittlich 390,- DM für eine Zweimonatsration Anabolika), und sieben Prozent nennen Beschaffungsprobleme als Ursache. Fünf Prozent berichten sogar von ihrer Absicht, Anabolika in Zukunft anwenden zu wollen.
Die Mehrheit der Abuser bezieht ihre Dopingsubstanzen über Bekannte und Mitsportler vom Schwarzmarkt, während 15% Ärzte als Bezugsquelle nennen, was die Autoren aus verständlichen Gründen als gröbste Verletzung der ärztlichen Fürsorgepflicht bezeichnen, welche „nur mit merkantilen Zwängen und Unwissenheit erklärt werden“ könne (BOOS/KUJATH/BRUCH 1998, 955).
Auch in diesem Punkt bestätigt die Untersuchung, was BRINKBÄUMER/LUDWIG/ WEINZIERL (1996, 137) bei ihren Recherchen über die Möglichkeiten der Beschaffung von Anabolika aufdeckten. So berichten die Autoren von der Aussage eines Studiobesitzers, Anabolika seien in manchem Studio „unterm Ladentisch“ zu haben und zitieren einen Sportmediziner mit der Beobachtung, dort würden „Adressen von Ärzten gehandelt, die Anabolika ohne medizinische Indikation verschreiben“.
Die Untersuchung von BOOS/KUJATH/BRUCH (1998, 953-957) belegt, wie zutreffend die verschiedentlich geäußerten Einschätzungen hinsichtlich des Anabolikamissbrauchs beim Bodybuilding auch in Deutschland sind, selbst wenn es lediglich als Breitensport ohne Wettkampfambitionen ausgeübt wird. In ihrem Fazit bezeichnen die Autoren die Bodybuilder daher als eine der „Hochrisikogruppen im Breitensport“, die der Aufklärung bedürften. Es ist jedoch fraglich, ob eine verstärkte Aufklärung die Bereitschaft zum Doping nachhaltig reduzieren kann, da die Studie eben auch gezeigt hat, dass die meisten Anabolikakonsumenten sich der Risiken bewusst waren. 43 % von ihnen gaben sogar an, von einem Arzt über die möglichen Gefahren aufgeklärt worden zu sein, und 31% der Abuser ließen ihre Anabolikaeinnahme ärztlich kontrollieren.
Der Wunsch nach einem Zugewinn an Muskelmasse ist in vielen Fällen offenbar derart ausgeprägt, dass dabei selbst die Möglichkeit einer gesundheitlichen Schädigung in Kauf genommen wird, wobei die

Arztbesuche während der Einnahme wahrscheinlich helfen sollen, das Risiko zu minimieren.

2.3 Anabole Steroide

Die Frage, ob anabole Steroide Sportlern tatsächlich zu einem gesteigerten Leistungsvermögen verhelfen, wurde lange Zeit kontrovers diskutiert. HAUPT/ROVERE (1984) faßten überblickartig die Ergebnisse von 24 Untersuchungen zusammen, welche allesamt die Überprüfung eines eventuell erhöhten Leistungsvermögen in Folge exogener Applikationen anaboler Steroide zum Gegenstand hatten. Dabei war in 14 Studien eine Verbesserung der Leistungsfähigkeit festgestellt worden, während zehn andere Studien dies nicht belegen konnten (SEHLING/POLLERT/HACKFORT 1989, 32). Inzwischen hat eine Vielzahl von Doppel-Blind-Versuchen den muskelaufbauenden Effekt von Testosteron und vielen seiner Derivate gezeigt (YESALIS 1993). Spätestens seit einer 1996 im *New England Journal of Medicine* publizierten Untersuchung wird der günstige Einfluss von Testosteron auf den Muskelaufbau nicht mehr bestritten (BASHIN/STORER/BERMAN 1996, 1-8).
Während in verschiedenen Sportarten sicherlich zu hinterfragen ist, ob Anabolika die Leistung überhaupt zu steigern vermögen, kann im Bodybuilding darüber absolut kein Zweifel bestehen. In diesem Punkt herrscht ein Konsens unter allen Autoren, und es gilt inzwischen als erwiesen, dass anabole Steroide die Eiweißsynthese in den Körperzellen forcieren. Inwieweit diese ein Vorteil für die sportliche Leistung sein kann und inwieweit andere Auswirkungen von exogenen Hormongaben die Leistungsfähigkeit positiv oder negativ beeinflussen, muss sicherlich anhand der Prinzipien der Leistungssteuerung für jede Sportart jeweils spezifisch analysiert werden. *Die Anregung der Eiweißsynthese ist im Bodybuilding jedoch der eigentliche Zweck des Trainings*, denn nur durch eine vermehrte Eiweißsynthese kann eine Hypertrophie der Muskulatur eintreten. Es steht daher außer Frage, dass anabole Steroide diesen Vorgang beschleunigen und somit als ein die Leistungsfähigkeit positiv beeinflussender Faktor anzusehen sind, da Bodybuilding die einzige Sportart ist, bei der das Ausmaß an Muskelhypertrophie per se das entscheidende Kriterium ist. Diese Aussage kann allerdings nur für die unmittelbare Auswirkung von Anabolika-Gaben gelten. Die langfristigen kontraproduktiven Konsequenzen eines solchen Eingreifens in das hormonelle Gleichgewicht des Körpers dürfen dabei nicht ignoriert werden. Neueren Erkenntnissen zufolge ist es nicht nur, wie ursprünglich vermutet, die Steigerung der Eiweißsynthese selbst, die eine Muskelhypertrophie bei

Anabolikakonsum auslöst, sondern es scheinen darüber hinaus auch antikatabole Prozesse unter Anabolikakonsum abzulaufen. Dabei geht man davon aus, dass die katabol wirkenden Glucocorticoide durch Anabolika-Gaben gehemmt werden, indem die nun erhöhte Zahl an Steroidmolekülen nicht nur die Testosteronrezeptoren besetzen, sondern auch Glucocorticoidrezeptoren und dadurch die Aktivierung dieser katabolen Hormone verhindern (EVERSON 1993a, 80-83). Als wichtigstes dieser katabolen Hormone ist das Kortisol zu nennen, welches sehr häufig mit Muskelatrophie in Verbindung gebracht wird. Das würde auch erklären, warum Anabolika ihre Wirkung erst bei einem intensiven Krafttraining entfalten. Dies gilt umso mehr, als die Anzahl von Steroidrezeptoren sich durch Krafttraining erhöht.

2.4 Nebenwirkungen

Die Aussage, dass exogene Gaben von Testosteron oder seinen Derivaten Anabolismus induzieren, muss etwas differenzierter betrachtet werden. Jede Applikation anaboler Steroide bedeutet einen Eingriff in das hormonelle Gleichgewicht des Körpers, welches wie jeder Funktionskreis im Organismus darauf ausgerichtet ist, einen homöostatischen Zustand zu erhalten. So produziert ein Mann neben männlichen auch weibliche Geschlechtshormone, und eine Frau hat neben Östrogenen auch Testosteron im Körper. Diese Hormone befinden sich in einem Gleichgewicht, welches auch durch exogene Gaben von Hormonen nicht verändert werden kann, d. h. die *Relation* der männlichen und weiblichen Hormone zueinander ist unveränderlich, auch wenn die *absolute* Menge der Hormone schwanken kann. Mit jeder Erhöhung des Testosteronspiegels steigt auch die Menge der vom Körper produzierten Östrogene. Dabei kommt es in der Hypophyse zu einer Hemmung der gonadotropen Hormone, also derjenigen Hormone, welche die Bildung von Testosteron in den Hoden anregen. Dadurch verringert sich außerdem der Spiegel des luteinisierenden Hormons (LH) und des Follikel stimmulierenden Hormons (FSH), welche die Bildung von Spermien bewirken (WRIGHT 1993b E-F). Dieses Wirkungsprinzip wird zur Zeit erforscht, um Anabolika als hormonelle Kontrazeptiva für Männer nutzbar zu machen. Allerdings ist bislang noch nicht abschließend geklärt, ob diese Hemmungsprozesse direkt über die Hypophyse oder über andere Einheiten des Zentralen Nervensystems wie Hypothalamus und Neurotransmitter ablaufen (SEHLING/POLLERT/HACKFORT 1989, 37). Sicher ist jedoch, dass jede exogene Applikation von anabolen Steroiden eine Verringerung der endogenen Testosteronproduktion zur Folge hat. Außerdem aromatisiert ein gewisser Teil des Anabolikums, d. h. es wird vom Körper in weibliches Hormon umgewandelt, um das natürliche Gleichgewicht zwischen männlichen und weiblichen Hormonen aufrecht zu erhalten. Eine häufige Begleiterscheinung bei Anabolika-Doping ist deshalb die sogenannte Gynäkomastie, die Brustbildung beim Mann, welche im Gegensatz zur Pubertäts-Gynäkomastie in den allermeisten Fällen irreversibel ist und nur operativ entfernt werden kann (BRAINUM 1995, 224-225). Aufgrund der Ähnlichkeit der Gynäkomastie mit den Zitzen von Hündinnen, hat sich in der englischsprachigen Literatur neben dem eigentlichen Fachbegriff „gynecomestia“ die Bezeichnung „bitch-tits“ etabliert (DAVIS 1994, 116 und 145). Die in deutschsprachiger Literatur verschiedentlich vorkommende Bezeichnung „Big Tits“ (BEUCKER 1993a, 53-55; BEUCKER 1992b, 373-377) geht vermutlich auf einen Übersetzungsfehler zurück.

Die Palette der Nebenwirkungen von anabolen Steroiden ist sehr lang, und die Art der Nebenwirkungen hängt mit davon ab, ob die Anabolika oral appliziert oder intramuskulär injiziert werden. Injizierbare Anabolika sind in aller Regel weniger lebertoxisch, da sie unter Umgehung des Magen-Darm-Traktes direkt in die Blutbahn gelangen, wo jeden Tag ein Teil des Anabolikums von der Leber abgebaut wird. Bei oralen Steroiden hingegen wird wegen des sogenannten „first-pass-Effekts“ bereits der größte Teil des Anabolikums von der Leber abgebaut, *bevor* es in den Blutstrom gelangt. Daraus folgt, dass orale Steroide in höheren Dosen eingenommen werden müssen und die Leber zweifach belasten, nämlich einmal durch den first-pass-Effekt und zum anderen bei der Eliminierung des Anabolikums aus der Blutbahn. Testosteron wird beim first pass vollständig abgebaut (CLASING/DONIKE et al. 1992, 53). Daher sind alle oralen Steroide am C-Atom 17 verändert, was eine Reduzierung des first-pass-Effekts bewirkt (vgl. hierzu: FARREL/JOSHUA 1975, 430; WESTABY et al. 1977, 261, JOHNSEN 1978, 763). Dies wiederum stellt eine erhebliche Belastung der Leber dar, welche an erhöhten Leberenzymwerten abgelesen werden kann. Die Veränderung der Enzymmuster kann zu irreversiblen Gewebsveränderungen und schließlich zur Bildung von Tumoren führen (SEHLING/POLLERT/HACKFORT 1989, 40). Ein besonderes Problem besteht dabei darin, dass bestimmte durch Anabolikaabusus hervorgerufene pathologische Veränderungen im Leberstoffwechsel selbst durch eine regelmäßige Kontrolle der Leberenzymwerte nicht feststellbar sind (MADDALO 1994, 222). Eventuell auftretende Symptome, die auch auf eine Leberschädigung hindeuten können, wie morgendliche Kopfschmerzen oder spontanes Nasenbluten, werden häufig damit erklärt, dass anabole Steroide sehr oft Bluthochdruck hervorrufen (FREED/BANDS/LONGSON/BURLEY 1975, 471), und eine eventuell auftretende Gynäkomastie wird meist mit dem Aromatisieren von Testosteron erklärt. Jedoch kann die Ursache für diese Symptome ebenso in einer schwerwiegenden Schädigung der Leber bestehen, was von MADDALO (1994, 222) wie folgt erklärt wird:

„One vital function of the liver is the deactivation of estrogens from the adrenal gland. If this function is impaired, female breast development (gynecomastia) may occur. Furthermore, if liver functions are impaired for a long period, and cirrhosis becomes severe, congestion of the hepatic blood vessels can lead to an enlarged liver, edema, hemorhoids or vomitting of blood [....] Most of the literature reports hepatoma in patients with oral anabolic steroids."

Injizierbare Anabolika werden hingegen langsamer und gleichmäßiger abgebaut und sind aus den obengenannten Gründen sehr viel weniger lebertoxisch, doch sind sie wesentlich länger im Urin nachzuweisen, weshalb Sportler, die bei einer Dopingkontrolle unerkannt bleiben wollen, häufig auf orale Anabolika zurückgreifen. Einige der injizierbaren Präparate, insbesondere solche, die dem Testosteron sehr ähnlich sind, führen wegen des Eingriffs in den gonadalen Regelkreis zu einer Hodenatrophie. Manche Steroide hingegen aromatisieren. Daher sieht sich der Anabolikakonsument mit der problematischen Situation konfrontiert, dass er männliche Hormone einnimmt, dadurch aber auch das Aufkommen der weiblichen Hormone steigt und die Hoden nur noch wenig oder gar kein Testosteron mehr produzieren, so dass genau das Gegenteil der eigentlich erwünschten Situation provoziert wird.
Weitere dokumentierte Nebenwirkungen von Anabolika sind unter anderem eine pathologische Vergrößerung des Herzens (McKILLOP/TODD/BALLANTYNE 1986, 151-152) sowie zahlreiche weitere negative Auswirkungen auf die Herzfunktionen (FERENCHICK 1991, 562; FERENCHICK et al. 1992, 78-82; DICKERMAN et al. 1995, 172-173; DePICCOLI et al. 1991, 408-412), pathologisches Prostatawachstum (FEYEL-CABANES 1978, 4126-4134), kritische Überproduktion von roten Blutkörperchen (ERSLEV 1972, 544), Haarausfall (BRINK 1995, 61-68), Steroidakne (MAUSS/BORSCH 1975, 373-384), Störung des Kohlenhydratstoffwechsels (TAINTER 1964, 1001), Strukturveränderungen des Bindegewebes (BRAINUM 1996a, 143), Störungen der Schilddrüsenfunktion (DEYSSIG/WEISSEL 1993, 1069-1071). Sogar Schilderungen psychotischer Symptome wie Angszustände und Halluzinationen finden sich (POPE/KATZ 1988, 487-490) unter Anabolikagaben.
Ein weiteres Problem von Anabolikaanwendern besteht darin, dass es unter Gaben anaboler Steroide häufig zu einer abnormalen Kollagenablagerung an Sehnen kommt, was deren Stabilität beeinträchtigt (MICHNA 1987,

157-162). Durch die gleichzeitige Kraftsteigerung wird der Muskel des gedopten Athleten mitunter so stark, dass er die geschwächte Sehne im Training abreißt (LASETER/RUSSELL 1991, 1-3; VISURI/LINDHOLM 1994, 941-944). Besonders anfällig hierfür sind die Sehnen im Bereich der Armmuskulatur. Mehrere prominente Bodybuilder erlitten komplette Rupturen von Bizeps- oder Trizepssehnen, Verletzungen, die in der medizinischen Literatur mit der Verwendung von Anabolika assoziiert werden (STANNARD/BUCKNELL 1993, 482-485).
Wegen des schwerwiegenden Eingriffs in das Hormonsysthems des Körpers geraten Bodybuilder, die Anabolika einnehmen, außerdem in einen ausgesprochenen Teufelskreis, da die Induzierung von Proteinanabolismus, wie gezeigt werden konnte, bei weitem nicht die einzige Auswirkung exogener Anabolika-Zufuhr ist. Aus diesem Grund nehmen viele Bodybuilder neben anabolen Steroiden weitere Arzneimittel, nämlich solche, die den Nebenwirkungen bei der Einnahme anaboler Steroide entgegenwirken sollen.
Einige dieser Pharmaka sind zum Beispiel:

- Anti-Östrogene zur Verhinderung einer Gynäkomastie und anderer Feminisierungserscheinungen;
- Humanes Choriogonadotropin (HCG) zur Anregung der engogenen Testosteronproduktion und Reduzierung der Hodenatrophie;
- Aspirin zur Verdünnung des Blutes;
- Diuretika zur Ausschwemmung von Gewebswasser vor einem Wettkampf.

Die dabei zugrundeliegende Fehleinschätzung ist die Annahme, dass es möglich sei, durch die Einnahme dieser Medikamente etwaige Nebenwirkungen der Steroide zu verhindern. Dies trifft jedoch nicht zu. Richtig ist vielmehr, dass auch diese Mittel den zuvor homöostatischen Zustand des Körpers stören und weitere Nebenwirkungen auslösen. Als besonders fragwürdig muss die gleichzeitige Einnahme anaboler Steroide und Diuretika angesehen werden, da Steroide - insbesondere die stark androgenen Formen - in einer Wasseransammlung in der Muskulatur resultieren, während Diuretika genau die entgegengesetzte Eigenschaft haben. In der Fachliteratur wird in zahlreichen Artikeln vor solchen Praktiken gewarnt (DIPASQUALE 1990, 54-55; FINE 1990, 47-50; ZULAK 1993a, 40-47 und 86-89; BEUKER 1993a, 51-53). Dennoch wird in der sogenannten Untergrundliteratur Bodybuildern genau diese Vorgehensweise angeraten, wenn sie sich auf eine Meisterschaft vorbereiten, nämlich auf stark androgene Steroide zurückzugreifen, um dadurch einen Muskulaturverlust während der Diätphase zu verhindern (GRUNDING/BACHMANN 1994, 108-111). Die dadurch auftretende

Wasserretention soll dann durch die Einnahme starker Diuretika wieder beseitigt werden. Gleichzeitig wird dann geraten, zur besseren Ausprägung der muskulären Definition die Flüssigkeitszufuhr stark zu drosseln oder einzustellen. Eine solche Vorgehensweise ist unverantwortlich und kann darüber hinaus zu lebensbedrohlichen Konditionen führen, da Diuretika mit dem Körperwasser auch einen beachtlichen Anteil an lebenswichtigen Mineralien ausschwemmen. Wird dann noch die Flüssigkeitsaufnahme gedrosselt, wird ein Wiederauffüllen der Mineralienspeicher unmöglich, und zusammen mit dem dehydrierten Zustand werden lebensbedrohliche Umstände heraufbeschworen. Mehrere Todesfälle bei Bodybuilding-Wettkämpfen werden mit einer solchen Praxis in Verbindung gebracht. Abgesehen von den potenziell tödlichen Auswirkungen eines solchen Verhaltens muss die Effizienz solcher Praktiken stark bezweifelt werden, da Muskulatur zum allergrößten prozentualen Anteil aus Wasser besteht. In der Literatur ist der Fall eines Bodybuilders dokumentiert, der sich auf genau die obengenannte Weise auf einen Wettkampf vorbereitete und dabei eine Rhabdomyolyse erlitt (HAGELOCH/APELL/WEICKER 1988, 122-125). Bei verschiedenen anderen, ebenfalls dokumentierten Fälle kam es unter Anabolika-Gaben zu den verschiedensten Krebsleiden. Die häufigste Form ist dabei das Auftreten von Leber- und Prostatakarzinomen, welche mitunter tödlich verlaufen (SEHLING/POLLERT/HACKFORT 1989, 40-43). In den allermeisten dokumentierten Fällen waren die Karzinome nach der Einnahme C-17-alkylierter, also oraler Anabolika aufgetreten. Diese Erkenntnis wurde in der sogenannten Untergrundliteratur nun dazu benutzt, den Gebrauch anderer als der C-17-alkylierten Anabolika zu rechtfertigen und eine potenzielle Gesundheitsgefährdung dieser nicht C-17-alkylierten Anabolika zu leugnen (GRUNDING/BACHMANN 1994, 240):

„In die Kategorie der toxischen Nebenwirkungen anaboler/androgener Steroide gehören ausschließlich die potentiellen Nebenwirkungen auf die Leber."

Diese Aussage ist unrichtig. ROBERTS/ESSENHIGH schilderten bereits 1986 den Fall eines 40jährigen Bodybuilders, der an einem Prostatakarzinom erkrankte, was auf den jahrelangen Gebrauch anaboler Steroide zurückzuführen gewesen sei (ROBERTS/ESSENHIGH 1986, 742). Inzwischen sind einige weitere Fälle von Prostatakrebs bekannt, welche ebenfalls durch Anabolika-Konsum hervorgerufen worden waren.

Auch die Gynäkomastie ist keineswegs nur ein ästhetisches Problem, sondern eine Vorstufe von Brustkrebs (vgl. hierzu: BRAUNSTEIN 1996, 490-495) und muss in der Regel operativ entfernt werden (MacDOUGALL 1983, 95-99). Nicht ohne Grund inserieren Kliniken, die diesen Eingriff anbieten, in Bodybuilding-Zeitschriften.

Desweiteren wird von den Autoren des Anabolika-Handbuches behauptet, dass anabole Steroide lediglich bei entsprechender genetischer Disposition bestimmte Krebsleiden beschleunigen (GRUNDING/BACHMANN 1994, 240):

„In der Literatur sind Fälle bekannt, bei denen das Auftreten einer Cholostase (Stauung der Gallenflüssigkeit in der Leber), einer Peliosis hepatitis (blutgefüllte Hohlräume im Lebergewebe, Zysten) und eines Leberkarzinoms mit dem Gebrauch anaboler/androgener Steroide in Zusammmenhang gebracht werden. Wichtig ist jedoch, dass diese Erscheinungsformen fast ausschließlich nur bei Patienten nachgewiesen wurden, die sich einer langandauernden Steroidtherapie unterzogen hatten und schon vor der Steroideinnahme an einer erheblichen Leberfunktionsstörung bzw. an ernsthaften internistischen Erkrankungen litten.“

Auch diese Aussagen sind schlichtweg falsch und völlig unhaltbar (vgl. hierzu vor allem: CABASSO 1994, 2-4: „Peliosis hepatitis in a young adult bodybuilder" sowie CREAGH/RUBIN/EVANS 1988, 441-443: „Hepatitic tomours induced by anabolic steroids in an athlete“). Es fällt auf, dass die oben zitierten Formulierungen zum Teil *wörtlich* denen von SEHLING/POLLERT/HACKFORT (1989, 40) aus „Doping im Sport“ gleichen, in denen die Autoren Ergebnisse aus Studien über Anabolika zusammenfassen. Allerdings mit einem überaus gravierenden Unterschied: In der von SEHLING/POLLERT/HACKFORT (1989, 40) zitierten Studie von OVERLY/DANKOFF/WANG/SINGH (1984, 158-159) wird ausdrücklich darauf hingewiesen, dass der an Leberkrebs mit Metastasenbildung verstorbene Bodybuilder *erst seit vier Jahren Anabolika konsumierte und keinerlei Prädisposition für eine solche Erkrankung festzustellen gewesen sei.* Beim Vorhandensein einer entsprechenden Veranlagung kann bereits eine kurzzeitige Anabolika-Applikation den Ausbruch einer Krebserkrankung auslösen. LAMB (1991, 44) schildert den Fall eines Mannes, der im Rahmen einer Behandlung eines chronischen Lungenleidens mit Glucocorticohormonen behandelt worden war. Die zog den Abbau von Knochensubstanz nach sich, was schließlich eine Testosteronsubstitution erforderte. Durch die langjährige Behandlung des Patienten lagen umfassende Untersuchungsergebnisse vor, die unter anderem einen guten gesundheitlichen Zustand der Prostata dokumentierten. Nach nur zehn Wochen hatte die Testosteronsubstitution in einem Prostatakarzinom resultiert (LAMB 1991, 44).

Auch der Zusammenhang zwischen Prostatahypertrophie, Miktionsproblemen und dem Missbrauch anaboler Steroide ist seit längeren

Gegenstand urologischer Untersuchungen (WEMYSS-HOLDEN/HAMDY/HASTY 1994, 476-478).

Wie ambivalent die gesamte Dopingproblematik im Sport im Allgemeinen und im Bodybuilding im Besonderen ist, lässt sich exemplarisch am Buch „Doping: Von der Forschung zum Betrug" von BERENDONK aufzeigen. Die Autorin beschreibt in ihrem Buch ausführlich, welche Dopingmittel im Leistungssport der DDR in welchen Dosierungen, welchen Zeiträumen für welche Sportarten konzipiert wurden. Dieses Dokument soll schonungslos aufzeigen, welcher Athlet in welchem Umfang dopte, und damit das Ausmaß und die systematische Durchführung des Dopings im Leistungssport der DDR anprangern. Vor diesem Hintergrund muss es nun als geradezu zynisch angesehen werden, dass dieses Buch inzwischen in erster Linie von Bodybuildern, aber auch anderen Sportlern als Vorlage für ein eigenes zu erstellendes Doping-Programm benutzt wird. Andererseits ist das Interesse an einer solchen Dokumentation überaus verständlich, da es nur sehr wenige Quellen gibt, aus denen hervorgeht, welche Pharmaka von Leistungssportlern in welchen Dosierungen und über welche Zeiträume wirklich eingenommen werden. Der Gebrauch leistungssteigernder Pharmaka wird aus moralischen, finanziellen oder rechtlichen Gründen von den Sportlern im allgemeinen geleugnet, selbst wenn Nebenwirkungen wie Gynäkomastie oder Steroidakne offensichtlich vorhanden sind (BEUKER 1992c, 373-377).
Auch hier dürfte das Bodybuilding eine Ausnahmestellung einnehmen, denn von keiner anderen Sportart ist eine derart umfassende Untergrundliteratur mit Gebrauchshinweisen zur Anwendung potenziell gesundheitsschädlicher, verschreibungspflichtiger Pharmaka bekannt. Doch diese Untergrundliteratur ist nicht die einzige Quelle, aus der ersichtlich ist, welche Anabolika von Bodybuildern appliziert werden. Auch die Ergebnisse von Dopingkontrollen bei Bodybuilding-Meisterschaften geben hierüber Aufschluss (CLASING/DONIKE et al. 1992, 138).

2.5 Bodybuildingtypische Dopingpraktiken

Bei Auswertung der verschiedenen Quellen kristallisieren sich einige für das Bodybuilding typische Dopingpraktiken heraus: Professionelle Bodybuilder sind in der Regel Konsumenten mehrerer Anabolika, während bei weniger fortgeschrittenen Athleten auch die Einnahme „nur" eines Anabolikums praktiziert wird. Die Anwendung mehrerer Anabolika erklärt sich durch die unterschiedlichen jeweiligen Steroidrezeptoren, welche sich mit den entsprechenden freien Testosteronmolekülen verbinden. Sind alle Steroidrezeptoren gesättigt, erbringt eine Erhöhung der Steroiddosierung keine größere anabole Wirkung. Daraus erklärt sich, warum mehrere verschiedene anabole Steroide in Verbindung appliziert einen potenziell höheren Anabolismus induzieren als ein alleiniges Steroid in der dreifachen Dosierung. Nach einer gewissen, je nach Steroid unterschiedlichen Zeitspanne, beginnt sich das Reaktionspotenzial der Steroidrezeptoren zu reduzieren. Bodybuilder, die ständig Anabolika einnehmen, wechseln dann auf andere Präparate über und beginnen ohne Einnahmepause einen anderen Steroidzyklus. Dadurch ist in der Regel eine erneute Intensivierung der anabolen und natürlich auch der unerwünschten androgenen Auswirkungen festzustellen, was von den Anabolikakonsumenten auf die nun erfolgende Reaktion der zuvor noch nicht aktivierten Steroidrezeptoren, welche nun mit den neuen Steroiden reagieren, zurückgeführt wird. Dies ist jedoch nur zum Teil richtig, da außerdem die Steroide des ersten Anabolikazyklus noch - je nach ihrer Halbwertzeit - mehrere Tage im Organismus aktiv sind, *so dass zu diesem Zeitpunkt nicht wie fälschlicherweise argumentiert wird zwei, sondern vier verschiedene anabole Steroide ihre Wirkung im Körper entfalten.* Die Berechtigung des Arguments, dass durch einen solchen Wechsel der Präparate die Belastung der Leber in Grenzen gehalten wird, muss vor diesem Hintergrund ebenfalls skeptisch beurteilt werden. Hinzu kommt außerdem, dass diejenigen anabolen Steroide, welche synthetisch so modifiziert wurden, dass sie überwiegend anabol aber weniger androgen sind, dadurch bedingt eine potenziell geringere Gesundheitsschädlichkeit haben (DONIKE/SCHÄNKER 1991, 54), von Bodybuildern als „zu wenig wirksam" angesehen werden und auf diese Präparate daher zugunsten stärkerer und androgenerer verzichtet wird (vgl. GRUNDING/BACHMANN 1994, 140-143). Das Paradebeispiel hierfür ist das Anabolikum „Oral-Turinabol" mit dem Wirkstoff „Chlordehydromethyltestosteron". Dieses Anabolikum hat eine sehr große anabole, aber nur eine minimale androgene Wirkung. Darüber hinaus greift es nicht signifikant in den Kortisol-Haushalt des Körpers ein (HÄCKER/BERNSTEIN/ RADEMACHER 1991, 55-63), was bei anderen Steroiden oft in beachtlichem Umfang der Fall ist. Außerdem hat es eine wesentlich längere Halbwertzeit als andere orale Steroide, weshalb es als relativ wenig lebertoxisch anzusehen ist. Aufgrund dieser Eigenschaften wurde Oral-Turinabol zu *dem* Dopingmittel der DDR (BERENDONK 1991). Aufgrund der gegenüber anderen Anabolika längeren Halbwertzeit ist das Mittel zwar als weniger gesundheitsschädlich zu betrachten, ermöglicht jedoch andererseits eine deutlich längere Zeitspanne der Nachweisbarkeit bei Dopingkontrollen. Dies wiederum war im DDR-Leistungssport kein Problem, da der Einsatz des Oral-Turinabols auf bestimmte Trainingsphasen beschränkt war. Dadurch wurde dem Umstand

Rechnung getragen, dass alle exogen applizierten Anabolika zu einer Reduzierung der körpereigenen Testosteronproduktion führen. Bei Oral-Turinabol zum Beispiel führt bereits die eher geringe Dosierung von 20 Milligramm pro Tag zu einer Reduzierung der köpereigenen Testosteronproduktion auf 60-70% der normalen Menge (HÄCKER/BERNSTEIN/RADEMACHER 1991, 55-63). Auch wenn diese Reduzierung im Vergleich zu anderen oralen Steroiden wie zum Beispiel Dianabol deutlich weniger ausgeprägt ist (CLASING/DONIKE 1991, 71-72), muss sie als leistungsrelevanter Faktor mit berücksichtigt werden. Insbesondere dann, wenn wie im Spitzensport der DDR oder generell bei Sportlern, die eine Dopingkontrolle absolvieren müssen, die Dosierungen des Anabolikums gering gehalten werden müssen. Die für die zentralistische Organisation des Anabolika-Dopings verantwortlichen Wissenschaftler der DDR erkannten bereits sehr früh, dass hohe Anabolika-Gaben einen hemmenden Einfluss auf den gonadalen Regelkreis haben und die anabole Wirkung bei Dauergebrauch nur durch ständig steigende Dosierungen aufrecht gehalten werden kann. Daher entwickelte man das folgende Modell niedrigdosierter Anabolika-Zyklen, welche für jeden Athleten zugrundegelegt wurden (BERENDONK 1991, 140-142). Die Anzahl der Tabletten im gesamten Einsatzzeitraum errechnete sich dabei wie folgt:

$$\frac{0{,}2 \text{ x kg Körpergewicht x Tage}}{\text{mg/Tablette}} =$$

Diese Dosierungshöhe wird in der „Untergrundliteratur“ der Bodybuilder als „nicht ausreichend" bezeichnet (GRUNDING/BACHMANN 1994, 141-142). Daran lässt sich exemplarisch aufzeigen, dass Bodybuilder im allgemeinen Megadosierungen anaboler Steroide applizieren (CLASING/DONIKE et al. 1992, 53). Die dabei eingenommen Dosierungen erreichen Werte, die wohl in keiner anderen Sportart denkbar wären. Das Nichtvorhandensein von unangemeldeten Trainingskontrollen auf verbotene Substanzen im Bodybuilding sowie die Tatsache, dass auch Bodybuilder ohne Wettkampfambitionen Anabolika in solchen Dosierungen einnehmen, sind hiermit in kausalem Zusammenhang zu sehen. Ein weiteres typisches Merkmal des im Bodybuilding üblichen Dopings ist die Kombination eines oralen mit einem injizierbaren Anabolikum. Die populärste und am häufigsten praktizierte Kombination ist die von „Deca-Durabolin“ (intramuskulär) und „Dianabol“ (oral) (DUCHAINE 1992: „Underground Steroid Handbook“, zitiert nach GRUNDING/BACHMANN 1994, 55). Dass dieses Einnahmeschema auch noch heute von Bodybuildern praktiziert wird, kann nur durch Ignorieren der jüngeren Erkenntnisse über anabole Steroide im Allgemeinen und über Deca-Durabolin und Dianabol im Besonderen erklärt werden. Beide Anabolika aromatisieren erheblich, so dass ein beachtlicher Anteil in Östrogene umgewandelt wird. Daher sind Bodybuilder, welche diese Anabolika in Kombination einnehmen, geradezu gezwungen, Anti-Östrogene einzunehmen, da ansonsten Feminisierungserscheinungen wie Gynäkomastie und verstärkter Fettansatz fast unausweichlich sind. Darüber hinaus hat Dianabol mit 3,2 bis 4,5 Stunden eine äußerst kurze Halbwertzeit (HÄCKER/BERNSTEIN/RADEMACHER 1991, 55). Dies führt dazu, dass innerhalb weniger Stunden der größte Teil dieses Anabolikums von der Leber abgebaut wird, so dass zum einen hohe Dosierungen und häufige Einnahmen erforderlich werden und zum anderen als Konsequenz daraus eine Leberschädigung wahrscheinlich ist. Des Weiteren ist bei dem Anabolikum Dianabol nicht nur die anabole, sondern auch die androgene Komponente sehr ausgeprägt, so dass sich neben den anabol- und östrogenbedingten auch die androgenen Nebenwirkungen niederschlagen, was in einer nicht zu unterschätzenden kummulierenden Belastung für den Organismus resultiert. Die Einnahme von Anti-Östrogenen wie „Tamoxifencitrat" stellt eine weitere Belastung für die Leber dar und löst das Problem der Aromatisierung der Anabolika nicht. Die Bezeichnung „Anti-Östrogene" ist ohnehin nicht ganz korrekt, da sie der Bildung von Östrogen nicht entgegenwirken, sondern ganz im Gegenteil eine gesteigerte Produktion von Östrogen auslösen. Dies ist darauf zurückzuführen, dass Anti-Östrogene ihre Wirkung entfalten, indem sie für die Zeitdauer der Einnahme die Östrogenrezeptoren blockieren. Dies wiederum führt zu einer erhöhten Östrogenproduktion, da der Organismus die reduzierte Verfügbarkeit freien Östrogens als eine Mangelsituation und Störung der hormonellen Homöostase interpretiert. Eine weitere, hinlänglich bekannte Nebenwirkung von Dianabol ist die Reduzierug des Kortisolspiegels, was unter Berücksichtigung der katabolen Eigenschaften dieses Hormons auf den ersten Blick eine positive Auswirkung zu sein scheint. Doch auch hier muss mit einer erhöhten Kortisolproduktion gerechnet werden. Werden die Anabolika dann abgesetzt, kommt es zu einer intensiven katabolen Phase, da

1. die endogene Testosteronproduktion stark reduziert ist,
2. ein außergewöhnlich hohes Maß an Östrogen im Körper wirksam ist,
3. der Kortisolspiegel wesentlich höher ist als normal.

Aus Furcht vor diesen Auswirkungen schrecken manche Bodybuilder nicht einmal davor zurück, *weibliche* Hormone einzunehmen, so dass eine Situation entsteht, wie sie paradoxer nicht sein könnte. Genau jenes Hormon wird eingenommen, dessen Wirkung für einen an

Muskelhypertrophie und einer Reduzierung des Körperfettanteils interessierten Athleten absolut kontraproduktiv ist.
Dieses Paradoxon erklärt sich jedoch dadurch, dass durch die Einnahme eines nur schwach wirksamen Östrogens wie zum Beispiel „Cyclofenil" die Östrogenrezeptoren besetzt werden, damit das körpereigene Östrogen seine Wirkung nicht entfalten kann. Doch auch hier ist die östrogenhemmende Wirkung nur für die Dauer der Einnahme gegeben, und ebenso wie bei der Einnahme von Anti-Östrogenen muss mit einer anschließenden Steigerung der körpereigenen Östrogenproduktion gerechnet werden. Die Erhöhung des Östrogenspiegels führt meist zu einer Erhöhung des Körperfettanteils. Um diesen wieder zu senken, nehmen einige Bodybuilder Schilddrüsenhormone ein, welche die Tätigkeit der Schilddrüse anregen. Die Annahme jedoch, dass eine Überproduktion von Schilddrüsenhormonen ausschließlich in einer gesteigerten Fettverbrennung resultiert, ist absurd. Die aufgrund einer solchen hormonellen Manipulation erhöhte Energiebilanz resultiert zwangsläufig auch in einer Verstoffwechselung von Kohlenhydraten und Proteinen. Oft wird mit der gleichen Absicht zusätzlich zu den Schilddrüsenhormonen noch Ephedrin eingenommen, was für Personen mit Herzproblemen oder gar Herzrhythmusstörungen fatale Folgen haben kann, insbesondere dann, wenn zusätzlich Diuretika eingenommen werden. Die Einnahme von Diuretika wird von Bodybuildern oft als notwendig angesehen, um die exzessive Einlagerung von Wasser im Körpergewebe abzuführen. Diese Praxis allein kann lebensgefährlich sein, da zum einen eine erhöhte Belastung des Herzens aus dem „Aufschwemmen" des Körpers resultiert und zum anderen nach Einnahme der Diuretika mit dem Wasser auch lebenswichtige Mineralien aus dem Körper geschwemmt werden.
Um dem dramatischen Ansteigen des Kortisolspiegels nach Absetzen der Anabolika entgegenzuwirken, nehmen manche Bodybuilder Medikamente mit dem Wirkstoff „Aminoglutethimid", der eigentlich für Patienten gedacht ist, welche an einer Überfunktion der Nebennierenrinden leiden, was unter anderem in einer gesteigerten Produktion von Kortisol resultiert (HÄRTL 1993, 26). Die Einnahme von Aminoglutethimid führt zu einer vorübergehenden Erniedrigung des Kortisolspiegels. Doch wie bei allen Medikamenten ist auch dieser Effekt nur für die Dauer der Einnahme wirksam. Anschließend kommt es auch hier zu einem „Rebound-Effekt", und der Körper produziert schließlich deutlich mehr Kortisol als vor der Einnahme des Medikaments. Dieser Rebound-Effekt ist in der Medizin seit langem bekannt und hat dazu geführt, dass Patienten mit einer Überfunktion der Nebennierenrinden zusätzlich zu dem Aminoglutethimid enthaltenden Medikament noch eine geringe Menge an Kortisol exogen

zuführen, um eine Steigerung der endogenen Produktion dieses Hormons zu verhindern.

Selbst Anabolika, welche nicht für den menschlichen Gebrauch entwickelt wurden, werden von Bodybuildern angewendet. Das Anabolikum „Finajekt“ zum Beispiel sollte eigentlich nur bei Hunden angewendet werden (PRICE 1994, 98). Neben diesem anabolen Steroid wird vor allem „Equipoise“, ein weiteres Anabolikum aus der Veterinärmedizin, mit schwerwiegenden Nebenwirkungen körperlicher und psychischer Art in Verbindung gebracht (POPE/KATZ 1988, 487-490).
Eine Ausnahmestellung kommt dem Wirkstoff Formebolon zu, der mit den anderen anabolen Steroiden nur eines gemein hat, nämlich die Tatsache, dass auch er Anabolikum ist. Dieses Steroid wird intramuskulär injiziert, was an sich nichts Ungewöhnliches ist. Das Besondere ist aber, dass dieses Anabolikum unmittelbar vor einem Wettkampf gezielt in Muskelgewebe injiziert wird, da hierdurch *Entzündungen im Muskelgewebe* hervorruft, die aufgrund der dadurch eintretenden Wasseransammlung eine temporäre Vergrößerung des betreffenden Muskels bewirken. Diese Entzündungen sind derart schmerzhaft, dass die Medikamente, in denen der Wirkstoff „Formebolon“ vorkommt, gleichzeitig auch das Schmerzmittel „Lidocain“ enthalten.
Um eine drohende Hodenatrophie während des Dopings mit Anabolika (JAROW/LIPSHULTZ 1990, S. 429-431) zu verhindern, nehmen Anabolikakonsumenten oft auch humanes Choriongonadotropin (HCG). Dieses Pharmakon wird aus dem Urin schwangerer Frauen gewonnen. In der Schulmedizin wird HCG sowohl bei Frauen als auch bei Männern eingesetzt aufgrund seiner positiven Auswirkungen auf den Eisprung bzw. die Spermatogenese. Bodybuilder benutzen HCG jedoch wegen seiner stimulierenden Wirkung auf die Leydigzellen, welche in erhöhter endogener Testosteronproduktion resultiert (COWAN/KICMAN/WALKER/ WHEELER 1991, 147-154). Dadurch kann selbst bei exogener Zufuhr von anabolen Hormonen die normalerweise eintretende Reduzierung der endogenen Hormonproduktion vermieden werden, so dass eine Atrophie der Hoden ganz oder teilweise verhindert werden kann. Daraus wird von Bodybuildern oft gefolgert, dass durch die gleichzeitige Einnahme von anabolen Steroiden und HCG und die Fortführung der HCG-Einnahme über den Zeitpunkt des Anabolika-Zyklus hinaus, die endogene Testosteronproduktion wieder angekurbelt werden kann (vgl. hierzu: KICMAN/OFTEBRO/WALKER et al. 1991, 73-80). Diese Schlussfolgerung ist jedoch falsch. Wie bei jeder exogenen Zufuhr von Hormonpräparaten oder hormonstimulierenden Präparaten, ist auch bei der Anwendung von HCG die Wirkung nur für die Zeitdauer der

Einnahme gegeben und resultiert nach dem Absetzen in einem Rebound-Effekt (DIPASQUALE 1984, 75-76). Das heißt, dass der Anabolikakonsument fälschlicherweise davon ausgeht, seine körpereigene Testosteronproduktion durch HCG-Applikationen wieder schneller auf das normale Niveau bringen zu können. Tatsächlich kommt es jedoch nur zu einem Hinauszögern der befürchteten Reaktion.

2.6 Wachstumshormon (HGH oder STH)

Inzwischen ist bekannt, dass manche Bodybuilder anabole Steroide ganzjährig einnehmen, um die nach dem Absetzen eintretende katabole Phase nicht aufkommen zu lassen. Konsequenterweise erfordert eine permanente Applikation exogener Hormone ständig steigende Dosierungen, da die endogene Produktion proportional zur zugeführten Menge geringer wird. Diese Reziprozität kann bis zur völligen Einstellung der endogenen Testosteronproduktion gehen. Andere Bodybuilder setzen zwar die anabolen Steroide für eine gewisse Zeitspanne ab, nehmen während dieser Zeit aber andere Pharmaka wie zum Beispiel Wachstumshormone. Diese Vorgehensweise ist jedoch die absolute Ausnahme. In der Untergrundliteratur der Bodybuilder wird empfohlen, das Wachstumshormon *zusätzlich* zu anabolen Steroiden zu nehmen (GRUNDING/BACHMANN 1994, 217), da ein synergistischer Effekt zwischen anabolen Steroiden und HGH besteht (DIPASQUALE 1984, 68). Dieser beruht wahrscheinlich auf einer verstärkten Sekretion von Wachstumshormon während der Gabe von Androgenen (MARTIN/CLARKE/CONNER 1968, 425-428). Diese Empfehlung wird offensichtlich von dopenden Bodybuildern bereitwillig angenommen und umgesetzt, wie ZULIANI/BERNARDINI/CATAPANO et al. (1989, 62) bei ihrer Untersuchung über die Auswirkungen des Dopings bei Bodybuildern feststellen mussten.
Da Wachstumshormone in Doping-Tests kaum nachzuweisen sind, verwenden einige Bodybuilder, die an Meisterschaften teilnehmen möchten, bei denen auf Anabolika getestet wird, auch dann Wachstumshormon, wenn sie nicht gleichzeitig Anabolika einnehmen können.
Aufgrund der Tatsache, dass Bodybuilder eine Vergrößerung der Muskelmasse anstreben, wobei die Muskelkraft eine geringere Priorität hat, ist das Doping mit Wachstumshormon wahrscheinlich für sie eher erfolgversprechend als für Athleten anderer Sportarten. Die Ursache hierfür liegt in dem Umstand, dass die Kraft des durch HGH-Doping gebildeten Muskelgewebes nicht proportional mit seiner Volumenzunahme steigt, was laut MACINTYRE (1987, 129-142) nach dem derzeitigen Forschungsstand

darauf beruht, dass bei Wachstumshormongaben weniger die kontraktilen Elemente des Muskels als das Sarkoplasma vermehrt werden. Bei einer genauen Betrachtung der Wirkungsweise von HGH lässt sich die Kontroverse darüber aufklären, ob es unter HGH-Gaben zu einer Reduzierung des Körperfettgewebes kommt, wie von einigen Autoren behauptet wird oder zu einer Vermehrung des Fettgewebes, wie von anderen Autoren beobachtet wurde. Die Ursache hierfür liegt darin begründet, dass durch humanes Wachstumshormon nicht nur das Sarkoplasma vermehrt wird, sondern auch das *intramuskuläre* Fettgewebe, während es durchaus zu einer Abnahme des subkutanen Fettgewebes unter dem Einfluss von HGH kommen kann. Im Zusammenhang mit einer Größenzunahme der Muskulatur durch die Vermehrung intramuskulärer Fettsubstanz spricht man daher von einer Pseudohypertrophie. Indizien für die muskelbildende Wirkung des Wachstumshormons fanden sich erstmals bei der Beobachtung kleinwüchsiger Kinder, die mit HGH behandelt wurden. Diese erreichten nicht nur eine signifikant höhere Körpergröße als die Kontrollgruppen, sondern genaue Analysen ergaben darüber hinaus, dass sie an Körperfett abnahmen, während Anzahl und Größe ihrer Muskelzellen zunahmen. Im weiteren Verlauf der Forschungsarbeit stellte sich heraus, dass die gleichen Auswirkungen auch bei Heranwachsenden reproduzierbar sind, bei denen überhaupt kein Mangel an Wachstumshormon vorliegt (ROSENFELD 1986, 936). Außerdem konnte gezeigt werden, dass sich die Wirkungen durch eine Erhöhung der Dosis verstärken lassen (GERNER 1987, 425). Menschliches Wachstumshormon wird wahrscheinlich bereits seit den frühen 80er Jahren von Bodybuildern angewendet (KLEY 1985, 113), kann jedoch erst seit 1985 gentechnisch hergestellt werden. Davor wurde es aus den Hirnanhangdrüsen von Leichen gewonnen (TODD 1995, 228), was aufgrund der oft damit einhergehenden Übertragung von Krankheiten nicht unumstritten war. So erkrankten erwiesenermaßen vier von 11.000 Kindern, die mit HGH behandelt worden waren, an der seltenen Creutzfeldt-Jakob-Krankeit, deren durchschnittliche Verbreitung bei weniger als einem Fall pro einer Million Personen liegt (EVERSON 1986, 31). Jedoch war dies zum damaligen Zeitpunkt die einzige Möglichkeit zur Gewinnung eines Medikaments zur Behandlung zwergwüchsiger Kinder. HGH ist außerdem nur wirksam, wenn dem Körper Insulin in ausreichendem Maße zur Verfügung steht, weshalb Bodybuilder, die Wachstumshormone applizieren, sich oft gezwungen sehen, zusätzlich Insulin zu injizieren. Darüber hinaus kommt es zu Wechselwirkungen mit der Funktion der Schilddrüse, weshalb häufig auch die zusätzliche Einnahme von Schilddrüsenhormonen bei diesen Bodybuildern zu beobachten ist. Ob das Doping mit Wachstumshormonen wirklich geeignet ist, Anabolismus zu induzieren, wurde in der Literatur kontrovers diskutiert, wobei die Ergebnisse der jüngeren Forschungsarbeiten auf diesem Gebiet die Schlussfolgerung nahelegen, dass die Anwendung von HGH bei Sportlern wie Nichtsportlern geradezu dramatische Steigerungen der fettfreien Körpermasse bewirken kann. RUDMAN et al. erreichten durch Injektionen von syntehtischem HGH bei männlichen Versuchspersonen über 60 Jahren eine Steigerung der Muskelmasse um durchschnittlich knapp 9%. Der Körperfettanteil der Probanden sank gleichzeitig um durchschnittlich ein Sechstel (RUDMAN et al. 1990). Die Ergebnisse dieser an älteren, nichtaktiven Personen durchgeführten Untersuchung und vergleichbarer Studien wurden verschiedentlich als nicht auf austrainierte Sportler übertragbar und daher für die Beurteilung der Wirkungsweise von HGH bei Sportlern als zu wenig aussagekräftig betrachtet. Allerdings berichtet CRIST et al. (1988, 579) in der ersten an hoch austrainierten Athleten durchgeführten Untersuchung über vergleichbare Ergebnisse, die Veränderung der Körperkomposition der Probanden betreffend. Obwohl die Athleten bereits über einen geringen Körperfettanteil sowie eine ausgeprägte Muskulatur verfügten, konnte innerhalb dieses Experiments die fettfreie Körpermasse um zwölf Prozent gesteigert werden bei einem gleichzeitigen Rückgang des Körperfettanteils um vier Prozent. Sportler, die an einer Maximierung der Muskelsubstanz interessiert sind und aus diesem Grund die Einnahme menschlichen Wachstumshormons erwägen, sehen sich jedoch auch einer Vielzahl von Nebenwirkungen gegenüber. Wird Wachstumshormon nach dem Epiphysenschluss, also bei Erwachsenen, appliziert, kommt es oft zur sogenannten „Akromegalie", einem Dickenwachstum der Knochen des Gesichts sowie der Extremitäten (DIPASQUALE 1984, 68). Neben den vielfältigen weiteren dokumentierten Nebenwirkungen der Applikation exogenen Wachstumshormon wie Arthropatie, Myopathie und Kardiomyopathie (BEUKER 1993b, 110-111) weiß man, dass der mit der Gabe externen HGHs zusammenhängende Eingriff in den Insulinhaushalt Diabetis auslösen kann (DIPASQUALE 1984, 71-72). Außerdem scheint ein Zusammenhang zwischen HGH-Applikatonen und dem Auftreten von Leukämie zu bestehen. In der Literatur werden verschiedene Fälle von kleinwüchsigen Kindern geschildert, die im Anschluss an eine Behandlung mit Wachstumshormon an Leukämie erkrankten. McGOUGH (1995, 129) berichtet von einem erfolgreichen amerikanischen Bodybuilder, dessen plötzliche Erkrankung an Leukämie ebenfalls auf die Anwendung von synthetischem Wachstumshormon zurückgeführt wird. Eine sehr häufige Nebenwirkung des Dopings mit Wachstumshormonen besteht im sogenannten „Karpal-Tunnel-Syndrom", einer äußerst schmerzhaften Nervenerkrankung im Handgelenk, die nur durch eine Operation geheilt werden kann (COLGAN 1993, 430). Auch die überproportionale

Häufigkeit dieser Erkrankung bei professionellen Bodybuildern kann als ein Indiz für das Doping mit Somatotropinen gewertet werden.

2.7 Insulin-like Growth Factor-1 (IGF-1)

Bei der Diskussion der Wirksamkeit von menschlichem Wachstumshormon für den Muskelaufbau muss berücksichtigt werden, dass körperliches Wachstum nur durch die Hormone „Insulin-like Growth Factor-1" und „Insulin-like Growth Factor-2" herbeigeführt wird. Diese zellulären Faktoren werden „Somatomedine" genannt (CLASING/DONIKE 1992, 91). Menschliches Wachstumshormon sorgt für die Herstellung dieser Hormone und trägt auf diese Weise nur indirekt zur Induzierung von Hypertrophie bei (COLGAN 1995, 38). IGF-2 ist im Hinblick auf Steigerung sportlicher Leistungsfähigkeit kaum von Bedeutung, da es nur pränatal produziert wird. Bereits vor der Geburt werden die Wachstumsimpulse des IGF-2 vom Somatomedin C, also dem IGF-1, ausgeübt. Insulin-like Growth Factor-2 spielt demnach keine Rolle bei der Induzierung postnatalen Wachstums (SPARKMAN 1996, 137). Dass IGF-1 für das Knochenwachstum von Kindern verantwortlich ist, ist seit langem bekannt (SALMON/DUAGHDAY 1957, 825-836). Neuere Forschungsarbeiten konnten darüber hinaus zeigen, dass Muskelzellen IGF-1 selbst herstellen und benachbarte Zellen mit IGF-I versorgen können (D'ERCOLE et al. 1984, 935-939), wie bei SPARKMAN (1996, 138) erläutert wird:

„Recently it has been shown that muscles can produce their own IGF-1 that is independent of GH. In experiments where rats were altered so they could no longer produce GH, IGF-1 production was decreased in the liver, but IGF-1 was still present in the muscles. When these rats were forced to exercise intensely, the muscle's genes for IGF-1 production increased their output by a whopping 55%. In rats that could still produce GH, the exercise caused both the liver and the muscles genes activity to increase by 30% and 35% respectively. This clearly shows that although GH is the major inducer of circulating IGF-1 produced by the liver, intense exercise will also cause the muscles to produce their own IGF-1."

Damit konnte die frühere Annahme, derzufolge IGF-1 ausschließlich in der Leber produziert und von dort aus über den Blutstrom zu Muskeln und Knochen transportiert werden kann, widerlegt werden. Diese neueren Erkenntnisse über die Wirksamkeit von IGF-1 hinsichtlich des Wachstums von Muskelzellen haben laut COLGAN (1995, 38) und WRIGHT (1995, 138) zu einer großen Nachfrage nach dieser Substanz in Bodybuilderkreisen geführt. Mitverantwortlich hierfür ist laut WRIGHT die falsche Annahme, dass durch die Verwendung von IGF-1 anstelle von HGH die bei der Applikation von Wachstumshormonen üblichen

Nebenwirkungen wie Akromegalie umgangen werden könnten. Bei einer genauen Betrachtung der Wirkungsweise dieses Hormons lässt sich leicht plausibel machen, warum diese Annahme jeder Grundlage entbehrt. IGF-1 ist nur für circa 20-30 Minuten im Körper aktiv und zwar unabhängig davon, ob es sich dabei um körpereigenes oder externe Gaben handelt. Durch die Bindung an das entsprechende Protein „IGFBP“ nach dem Schlüssel-Schloß-Prinzip verlängert sich diese Zeit auf mehrere Stunden. Der IGF-1-Spiegel ist deshalb konstanter als der des Wachstumshormons, da dieses nach wenigen Minuten bereits neutralisiert ist. Unter IGF-1-Substitution kommt es nach neuesten Ergebnissen zu einer Verbesserung der Stickstoffbilanz, was sich positiv auf die Erhaltung bzw. den Neuaufbau von Muskelsubstanz auswirkt. MAURAS/BEAUFRERE (1995, 869-874) gaben 14 Versuchspersonen täglich 200 mcg IGF-1 pro Kilogramm Körpergewicht, verteilt auf zwei Injektionen. Die Hälfte der Probanden erhielt gleichzeitig ein katabol wirkendes Kortikosteroid und sieben weitere Versuchspersonen nur das katabole Hormon, aber kein IGF-1. Als ein Ergebnis der Untersuchung wurde konstatiert, dass unter dem Einfluss des IGF-1 die katabole Wirkung des Kortikosteroids verringert wurde. Werden jedoch inadäquate Dosierungen verwendet, kommt es zum Gegenteil des gewünschten Effekts (MAURAS/HORBER/HAYMOND 1992, 1192-1197). Dieses Ergebnis kann eigentlich nicht überraschen, da IGF-1 aufgrund seiner molekularen Ähnlichkeit mit Insulin seine Wirkung nicht nur über IGF-1-Rezeptoren, sondern auch über Rezeptoren entfaltet, welche eigentlich Insulinmoleküle transportieren, was letztlich zur Folge hat, dass nicht nur die Insulin-, sondern auch die HGH-Produktion beeinträchtigt werden (LAGER/NINNIS/KELLER 1993, 1903-1909). Bei gleichzeitiger Anwendung von IGF-1 *und* HGH kommt es deshalb zur einer größeren Stickstoffretention als durch die Gabe nur einer Substanz, was zum Teil darin begründet ist, dass die hypoglykämische Reaktion des Blutzuckerspiegels bei einem Anstieg der IGF-1-Werte durch das Wachstumshormon kompensiert wird (HAYMOND/HORBER/ DeFEO et al. 1993, 92-94). Noch größer ist der Effekt, wenn zusätzlich zu mindestens einer der beiden Substanzen noch Insulin injiziert wird (WOLF/PEARLSTONE/ NEWMANN et al. 1992, 280-290; UMPLEBY/SHOJAEE-MORADIE/THOMASON 1994, 337-344). Für die teilweise dramatische Zunahme an Muskelsubstanz, die bei professionellen Bodybuildern während des Dopings mit HGH und IGF-1 zu beobachten ist (COLGAN 1995, 149-177), gibt es noch einen weiteren Grund: Alle diese Bodybuilder verwenden zusätzlich verschiedene anabole Steroide und/oder Testosteron. Laut DONAHUE/WATSON/BEAMER (1993) verstärken sich auch IGF-1 und Testosteron gegenseitig in ihrer positiven Wirkung auf

den Proteinstoffwechsel (DONAHUE/WATSON/BEAMER 1993, 431-439).
Die synergistische Wirkung von IGF-1 und anabolen Hormonen wird in der Wissenschaft wieder verstärkt beobachtet seit der Publikation der sog. „Harvard-IGF-1-Studie". Anhand dieser Untersuchung konnte von CHAN/STAMPFER/GIOVANUCCI (1998, 563-566) nachgewiesen werden, dass ein Zusammenhang zwischen der Höhe des IGF-1-Spiegels bei Männern und der Entstehung von Prostatakrebs besteht (CHAN/STAMPER/GIOVANUCCI 1998, 563-566). Die Zahl der Probanden, die an Prostatakrebs erkrankten, war bei Männern mit einem überdurchschnittlich hohen IGF-1-Spiegel 4,3mal so hoch wie bei denjenigen, deren IGF-1-Spiegel unterhalb des Durchschnittswerts lagen. Bei diesen Werten handelte es sich wohlgemerkt um übliche Schwankungsbreiten innerhalb der normalen Werte. Bei einer zusätzlichen externen Zufuhr von IGF-1 droht eine Potenzierung des Risikofaktors. Gleiches gilt für das Doping mit HGH, von dem man weiß, dass es seine Wirkung über die insulinähnlichen Wachstumsfaktoren entfaltet. Auch von der Verwendung von Testosteron und anabolen Steroiden ist bekannt, dass sie zu einer Erhöhung des IGF-1 beitragen. Aus diesem Grund muss auch bei Doping mit Anabolika von einer enormen Gefährdung ausgegangen werden. Neben dem hier beschriebenen Problem der Erhöhung des Prostatakrebs-Risikos über die Steigerung der IGF-1-Produktion droht beim Doping mit anabolen Hormonen ohnehin eine Hypertrophie der Prostata aufgrund der Konversion von Testosteron zu Dihydrotestosteron. Anhand der Ergebnisse der Harvard-IGF-1-Studie lässt sich leicht aufzeigen, warum die Annahme mancher Bodybuilder, man könne durch das Doping mit IGF-1 ähnliche Effekte wie beim Doping mit HGH erzielen und gleichzeitig das Auftreten von Nebenwirkungen vermeiden, jeder Grundlage entbehrt.

2.8 Clenbuterol

Während Wachstumshormon zu Beginn der 80er Jahre als neues revolutionäres Dopingmittel unter Sportlern gehandelt wurde, wurde diese Rolle am Anfang der 90er Jahre von dem Antiastmatikum und Beta-2-Symphatikomimetikum „Clenbuterol" ausgefüllt. Dieses durch den positiven Dopingbefund der Sprintweltmeisterin Katrin KRABBE erstmals in die öffentliche Diskussion gelangte Medikament wurde in der Untergrund-Literatur der Bodybuilder als „das Mittel der Zukunft" bezeichnet (BACHMANN 1993). Dass Clenbuterol zu einer Leistungssteigerung im Sport beitragen kann, wird zumindest vermutet (SPANN/WINTER 1995, 75-77). Noch nicht abschließend geklärt ist die für Bodybuilder besonders interessante Frage, ob dieses Medikament dazu geeignet ist, auch beim Menschen einen Zuwachs an fettfreiem Körpergewebe zu bewirken. Alle wissenschaftlichen Erkenntnisse, die sich mit der Auswirkung dieser Medikamentengruppe auf Muskelaufbau und Fettgewebe beschäftigte, stammen aus Tierversuchen. In diesen Tierversuchen konnte bei Applikation von Beta-2-Symphatikomimetika eine Reduzierung des Körpergewichts bei gleichzeitiger Steigerung des fettfreien Körpergewichts nachgewiesen werden (RHODES/LEFAVI 1992, 67-68). In einer Untersuchung konnte die Muskelmasse von Ratten in nur 19 Tagen um 34% gesteigert werden (EMERY 1984, 83-91). Die daraus abgeleitete Schlussfolgerung, dass Bodybuilder Clenbuterol während einer kalorienreduzierten Diät einnehmen und dadurch einen Verlust an Muskelsubstanz vermeiden können, ist allerdings noch umstritten und lässt sich aus den Ergebnissen der Tierversuche zumindest nicht ohne weiteres ableiten. RODES/LEVAFI (1992, 68) weisen zum Beispiel darauf hin, dass die Gabe von Clenbuterol nur dann zu einer günstigeren Relation von fettfreiem zu Fettgewebe führe, wenn sie zu einem Zeitpunkt erfolge, zu dem das Versuchstier ohne die Medikamentengabe an Fettgewebe zunehmen würde. Die Ergebnisse anderer Studien stehen zu dieser Aussage jedoch im Widerspruch. Sowohl BENSON (1991, 1-5) als auch CARTER (1991, 855-860) und CHANCE (1991, 51) stellten unabhängig voneinander günstige Auswirkungen von Clenbuterol auf die Quantität fettfreier Körpersubstanz bei Ratten fest, ohne dass der Versuchszeitraum während solcher Phasen war, in denen eigentlich eine Erhöhung des Körperfettanteils zu erwarten gewesen wäre. CHOO (1990, 647-650) berichtet sogar von einer erwartungswidrig geringen Muskelatrophie durch Clenbuterolgaben bei Ratten, denen Nahrung entzogen wurde. Die evtl. zur Muskelbildung beitragende Wirkung des Clenbuterols wäre dann in erster Linie auf die offensichtlich antikatabole Wirkungsweise dieses Medikaments zurückzuführen (BENSON 1991, 1-5). Empirischen Erfahrungen von Clenbuterolkonsumenten zufolge, scheinen die beschriebenen Auswirkungen auch beim Menschen hervorgerufen zu werden (RHODES/LEFAVI 1992, 67-68). Im Fall von Clenbuterol existiert für die Wirksamkeit beim Menschen keinerlei wissenschaftlicher Nachweis. ANTONIO (1995, 123) stellt die Wirksamkeit von Clenbuterol beim Menschen in Frage wie MORTON/FITCH (1992, 228), indem er zurecht darauf hinweist, dass die Clenbuterol-Dosierungen, welche in Tierversuchen üblich sind, auf das Körpergewicht von Bodybuildern umgerechnet bei fast 50 Milligramm pro Tag liegen müßten. Dies wäre ein Vielfaches der beim Menschen vertretbaren täglichen Dosis. Von einem anderen Sympatikomimetikum, welches zur Behandlung der Beschwerden von Asthmatikern eingesetzt wird, nämlich „Albuterol", weiß man

hingegen, dass es auch beim Menschen positiv auf die anaerobe Leistungsfähigkeit wirken und Muskelatrophie reduzieren kann. Dabei scheint es unerheblich zu sein, ob Albuterol in Tablettenform appliziert (FOSTER 1995, 24) oder inhaliert (BEDI/GONG/HORVATH 1988, 144-148) wird. Es muss jedoch darauf hingewiesen werden, dass die Auswirkungen dieses Medikaments auf den menschlichen Organismus - insbesondere in den von Bodybuildern oft angewendeten Megadosierungen - noch nicht ausreichend bekannt sind, was in erster Linie darauf beruht, dass die Forschung auf diesem Gebiet noch sehr jung ist. Allerdings kann man schon jetzt mit einiger Sicherheit sagen, dass ein Großteil der Gewichtsabnahme durch eine Beschleunigung des Stoffwechsels hervorgerufen wird. Diese ist bedingt durch eine Erhöhung der Körpertemperatur und der Herzfrequenz. Die Beschleunigung des Stoffwechsels kann unter Umständen dazu führen, dass neben Fett auch Muskelmasse verbrannt wird. Viele Clenbuterol-Konsumenten nehmen deshalb zusätzlich anabole Steroide und/oder HGH.
Als gesichert kann bereits in diesem Stadium der Forschung gelten, dass für Personen mit einer Herzrhythmusstörung oder anderen Erkrankungen des Herzens die Einnahme von Clenbuterolpräparaten potenziell letale Folgen haben kann und daher als absolut kontraindiziert gelten muss (PHILLIPS 1995, 84).

2.9 Stimulantien

Die Anwendung von Medikamenten und anderen Stoffen zur Steigerung der Muskelmasse oder zur Senkung des Körperfettanteils im Bodybuilding geht jedoch noch weiter. Zu diesem Zweck werden selbst Nahrungsstoffe und nichtverschreibungspflichtige Medikamente in einer Weise kombiniert, bei der durch synergistische Wirkungen der verschiedenen Kombinationen eine Potenzierung der einzelnen Stoffe erzielt wird. Selbst wenn die jeweiligen Dopinggrenzwerte nicht überschritten werden und formal kein Doping vorliegt, kann die gleichzeitige Anwendung bestimmter Substanzen eine leistungssteigernde Wirkung haben. Wirkstoffe oder Medikamente, die weder verboten noch verschreibungspflichtig sind, werden in der englischsprachigen Literatur als „over-the-counter-drugs" bezeichnet, weil man sie „über dem Ladentisch erwerben" kann.
Zu Beginn der 80er Jahre wurden in den Vereinigten Staaten Diätpillen vertrieben, die neben Phenylpropanolamin häufig noch Ephedrin und Koffein enthielten (PENTEL 1984, 1898). Auch wenn diese Präparate inzwischen vom Markt genommen wurden, sind alle Bestanteile dieser Medikamente mit Ausnahme des Phenylpropanolamins weiterhin ohne

Rezept erhältlich. Ephedrin kann in der Bundesrepublik zwar nicht ohne Verschreibung gekauft, dafür aber legal aus anderen Ländern der EU in die Bundesrepublik importiert werden. Auch wenn der ergotrophe Effekt von Ephedrin noch keineswegs erwiesen ist, so zeigen jedoch einige Studien, dass es selbst in kleinen Dosierungen zum Erhalt von Muskelgewebe und zur Beschleunigung des Fettabbaus bei einer kalorienrestringierten Diät beiträgt (DULLOO/MILLER 1989, 7). Wenn zusätzlich zum Ephedrin noch Koffein gegeben wird, ist der muskelsparende und fettverbrennende Effekt noch ausgeprägter, wie ASTRUP (1992a, 886-888) zeigen konnte. Dies ist umso bemerkenswerter, als Koffein allein keine signifikante Fettverbrennung bewirkt. Wird es jedoch mit Ephedrin kombiniert, kommt es zu einer höheren Fettreduktion, als dies bei der alleinigen Gabe von Ephedrin der Fall ist (ASTRUP et al. 1992, 269-277).

Große Aufmerksamkeit widmete man im Bodybuilding einem 1989 in der Zeitschrift *Nutrition* veröffentlichten Artikel von DULLOO/MILLER mit dem Titel „Ephedrine, caffeine, and aspirin: over-the-counter-drugs that interact to stimulate thermogenesis in the obese", in dem die fettverbrennende Wirkung der genannten Wirkstoffkombination bei stark übergewichtigen Personen beschrieben wird. Die zusätzliche Gabe von Aspirin zur Kombination Koffein/Ephedrin hatte hier eine größere Wirkung als Koffein/Ephedrin allein. Auch bei der Behandlung von Asthma-Patienten mit verschiedenen Kombinationen von Wirkstoffen stellte man fest, dass die positiven Auswirkungen von Ephedrin und Koffein auf die Fettverbrennung optimiert werden konnten, wenn zu dieser Wirkstoffzusammenstellung noch Aspirin gegeben wurde (DULLO/MILER 1986, 467-481). In der Untergrundliteratur rät man Bodybuildern in der Definitionsphase aufgrund dieser Studien dazu, die Einnahme von Koffein und Ephedrin mehrmals täglich durch Aspirin zu ergänzen, um die Wirkung des Koffeins und des Ephedrins damit zu potenzieren (BACHMANN 1993).

Die Anwendung der Wirkstoffkombination Koffein/Ephedrin/Aspirin ist im Bodybuilding noch immer weit verbreitet. Auf der höchsten Leistungsebene ist sie sogar die Regel. Inzwischen zeigen Untersuchungsergebnisse aber, dass Bodybuilder in der Definitionsphase von der zusätzlichen Einnahme von Aspirin nicht unbedingt eine Steigerung der Wirkungsweise des Koffein/Ephedrin-Coctails erwarten können. HORTON/GEISSLER (1996, 91-97) untersuchten die Wirkung von Koffein/Ephedrin mit und ohne zusätzliches Aspirin und stellten fest, dass das Hinzufügen von Aspirin die Wirkung von Koffein/Ephedrin *nicht* signifikant erhöhte. Ein wissenschaftlich fundierter Beleg dafür, dass Bodybuilder in der Wettkampfvorbereitung von einer Wirkstoffkombination profitieren, die neben Koffein und Ephedrin auch

Aspirin enthält, steht somit noch aus, auch wenn in der entsprechenden Untergrundliteratur das Gegenteil behauptet wird (BACHMANN 1993). Von der Doping-Anleitung von GRUNDING/BACHMANN existiert inzwischen eine englische Übersetzung. Diese zitiert SIMMONS (1998, 144) mit der Behauptung, durch das Hinzufügen von Aspirin und Koffein könne die fettverbrennende Wirkung des Ephedrins annähernd verdoppelt werden: „[...] this fat-burning effect can be almost doubled with the addition of the right amounts of caffeine and aspirin." Laut SIMMONS (1998, 144) geben GRUNDING/BACHMANN sogar genaue Dosierungen an und behaupten, diese Mengenangaben seien das Ergebnis ihrer Studien: „Their research indicates that the optimal amount for fat-burning is 20 mg of ephedrine, 200 mg of caffeine, and 325 mg of ASA." Tatsächlich existieren keinerlei Forschungspublikationen der beiden Autoren. Die Behauptungen über die enormen Auswirkungen der Addition von Aspirin sind nicht nur unbewiesen, sondern stehen teilweise sogar im diametralen Widerspruch zu den tatsächlich vorliegenden Forschungsergebnissen, beispielsweise denen von HORTON/GEISSLER (1996, 91-97).

Des Weiteren sollte nicht übersehen werden, dass die Ergebnisse DULLOO/MILLER ausdrücklich auf stark übergewichtige Personen bezogen waren, was schon aus dem Titel hervorgeht. Gleiches gilt für die Untersuchung von BREUM/PEDERSEN/ AHLSTROM et al. (1994, 99-103). Auch hier ging es um die Behandlung von Patienten, deren Gewicht zu Beginn der Studie mindestens 40% über dem Idealgewicht lag. Aspirin war in der beschriebenen Studie von BREUM et al. zudem gar nicht verwendet worden, sondern lediglich Koffein und Ephedrin. Der derzeitige Stand der Forschung lässt somit die folgende Rückschlüsse zu:

1. Die Bedeutung des Aspirins innerhalb der Wirkstoffkombination Koffein/Ephedrin/Aspirin wird offenkundig überbewertet. Es konnte bislang nicht eindeutig geklärt werden, ob Aspirin den Wirkstoffsynergismus tatsächlich signifikant verstärkt.
2. Ebensowenig kann als erwiesen gelten, dass die fettabbauende Wirkung von Koffein in Verbindung mit Ephedrin, welche für stark übergewichtige Personen nachgewiesen werden konnte, auch auf Personen mit einem extrem niedrigen Körperfettanteil wie leistungssportliche Bodybuilder übertagbar ist. Aus naheliegenden Gründen konzentriert sich die Wissenschaft auf die Erforschung von Medikamenten zur Behandlung von Obesitas. In keiner einzigen wissenschaftlichen Studie wurde Koffein/Ephedrin an Probanden mit extrem niedrigem Körperfettanteil verabreicht. In der Untergrundliteratur wird häufig behauptet, die fettabbauende Wirkung

von Koffein/Ephedrin sei in einschlägigen Studien auch für idealgewichtige Personen nachgewiesen worden. Als Beleg wird dann meist eine Studie der *University of Wisconsin* angeführt. Unerwähnt bleibt dabei meist die Tatsache, dass es sich jene Arbeit auf Tierversuchen basiert, wie bei BURKE (1988, 29) nachgelesen werden kann.

3. Die Nebenwirkungen von Koffein/Ephedrin werden in der Untergrundliteratur der Bodybuilder entweder bagatellisiert oder komplett verschwiegen. Häufig auftretende Nebenwirkungen sind: Schwindel, Kopfschmerz, Herzklopfen, Schweißausbrüche und Tremor (INGERSLEV/SVENDSEN/MORK 1997, 666-673). Je nach Höhe der Dosierung kommt es in den ersten Tagen der Anwendung zu einem deutlichen Anstieg des Blutdrucks (ROBERTSON/WADE/ WORKMAN et al. 1981, 1111-1117; ASTRUP/TOUBRO/CANNON et al. 1990 759-767). Mit zunehmender Anwendungsdauer kommt es dann zu einem allmählichen Rückgang dieser Erhöhung. Ähnliches gilt für die Herzfrequenz (WHITE/GARDNER/GURLEY et al. 1997, 116-122). Der Anteil der Probanden, die über Nebenwirkungen klagten, lag in den verschiedenen Studien mit 47 bis 56% immerhin bei rund der Hälfte aller Untersuchungsteilnehmer (ASTRUP/TOUBRO/CANNON et al. 1990, 759-767; BREUM et al. 1994, 99-103). Zwischen sieben (INGERSLEV/SVENDSEN/MORK 1997, 667) und zwölf Prozent (BREUM/PEDERSEN/AHLSTROM et al. 1994, 99) der Probanden mussten die Teilnahme aufgrund zu starker Nebenwirkungen sogar abbrechen.

Die Untergrundliteratur der Bodybuilder muss vor diesem Hintergrund sehr kritisch betrachtet werden und stellt ganz sicher keine verlässliche Informationsquelle dar. Forschungsergebnisse werden aus dem Zusammenhang gerissen, wichtige Hintergrundinformationen wie Auswahl der Probanden, fragliche Übertragbarkeit auf Sportler und *last but not least* schwerwiegende Nebenwirkungen werden verschwiegen oder in unseriösem Maße bagatellisiert oder verfälscht wiedergegeben. Als ein Beispiel von vielen sei hier nur die oben diskutierte Rolle von Aspirin als unterstützendes Medikament bei der Einnahme von Ephedrin und Koffein (- welche an sich schon fragwürdig ist -) genannt. Die Annahme eines synergistischen Effekts von Aspirin beruht auf einer theoretischen Überlegung, konnte aber nie belegt werden. Neuere Untersuchungen stellen diesen Effekt sogar völlig in Frage. Dennoch wird er weiterhin kolportiert, ohne dass gleichzeitig auf Nebenwirkungen und potenzielle Gefahren hingewiesen würde. So wird nicht erwähnt, das eine chronische Aspirineinnahme wie bei der oben diskutierten Dopingmaßnahme die

Gefahr einer schweren Intoxikation birgt (vgl. hierzu: FEINMAN 1994; SILAGY/McNEIL et al. 1993, 84-89; DOHI/SUKO et al. 1990, 1598-1604; DAY/GRAHAM et al. 1989, 695-702).

Die anderen von Bodybuildern angewandten Dopingsubstanzen wie Testosteron, anabole Steroide, Wachstumshormone u. v. m. haben sogar noch ein sehr viel größeres Schädigungspotenzial. Dieses wird in der Untergrundliteratur systematisch bagatellisiert oder vollständig negiert (vgl. hierzu vor allem: GRUNDING/BACHMANN 1994, 240 im Gegensatz zu CABASSO 1994, 2-4 und CREAGH/RUBIN/EVANS 1988, 441-443).
Auch wenn eingeräumt werden muss, dass Doping in vielen Sportarten ein Problem darstellt, so nimmt das Bodybuilding hierbei noch einmal eine Außnahmestellung ein. Die Ursachen dafür liegen im faktischen Nichtvorhandensein von Dopingkontrollen im Profibereich und in der ungewöhnlichen Tatsache, dass auch im Breitensport - und hier selbst bei Anfängern - Doping weit verbreitet ist. Hinzu kommt die leichte Verfügbarkeit von Anabolika über den Schwarzmarkt im Umfeld mancher Studios.

Diese besondere Dopingproblematik hat das Bodybuilding insgesamt in Verruf gebracht. Der Dachverband IFBB bemüht sich seit Jahren um die Anerkennung des Bodybuilding als olympische Disziplin. Die vorläufige Aufnahme in die Liste der vom IOC anerkannten Sportarten wird von der IFBB als erster Teilerfolg gewertet (DER SPIEGEL 1998, 207). Nicht zuletzt deshalb ist man bestrebt, das Bodybuilding nach Außen hin als „saubere" Sportart darzustellen. Aus diesem Grund wurden auch die offiziell niedergeschriebenen Dopingbestimmungen noch einmal verschärft (IFBB 2000). Der offizielle Umgang mit der Dopingproblematik besteht neben dem Vortäuschen strenger Kontrollen hauptsächlich im Ignorieren oder Leugnen des Problems.
Erkenntnisse, die zeigen, wie schädlich und teilweise unsinnig die üblichen Dopingpraktiken von Bodybuildern z. T. sind, finden nur zögerlich ihren Weg in die einschlägigen Fachzeitschriften. Lobenswerte Ausnahmen sind z. B. HOBBS (2000, 132-134) oder LEFAVI (1998c, 96-98). Die der IFBB nahestehenden oder mit ihr verbundenen Zeitschriften sehen sich mit der Schwierigkeit konfrontiert, über die Gefahren des Dopings aufklären zu wollen, ohne dabei das ganze Ausmaß der Problematik eingestehen zu müssen.
Dabei wäre genau dieses Eingeständnis der notwendige erste Schritt, dem ausgeprägten Dopingproblem des Bodybuilding entgegenzutreten. Die derzeit übliche Praxis einer halbherzigen Aufklärung bei gleichzeitiger

faktischer Duldung massivster multipler Dopingmaßnahmen ist nicht geeignet, das Bodybuilding von seinem Kardinalproblem zu befreien.
Vielmehr hat man dadurch zugelassen, dass das Bodybuilding in Verruf und damit ins sportliche Abseits geriet, was dazu geführt hat, dass auch den Trainingsmethoden des Bodybuildings nur wenig Aufmerksamkeit zuteil wird.
Diese mangelnde Auseinandersetzung mit den Trainingsmethoden des Bodybuildings wird von mehreren Autoren mit Hinweis auf ihre Effektivität beim Muskelaufbau bedauert. SCHLUMBERGER/SCHMIDTBLEICHER (1999, 19) sprechen im Zusammenhang mit den Trainingsmethoden des Bodybuilding von der „größtmöglichen Muskelmassesteigerung", und laut BÜHRLE/WERNER (1984, 5) stehe „außer Frage, daß in keiner anderen Sportart so wirksam Muskelmasse und Muskelquerschnitt entwickelt werde wie beim Bodybuilding. Trotzdem habe eine „unbegründete Voreingenommenheit gegenüber dem Bodybuilding verhindert, daß die Trainingsmethoden (...) in anderen Sportarten aufgenommen und erprobt wurden." EHLEN/GROSSER/ZIMMERMANN (1991, 105) betrachten ein Muskelaufbautraining generell als eine sinnvolle Maßnahme im Grundlagen- und Aufbautraining des Leistungs- und Hochleistungssportlers.
TESCH (1994, 365-373) sieht den potenziellen Nutzen der Trainingsmethoden des Bodybuilding nicht auf den sportlichen Bereich begrenzt, sondern betont den Nutzen einer effektiven Methode zum Aufbau von Muskelsubstanz im Hinblick auf positive gesundheitliche Aspekte insgesamt. Und EINSINGBACH (1990) unterstreicht die Bedeutung des Muskelaufbautrainings für Krankengymnastik und Rehabilitation.
Es gibt also eine Reihe guter Gründe für eine Auseinandersetzung mit den Trainingsmethoden des Bodybuildings, welche sich als außergewöhnlich effektiv erwiesen haben.

3 Die Trainingsmethoden des Bodybuilding

Die verschiedenen im Bodybuilding praktizierten Trainingsmethoden werden als die sogenannten „Weider-Prinzipien“ bezeichnet. Diese Bezeichnung ist zwar genau genommen unrichtig, da es sich dabei nur zum Teil um Trainings*prinzipien*, in der Mehrheit aber um Trainings*methoden* handelt. Der Ausdruck „weider-principles“ hat sich deshalb durchgesetzt, weil die Trainingsmethoden des Bodybuilding erstmals von Joe WEIDER, dem Herausgeber der größten Bodybuilding-Fachzeitschrift, zusammengefasst und benannt worden sind.[1]

Die Trainingsmethoden des Bodybuildings haben allesamt zum Ziel, die Intensität des Trainings so zu steigern, dass der Muskel über den Punkt des momentanen Muskelversagens hinaus belastet wird. Der Punkt des momentanen Muskelversagens ist definiert als der Moment, in dem es dem Athleten trotz größtmöglicher Anstrengung nicht mehr möglich ist, eine weitere Wiederholung mit dem verwendeten Gewicht abzuschließen (MENTZER 1991, 69). Die im Bodybuilding verwendeten Widerstände sind daher immer Maximalgewichte für die jeweilige Wiederholungszahl. Schafft ein Bodybuilder z. B. elf Wiederholungen aber nicht zwölf, so entspricht dieses Gewicht dem Wiederholungsmaximum für elf Wiederholungen, das als 11RM bezeichnet wird. Die Abkürzung „RM“ steht für „Repetition Maximum“ und geht zurück auf DeLORME/WATKINS (1951). In der deutschsprachigen Literatur sprach man analog dazu vom „WM“ (Wiederholungsmaximum), inzwischen hat sich auch in der deutschen Literatur die englische Begriffsbezeichnung durchgesetzt.

3.1 Das Prinzip der progressiven Überlastung bildet dabei die Grundlage aller Trainingsmethoden im Bodybuildingsystem.

Um Muskelwachstum anzuregen, werden die Muskeln progressiv steigenden Belastungen ausgesetzt. Wenn der Trainingsreiz auf den Muskel nicht intensiv genug ist, findet keine Leistungssteigerung im Sinne der Superkompensation statt.

Die einfachste Art der progressiven Überlastung ist eine mit der Leistungssteigerung durch Adaption an den Trainingsreiz einhergehende Steigerung der Trainingsgewichte. Je stärker der Trainierende wird, desto höher muss demzufolge das zu verwendende Gewicht gewählt werden. Die Überlastung muss jedoch nicht immer über eine Steigerung des

[1] Ein Verzeichnis der Quellen, deren Auswertung die Grundlage dieses Kapitels bildet, ist dem Literaturverzeichnis beigefügt.

Trainingsgewichts erreicht werden. Im Wesentlichen werden alle der Intensitätstechniken mit dem Ziel angewendet, die Muskulatur progressiv über den Punkt des momentanen Muskelversagens hinaus zu belasten.

3.2 Das Pyramidenprinzip

Um sich möglichst effektiv und sicher an diesen Punkt heranzuarbeiten, wird oft das **Pyramidenprinzip** angewendet.
Dabei werden zunächst relativ leichte Gewichte in hohen Wiederholungszahlen bewegt. In den weiteren Trainingssätzen wird dann kontinuierlich der Gewichtswiderstand erhöht und die Wiederholungszahlen analog dazu reduziert. Ein lokales Aufwärmen der gerade trainierten Muskulatur durch die Anwendung dieses Prinzips ist eine im Bodybuilding verbreitete Vorgehensweise. Aufgrund der kontinuierlichen Steigerung der Trainingsgewichte von Satz zu Satz wird das Pyramidenprinzip in der englischsprachigen Literatur auch als „Light-to-Heavy-System“ bezeichnet.

Abgestumpfte Pyramide

Diese Variante des Pyramidentrainings ist die am häufigsten im Bodybuilding applizierte, da im Bodybuildingtraining keine maximalen Einzelwiederholungen ausgeführt werden und die Trainingspyramide infolgedessen keine Spitze hat, sondern der höchste Punkt der abgestumpften Pyramide in der Regel bereits bei fünf oder sechs Wiederholungen erreicht ist.

Doppelte abgestumpfte Pyramide

Wenn eine Übung in relativ vielen Sätzen trainiert wird, können nach dem schwersten Satz noch einige weitere Sätze mit dann nicht mehr steigenden, sondern wieder abnehmenden Gewichten angeschlossen werden.
Bei bereits vorangegangenem Aufwärmen der Muskulatur kann eine doppelte abgestumpfte Pyramide auch in relativ wenigen Sätzen trainiert werden. Etwa mit Wiederholungszahlen von (12), 10, 8, 6, 8, 10, (12).

Heavy-to-light-System

Das Heavy-to-Light-System ist die Umkehrung des Light-to-Heavy-Systems. Vom Heavy-to-Light-System spricht man, wenn direkt nach der spezifischen Aufwärmarbeit das schwerste Gewicht für die entsprechende

Übung aufgelegt wird. In den darauffolgenden Sätzen wird dann das Gewicht schrittweise reduziert, um der fortschreitenden Ermüdung Rechnung zu tragen. Es wird jedoch die gleiche Wiederholungszahl wie im schwersten Satz angestrebt. Das Heavy-to-Light-System ist strenggenommen gar keine Form des Pyramidentrainings, da zwar die Gewichte verändert werden, die Wiederholungszahlen aber gleich bleiben. Ein pyramidenförmiger Aufbau der Trainingseinheit liegt bei dieser Vorgehensweise daher nicht zugrunde.

3.3 Das Split-Training-Prinzip

In den Anfangsjahren des Bodybuildings wurde im allgemeinen dreimal pro Woche jeweils der ganze Körper trainiert.
Als Nachteil betrachtete man dabei, dass die zuletzt beanspruchte Muskelgruppe zu einem Zeitpunkt trainiert wurde, zu dem die Ermüdung des Athleten bereits relativ weit fortgeschritten war. Um zu vermeiden, dass die Ermüdung eine ausreichende Intensität beim Training der zuletzt belasteten Muskulatur verhindert, wurde das Split-Training eingeführt, bei dem die verschiedenen Muskelgruppen auf mehrere Trainingseinheiten verteilt werden. Anstelle der gesamten Körpermuskulatur werden dann pro Trainingseinheit nur jeweils ein bis zwei sog. Muskelgruppen belastet. Dabei wird die Körpermuskulatur in die folgenden fünf Haupt-Muskelgruppen unterteilt:

1. Brustmuskulatur
2. Schultermuskulatur
3. Armmuskulatur
4. Rückenmuskulatur
5. Beinmuskulatur

Hinzukommen noch Bauch- und Wadenmuskulatur. Die verschiedenen Muskelgruppen werden dann noch einmal untergliedert in verschiedene Muskeln, aus denen sich die jeweilige Muskelgruppe zusammensetzt. So unterscheidet man bei der Rückenmuskulatur zwischen Übungen für den Trapezius, den Latissismus und die Rückenstrecker, während die Beinmuskulatur hauptsächlich in Beinstrecker- und Beinbeugemuskulatur untergliedert wird.

Doppel-Split-Training

Gegen Ende der 60er Jahre kam diese Erweiterung des Split-Trainingsprinzips auf. Im leistungssportlichen Bodybuilding war es zu dieser Zeit durchaus üblich, jede Muskelgruppe zwei- bis dreimal pro Woche zu trainieren, was zur Folge hatte, dass mehrere Muskelgruppen pro Tag beansprucht wurden. Um eine zusätzliche Regenerationsphase zwischen dem Trainieren unterschiedlicher Muskelgruppen einzulegen, gingen viele leistungssportliche Bodybuilder dazu über, die eine Muskelgruppe morgens und die andere abends nach einer Ruhephase von mehreren Stunden zu trainieren.

Dreifach-Split-Training
(Triple split training)

Dieses in den 70er und 80er Jahren im Leistungssport angewendete Prinzip teilt den Trainingstag in drei Trainingseinheiten auf, wobei selbst kleinen Muskelgruppen eine alleinige Trainingseinheit eingeräumt wird. Ein Splitprogramm, dass ein Training der Schulter- und Armmuskulatur am selben Trainingstag vorsieht, wird also dermaßen aufgeteilt, dass morgens die Schultermuskulatur, mittags die Bizepse und abends die Trizepse trainiert werden.

3.4 Das Durchblutungsprinzip

Hierunter versteht man die Einteilung des Trainings in der Weise, dass zu einer gegebenen Zeit immer nur eine Muskelgruppe trainiert wird. Wird zum Beispiel das Training der Brust- und Wadenmuskulatur innerhalb der selben Trainingseinheit absolviert, so wird zunächst die Brustmuskulatur in der vorgegebenen Zahl von Sätzen trainiert und danach - gegebenenfalls nach einer kleineren Pause - die Wadenmuskulatur. Das Durchblutungsprinzip soll ein umfassendes lokales Aufwärmen erzielen und somit die Verletzungsgefahr minimieren.

3.5 Gestaffelte Sätze

Beim Training mit gestaffelten Sätzen werden zwei Muskelgruppen abwechselnd während der selben Trainingseinheit trainiert. Die

Anwendung dieses Prinzips steht damit im Gegensatz zum Durchblutungsprinzip und findet häufige Anwendung im Rahmen des im Folgenden beschriebenen Prinzips der Muskelkonfusion.
Beim Training mit gestaffelten Sätzen werden zwei Muskelgruppen trainiert, die sich hinsichtlich Bewegungsausführung und lokaler Ermüdung möglichst wenig gegenseitig beeinträchtigen, zum Beispiel beim Training der Schulter- und Wadenmuskulatur. Dabei führt man zunächst einen Satz für die erste Muskelgruppe aus und geht bis zum Muskelversagen oder darüber hinaus. In den zwei bis drei Minuten, während der normalerweise zwischen zwei Sätzen für diese Muskelgruppe pausiert wird, führt man jetzt einen Trainingssatz für die Wadenmuskulatur aus. Auch hier geht man mindestens wieder bis zum Muskelversagen. Danach schließt sich der zweite Satz für die Schultermuskulatur an usw.

3.6 Intensivwiederholungen (auch „forced reps“ oder erzwungene Wiederholungen)

Hierbei führt der Athlet zunächst so viele Wiederholungen aus, wie er aus eigener Kraft maximal abzuschließen in der Lage ist. Dann wird das Gewicht aber nicht abgelegt, sondern ein Trainingspartner leistet gerade soviel Hilfestellung, dass es dem Trainierenden möglich wird, noch einige weitere Wiederholungen auszuführen, so dass über den Punkt des momentanen Muskelversagens hinaus trainiert werden kann.

3.7 Das Abfälschungsprinzip
(the cheating principle, auch „mogelnde Wiederholungen“)

Dieses Trainingsprinzip bietet die Möglichkeit, auch ohne Trainingspartner über den Punkt des Muskelversagens hinaus zu trainieren, indem nach Ausführung der dem Athleten maximal möglichen Wiederholungszahl die korrekte Technik der Übungsausführung ein wenig abgefälscht wird. Diese Technik sollte daher nur bei solchen Übungen Anwendung finden, die mit einem relativ geringen Gewicht durchgeführt werden. Bei Armbeugen zum Beispiel kann man nach dem Punkt des Muskelversagens das Gewicht mit einem kleinen Schwung noch zur Hochstrecke bringen, wenn dies in korrekter Ausführung der Übung nicht mehr möglich wäre. WERNER/BÜHRLE (1984) nennen das „Aufbäumen“ beim Bankdrücken als die wohl bekannteste Form der Anwendung dieses Prinzips.

3.8 Das Prioritätsprinzip

Bei diesem Prinzip nutzt man den Umstand, dass der Athlet zu Beginn seiner Trainingseinheit über die größten Energiereserven verfügt und beim Training der als erstes trainierten Muskelgruppe am ehesten eine optimale Trainingsintensität möglich ist. Die Anwendung des Prioritätsprinzips setzt eine sorgfältige Trainingsplanung voraus, bei der zunächst analysiert wird, welche Muskelgruppen im Vergleich zu anderen über- bzw. unterentwickelt sind.
Auf der Grundlage dieser Analyse wird dann ein Trainingsplan erstellt, der der schwächeren Muskelgruppe Priorität einräumt, sie also an den Beginn der Trainingseinheit stellt. Handelt es sich um eine der großen Muskelgruppen, so kann auch eine ganze Trainingseinheit ausschließlich dieser Muskelgruppe eingeräumt werden.

3.9 Das Teilwiederholungsprinzip

Eine weitere Möglichkeit, auch ohne einen Trainingspartner über den Punkt des Muskelversagens hinauszugehen, besteht in der Anwendung des Teilwiederholungsprinzips. Dabei führt der Trainierende nach Ausführung der ihm maximal möglichen Wiederholungszahl noch einige Teilwiederholungen aus, bei denen das Gewicht nur über einen Teil des gesamten Bewegungsablaufs bewegt wird.
Das Teilwiederholungsprinzip eignet sich auch besonders zum Training der Schwachpunkte (auch „weak links“ oder „sticking points“). Damit sind in diesem Zusammenhang nicht Schwachpunkte in der muskulären Entwicklung gemeint, sondern diejenigen Stellen des Bewegungsablaufs einer bestimmten Übung, an denen der Bodybuilder Schwierigkeiten hat, die Bewegung auszuführen. Dieser Bewegungsabschnitt kann durch die Anwendung des Teilwiederholungsprinzips gezielt trainiert werden.

3.10 Das Instinktprinzip

Wie auch für alle anderen Sportler ist es für Bodybuilder wichtig, die verschiedenen Trainingsprogramme und die dabei angewendeten Übungen und Prinzipien zu analysieren und hinsichtlich ihrer Effektivität zu überprüfen. Subjektive Bewertungskriterien sind bei diesem Prinzip entscheidend, wie sich bereits anhand des Namens vermuten lässt. Hat der Athlet den Eindruck, dass bestimmte Übungen oder Trainingsmethoden für ihn ungeeignet seien, so wäre die logische Konsequenz der Anwendung des

Instinktprinzips, diese Trainingselemente durch geeignetere zu ersetzen. Verschiedene Autoren raten bei der Nutzung des Instinktprinzips zum Führen von Trainingsprotokollen, um Trainingsfortschritte oder Phasen der Stagnation leichter identifizieren zu können. Für die meisten Bodybuilder bietet dieses Prinzip die einzig mögliche Form des Feedbacks, da ihnen die aufwendigeren und exakteren Methoden, wie EMG-Analysen oder Messungen der Stickstoffbilanz, nicht zur Verfügung stehen.

3.11 Supersätze

Unter einem Supersatz versteht man zwei Übungen für antagonistische Muskeln, die ohne Pause nacheinander ausgeführt werden. Ein Supersatz für die Oberarmmuskulatur könnte zum Beispiel in einem Satz Armbeugen mit einem sich direkt anschließenden Satz Armstrecken bestehen. Die Pause erfolgt erst, wenn beide Sätze abgeschlossen sind.

3.12 Verbundsätze

Verbundsätze sind Supersätzen ähnlich, da auch hierbei zwei verschiedene Übungen direkt nacheinander ausgeführt werden. Allerdings handelt es sich bei Verbundsätzen um zwei verschiedene Übungen für ein und dieselbe Muskelgruppe, zum Beispiel Bankdrücken mit sich sofort anschließenden „Butterflies". Verbundsätze werden ebenfalls häufig in der Absicht ausgeführt, die entsprechende Muskulatur über den Punkt des Muskelversagens hinaus zu belasten.

3.13 Das Zieltrainingsprinzip
(the target-training principle)

Bei dieser Trainingsmethode werden sämtliche Übungen danach katalogisiert, welchen Bereich der Muskulatur sie primär trainieren sollen. Das Zieltrainingsprinzip gibt innerhalb einer bestimmten Muskelgruppe eine oder mehrere Übungen für das gezielte Training genau dieses Bereichs an, wie zum Beispiel Schrägbankdrücken für den oberen Bereich der Brustmuskulatur, Klimmzüge mit mehr als schulterbreitem Griff für den äußeren Bereich der Latissimusmuskulatur usw. Die Variation der Griffbreite ist eines der zentralen Mittel, die beim Zieltraining die Verlagerung der muskulären Beanspruchung herbeiführen sollen. So wird zum Beispiel Bankdrücken mit einem schulterweiten Griff als Übung zum

Training der Brustmuskulatur eingestuft, während das Ausführen der gleichen Übung mit einem engen Griff als Trizepsübung deklariert wird. Die folgende Tabelle gibt anhand einiger Beispiele einen Überblick darüber, mit welchen Übungen Bodybuilder versuchen, bestimmte Muskeln bzw. bestimmte Bereiche der entsprechenden Muskeln gezielt zu trainieren:

Übung	**Zielmuskulatur**
Seitheben	mittlere Schultermuskulatur
Seitheben mit vorgeneigtem Oberkörper	hintere Schultermuskulatur
Frontheben	vordere Schultermuskulatur
Flachbankdrücken mit schulterweitem Griff	Brustmuskulatur
Flachbankdrücken mit engem Griff	Trizeps
Schrägbankdrücken	obere Brustmuskulatur
Bankdrücken auf negativ geneigter Bank	untere Brustmuskulatur
Barrenstütz mit vorgeneigtem Oberkörper	Brustmuskulatur
Barrenstütz mit geradem Oberkörper	Trizeps
Klimmzüge mit Ristgriff	Latissimus
Klimmzüge mit Kammgriff	Bizeps
Situps bei fixierten Beinen	obere Bauchmuskulatur
Beinheben bei fixiertem Oberkörper	untere Bauchmuskulatur
Kniebeugen mit enger Fußstellung	äußerer Bereich der Beinmuskulatur
Kniebeugen mit weiter Fußstellung	innerer Bereich der Beinmuskulatur

3.14 Isolationstraining

In der Terminologie des Bodybuildings wird zwischen zwei verschiedenen Übungsformen differenziert, wobei die sog. Grundübungen (auch: Verbundübungen) von den sog. Isolationsübungen unterschieden werden. Als Grundübungen gelten alle diejenigen Übungen, bei denen mehrere Muskelgruppen beansprucht werden, wie zum Beispiel Kniebeugen, Klimmzüge, Bankdrücken, Nackendrücken etc. Als Isolationsübungen hingegen gelten solche Übungen, bei deren Ausführung der betreffende Zielmuskel isoliert, sprich ohne Beteiligung anderer Muskeln, belastet werden soll. Beispiele hierfür sind:

Muskel	Grundübung	Isolationsübung
Brustmuskulatur	Bankdrücken	Butterfly
Rückenmuskulatur	Klimmzüge	Überzüge
Beinstrecker	Kniebeuge	Beinstrecken
Beinbizeps	Kreuzheben	Beinbeugen
Trizeps	Bankdrücken	Trizepsdrücken
Schultern	Nackendrücken	Seitheben

3.15 Das Vorermüdungsprinzip
(the pre-exhaustion principle)

Das Training der großen Muskelgruppen wie Brust, Rücken oder Beine kann oft dadurch beeinträchtigt werden, dass bei der Verwendung von Grundübungen neben den großen Muskelgruppen auch noch kleinere, schwächere Muskeln beteiligt sind.
Am Beispiel des Brusttrainings erläutert heißt dies, dass bei Übungen wie Bankdrücken oder Barrenstütz nicht nur die Brust- und Schultermuskeln beteiligt sind, sondern auch die relativ schwachen Trizepse. Im ungünstigsten Fall kann dies zur Folge haben, dass die Trizepse bei den erwähnten Übungen bereits ermüden, bevor die Brustmuskulatur auch nur annähernd einem ausreichenden Trainingsreiz ausgesetzt war. Um eine solche Beeinträchtigung der Trainingseffizienz zu verhindern, werden den Grundübungen Isolationsübungen vorangestellt, welche die größeren Muskelgruppen vorermüden sollen. So soll die Effizienz des Bankdrückens als Brustübung dadurch optimiert werden, dass zuvor eine Übung ohne Trizepsbeteiligung, etwa Butterflies oder Fliegende Bewegungen, ausgeführt wird, so dass die Trizepse beim anschließenden Bankdrücken im Gegensatz zur Brustmuskulatur noch nicht vorermüdet sind.

3.16 Das Prinzip kontinuierlicher Anspannung

Das unsachgemäße Anwenden des Abfälschungsprinzips kann leicht dazu führen, dass das Gewicht nicht durch Kontraktion des zu trainierenden Muskels, sondern durch Schwungkräfte zur Hochstrecke gebracht wird (zum Beispiel Hüftschwung beim Armbeugen). Das Prinzip kontinuierlicher Anspannung erfordert hingegen eine betont langsame, kontrollierte und völlig auf die Kontraktion des jeweiligen Muskels konzentrierte Bewegungsausführung. Um am Beispiel des Bizepstrainings anzuknüpfen, könnte die Anwendung dieses Prinzips so aussehen, dass das Armbeugen an einer Scott-Bank ausgeführt wird, so dass es dem

Trainierenden unmöglich wird, Schwung zu holen. Um über den Punkt des momentanen Muskelversagens hinaus zu trainieren, kann man sowohl das Prinzip kontinuierlicher Anspannung als auch das Abfälschungsprinzip innerhalb eines Verbundsatzes anwenden, indem man zum Beispiel Armbeugen mit dem Rücken an der Wand ausführt, bis Muskelversagen eintritt, und anschließend einen Schritt nach vorn macht, um im Sinne des Abfälschungsprinzips gerade soviel Schwung nehmen zu können, dass einige weitere Wiederholungen über den Punkt des momentanen Muskelversagens hinaus ausgeführt werden können.

3.17 Kompensatorische Akzeleration

Unter dieser Bezeichnung finden Elemente des Schnellkrafttrainings ihre Anwendung im Bodybuilding. Entscheidend ist bei der kompensatorischen Akzeleration daher nicht die Höhe des bewegten Gewichts, sondern seine Beschleunigung. Die Explosivität der Bewegungsausführung ist deshalb von größter Bedeutung. Was das Prinzip der kompensatorischen Akzeleration von den anderen Prinzipien unterscheidet, ist der Umstand, dass bei dieser Form des Schnellkrafttrainings nicht über den Punkt des momentanen Muskelversagens hinaus gearbeitet werden soll, sondern der Satz bereits dann zu beenden ist, wenn keine explosive Bewegungsausführung mehr gewährleistet werden kann.

3.18 Muskelfaserspezifisches Training

Ziel dieses Trainingsprinzips ist es, sowohl die weißen FT-Fasern zu maximaler Hypertrophie anzuregen, als auch die roten ST-Fasern. Befürworter des Muskelfaserspezifischen Trainings raten daher zu einer Trainingseinteilung, bei der beide Muskelfasertypen jeweils gezielt trainiert werden. Für das Training der weißen Muskelfasern verwenden Bodybuilder schwere Gewichte. Die Bewegungsausführung ist möglichst explosiv, und die Wiederholungszahlen liegen bei sechs bis acht. Die Satzzahl pro Übung wird auf drei bis fünf begrenzt, wobei zwischen den Sätzen eine komplette Regeneration stattfinden soll. Die Pausenlänge wird daher auf drei bis fünf Minuten ausgedehnt.
Beim Training der roten Muskelfasern wird zu schwerem Gewicht geraten, welches sechs bis acht Wiederholungen zuläßt. Die Ruhepausen zwischen den Sätzen werden auf maximal eine Minute begrenzt. Insgesamt werden fünf bis acht Sätze von jeder Übung absolviert.

Wie diese Ausführungen zeigen, führen Bodybuilder sowohl für das Training der weißen als auch der roten Muskelfasern die gleiche Anzahl von Wiederholungen pro Satz mit relativ schweren Gewichten aus. Die Trainingsparameter, die verändert werden, sind lediglich die Geschwindigkeit der Bewegungsausfühung sowie die Regenerationsphase zwischen den Sätzen.
Die Integration muskelfaserspezifischen Trainings in ein Trainingsprogramm kann auf drei unterschiedlichen Arten realisiert werden.

1. Die Anwendung beider Methoden innerhalb eines Verbundsatzes. Dabei sollen zunächst sechs bis acht explosive Wiederholungen für die weißen Fasern ausgeführt werden. Anschließend wird das Gewicht leicht reduziert, um weitere Wiederholungen zu ermöglichen.
2. Die Sätze für die weißen Fasern werden zu Beginn der Trainingseinheit absolviert. Zwischen den Sätzen wird auf eine ausreichende Ruhepause geachtet. Nachdem die vorgesehene Anzahl von Sätzen für die weißen Muskelfasern beendet ist, werden die Ruhepausen zwischen den Sätzen auf ein Minimum beschränkt, wodurch sich der Schwerpunkt des Trainings auf die roten Fasern verlagert.
3. Der Trainingsplan wird so gestaltet, dass abwechselnd Trainingseinheiten für die roten und weißen Fasern eingeplant werden.

3.19 Das Prinzip der alternierenden Lasten
(auch: "light-heavy-Prinzip")

Beim Prinzip der alternierenden Lasten handelt es sich um eine Form des muskelfaserspezifischen Trainings, bei dem der Bodybuilder in einer Trainingseinheit hohe Wiederholungen mit leichteren Gewichten ausführt und in der folgenden Trainingseinheit weniger Wiederholungen mit entsprechend höheren Gewichten. Dadurch sollen alle Muskelfasertypen maximal beansprucht werden.

3.20 Das Prinzip der Trainingsperiodisierung

Der Begriff der Periodisierung ist erst seit wenigen Jahren in seiner jetzigen Bedeutung Bestandteil des Bodybuildingvokabulars. Ursprünglich unterschied man lediglich die „Aufbauphase“ von der „Definitionsphase“. Während der Aufbauphase wurde versucht, ein Höchstmaß an Muskulatur aufzubauen, wobei eine gewisse Zunahme des Körperfettanteils in Kauf genommen wurde. Die Definitionsphase war dann ausgerichtet auf eine

Verringerung des Körperfettanteils zur Verbesserung der „Definition“. Unter einer guten Muskeldefinition verstehen Bodybuilder eine gut sichtbare, nicht durch subkutanes Fettgewebe verdeckte Muskulatur.
Abgesehen von den beiden unterschiedlichen Trainingsperioden nehmen Bodybuilder aber auch zunehmend eine Periodisierung ihrer Trainingsparameter vor. Dies geschieht durch drei verschiedene Makrozyklen von jeweils vier bis sechs Wochen Dauer. Die Regulierung der Trainingsintensitäten erfolgt über die Höhe der Trainingsgewichte. Während aller drei Makrozyklen werden die Trainingssätze mindestens bis zum Punkt des momentanen Muskelversagens absolviert, aber auch die Anwendung von Intensitätstechniken ist durchaus üblich. Auch wenn jeder der drei Zyklen einen anderen Trainingsschwerpunkt hat, so sollen sie dennoch alle vorrangig dem Muskelaufbau dienen.
Im Verlauf des ersten Makrozyklus werden die Gewichte so gewählt, dass 15-25 maximale Wiederholungen möglich sind. Neben dem Muskelaufbau soll eine Verbesserrung der Kraftausdauer erzielt werden. Zwischen den Sätzen sollten nicht mehr als zwei Minuten liegen.
Während des zweiten Makrozyklus werden zehn bis zwölf Wiederholungen absolviert. Die Pausenlänge wird auf 60 bis 90 Sekunden begrenzt. Dies ist die eigentliche Muskelaufbauphase.
Der dritte Makrozyklus soll neben der Vergrößerung der Muskelmasse die Maximalkraft auf ein höheres Niveau bringen. Daher wird mit für das Bodybuilding relativ schweren Gewichten gearbeitet, die etwa sechs maximale Wiederholungen pro Satz zulassen. Die Pausenlänge zwischen zwei Trainingssätzen kann dabei bis zu drei Minuten betragen.
Wenn alle drei Makrozyklen durchlaufen sind, wird entweder eine Trainingspause von nicht mehr als zwei Wochen eingelegt oder unmittelbar mit einem auf Kraftausdauer ausgerichteten Makrozyklus fortgefahren.

3.21 Das Prinzip der Muskelkonfusion

Dieses Prinzip basiert auf der Prämisse, dass bei ständig unveränderter Trainingsausführung auf Dauer kein Leistungsfortschritt zu erzielen ist. Daher sieht das Prinzip der Muskelkonfusion vor, die Trainingsparameter ständig zu variieren. Die Veränderung gegenüber der vorangegangenen Trainingseinheit kann dabei auf die verschiedensten Arten herbeigeführt werden. Neben einer Veränderung der Grundparameter Reizintensität, Reizdauer und Reizdichte beinhaltet das Prinzip der Muskelkonfusion den Austausch von Übungen an den verwendeten Trainingsgeräten. Darüber hinaus könnte ein ganz anderes als das zuvor zugrundegelegte Split-

Programm gewählt werden, d. h. dass die Aufteilung der Muskelgruppen auf die verschiedenen Trainingseinheiten geändert wird.

3.22 Das Schocktrainingsprinzip

Bei diesem Trainingsprinzip liegt die gleiche Überlegung zugrunde wie beim Prinzip der Muskelkonfusion, nämlich die, dass ungewohnte Belastungen den Muskel stärker überfordern und somit in stärkerem Muskelzuwachs resultieren.
Wie eine auf dem Schockprinzip basierende Trainingseinheit genau auszusehen hat, ist nicht in exakte Regeln zu fassen. Der Bodybuilder stellt sich die Übungen und Gewichte nach dem Instinktprinzip zusammen, indem er zum Beispiel eine Übung in sein Trainingsprogramm aufnimmt, die er seit langer Zeit nicht mehr ausgeführt hat, und führt diese mit ungewöhnlich hohem Gewicht aus oder greift auf Negativwiederholungen oder andere Intensitätstechniken zurück. Eine beliebte Form des Schocktrainings besteht darin, dass man pro Trainingseinheit nur eine einzige Übung auswählt und diese dann in mindestens 20 Sätzen trainiert, wobei zusätzlich zu dem ungewöhnlich hohen Trainingsumfang noch verschiedene Intensitätstechniken appliziert werden, wie Intensivwiederholungen, Negativwiederholungen, unterbrochene Sätze oder Teilwiederholungen usw.

3.23 Unterbrochene Sätze
(auch „staggered sets“ oder „rest-pause-training“)

Unterbrochene Sätze sind eine weitere Möglichkeit, ohne Trainingspartner den Muskel stärker als mit einem einfachen Satz zu belasten. Dabei werden wie gewohnt die maximal möglichen Wiederholungen ausgeführt und das Gewicht anschließend abgelegt. Nach einer sehr kurzen Pause wird das Gewicht erneut aufgenommen und wieder bis zum Punkt des momentanen Muskelversagens bewegt. Anschließend kann das Gewicht ein weiteres Mal abgelegt und der Satz weiter ausgedehnt werden.

3.24 Reduktionssätze
(auch „descending sets“ bzw. „stripping“ oder „working down the rack“)

Bei dieser Trainingsmethode wird bei Eintreten des momentanen Muskelversagens die Gewichtslast soweit verringert, dass ohne eine

größere Pause weitere Wiederholungen möglich werden. In der englischsprachigen Literatur werden für diese Intensitätstechnik zwei unterschiedliche Begriffe benutzt, die jedoch beide das gleiche Prinzip beschreiben. Die Bezeichnung „stripping“ rührt daher, dass bei der Anwendung des Trainings mit abnehmenden Gewichten auf Langhantelübungen die Gewichtsscheiben nach und nach von der Hantel gezogen werden, um ihr Gewicht zu reduzieren, was im Idealfall von zwei an den beiden Seiten der Langhantel postierten Trainingspartnern erledigt wird. Stehen keine Trainingspartner zur Verfügung, so dass der Trainierende die Gewichtsreduktion selbst vornehmen muss, entsteht eine Pause. Aufgrund der dabei entstehenden Unterbrechung des Satzes spricht man dann von einem unterbrochenen Satz mit Gewichtsreduktion (staggered strip-set).
Beim Training mit Kurzhanteln verfährt man nach dem gleichen Prinzip. Wenn keine weitere Wiederholung mehr möglich ist, geht man zum nächstleichteren Kurzhantelpaar über. Diese Gewichtsreduktion wird solange fortgeführt, bis selbst mit dem niedrigsten Gewicht keine Wiederholung mehr zu bewältigen ist. Der englische Ausdruck für Gewichtsablage ist „rack“. Daher der Name „working down the rack“.

3.25 Negativwiederholungen

Hierunter versteht man das Training mit exzentrischen Kontraktionen, wofür in der Regel ein Trainingspartner notwendig ist. Beim Negativtraining wird der Umstand ausgenutzt, dass die exzentrische Kraft eines Muskels größer ist als die konzentrische. Negativwiederholungen können im Anschluss an einen regulären Satz benutzt werden, wenn der Bodybuilder schon zu erschöpft ist, das Gewicht in die Ausgangsposition zu bringen, aber noch nicht zu schwach, um die Last kontrolliert herunterzulassen. Anschließend drückt er das Gewicht wieder mit Hilfe des Trainingspartners in die Ausgangsposition, und eine weitere Negativwiederholung kann angeschlossen werden.
Negativwiederholungen können aber ebenso als selbständiger Satz ausgeführt werden. Dazu wird eine Belastung von 110-130 Prozent des Maximums für eine Wiederholung gewählt, und dem Trainierenden muss bereits bei der ersten konzentrischen Belastungsphase geholfen werden.

3.26 Negative Intensivwiederholungen

Unter dieser Trainingsmethode versteht man die Anwendung von Intensivwiederholungen während der exzentrischen Phase der Kontraktion. In der Praxis sieht dies so aus, dass ein Trainingspartner während der exzentrischen Kontraktion zusätzlichen Druck auf das Trainingsgewicht ausübt, um eine Verstärkung des Widerstands zu erzeugen. Während der konzentrischen Phase des Bewegungsablaufs wird die Ausführung nicht zusätzlich erschwert, so dass der Athlet diesen Teil der Bewegung ohne Hilfe bewältigen kann.

3.27 Das Höchstkontraktionsprinzip

Für die Anwendung des Höchstkontraktionsprinzips bedient man sich derjenigen Übungen, bei denen dem Muskel in der voll kontrahierten Position ein möglichst großer Widerstand entgegengesetzt wird. Beim Training der Beinmuskulatur, insbesondere des Quadrizeps femoris mit Kniebeugen, wird der Muskulatur am Endpunkt der Bewegung kein großer Widerstand mehr entgegengesetzt, da in dieser Position die Beine gestreckt und die Knie durchgedrückt sind.
Beim Beinstrecken an einer Trainingsmaschine hingegen sind die Quadrizepse am höchsten Punkt der Bewegung voll kontrahiert. Die Intensität bei solchen Übungen kann zusätzlich ausgedehnt werden, wenn der Athlet in der voll kontrahierten Position die Muskulatur für mehrere Sekunden willkürlich isometrisch kontrahiert.
Dieses Trainingsprinzip wird oft kombiniert mit dem Prinzip der kontinuierlichen Anspannung.

3.28 Das Iso-Tension-Prinzip

Das Iso-Tension-Prinzip beschreibt die Einbeziehung von isometrischen Kontraktionen als Bestandteil des Bodybuildingtrainings. Die isometrischen Kontraktionen können sowohl als Bestandteil eines Trainingssatzes angewendet werden als auch als eigenständiges Training ohne Gewichte. Wie oben beschrieben, findet das Iso-Tension-Prinzip häufig Anwendung im Rahmen des Höchstkontraktionsprinzips. Seine Anwendung ist aber nicht an das Höchstkontraktionsprinzip gebunden, sondern wird auch auf andere Weise als Intensitätstechnik benutzt. Ist der Athlet zum Beispiel nach Beendigung eines Satzes nicht mehr in der Lage, eine weitere Wiederholung auszuführen (etwa bei Klimmzügen oder beim

Barrenstütz), so kann er versuchen, sich so lange wie möglich an der Klimmzugstange festzuhalten, was eine isometrische Muskelkontraktion erfordert. Bodybuildern mit Wettkampfambitionen wird darüber hinaus zum häufigen willkürlichen Anspannen der verschiedenen Muskeln geraten, da dieses „Posing" im Wettkampf bewertet wird.

3.29 Das Ganzheitsprinzip (auch: Prinzip holistischen Trainings)

Ähnlich wie beim Prinzip der Trainingsperiodizierung versucht man, durch die Anwendung des ganzheitlichen Trainingsprinzips die Vorteile des Trainings mit unterschiedlichen Wiederholungszahlen zu nutzen. Jedoch erfolgt die Abwechslung der Wiederholungszahlen nicht in Form einer Trainingsperiodisierung, sondern innerhalb einer Trainingseinheit.
Das Gewicht wird dabei so gewählt, dass zunächst einige Sätze mit sehr leichtem Gewicht und entsprechend hohen Wiederholungszahlen absolviert werden. Anschließend wird das Gewicht nach dem Pyramidenprinzip gesteigert, und die maximal möglichen Wiederholungen werden immer geringer. Es ist daher durchaus denkbar, dass ein Bodybuilder innerhalb einer Trainingseinheit Wiederholungszahlen zwischen 40 und zwei ausführt. Die Ausführungsgeschwindigkeit wird außerdem mit zunehmender Last entsprechend langsamer.
Im Idealfall soll diese Art des Trainings sowohl die roten als auch die weißen Muskelfasern trainieren und bei beiden Fasertypen zur Hypertrophie führen.
Als dieses Trainingsprinzip aufkam, verstand man zunächst unter dem Aspekt der Ganzheitlichkeit nur das Variieren von Widerständen und Wiederholungszahlen. Inzwischen hat sich das Verständnis dieses Prinzips erweitert, und das Ganzheitsprinzip ist auch auf andere Aspekte des Trainings nach dem Bodybuildingsystem anzuwenden. Zum Beispiel kann ein Bodybuilder, der in seinem Rückentraining zwei Übungen von jeweils sechs Sätzen ausführt, das Ganzheitsprinzip anwenden, indem er auf viele verschiedene Übungen im Rückentraining zurückgreift, um seine Rückenmuskulatur aus diversen unterschiedlichen Ansatzwinkeln heraus zu trainieren. Anstatt der gewohnten drei Sätze von jeweils drei Übungen, kann der Athlet also auch sechs Übungen zu jeweils zwei Sätzen oder im Extremfall zwölf Übungen von jeweils nur einem Satz absolvieren.

3.30 Splitprogramme

Während der 60er Jahre war ein Sechs-Tage-Split die übliche Trainingseinteilung. Zwischen Anfängern und Fortgeschrittenen wurde insofern differenziert, als Anfänger jede Muskelgruppe zweimal pro Woche, Leistungssportler aber jeden Muskel dreimal pro Woche trainierten, indem sie ein Sechs-Tage-*Doppel*split anwendeten. Beide absolvierten jedoch mindestens sechs Trainingseinheiten pro Woche.
Aufgrund der Tatsache, dass zu dieser Zeit das Supersatzprinzip sehr populär war, wurde in den allermeisten Fällen das Brusttraining mit dem Training der Rückenmuskulatur kombiniert. Da den Beinen prinzipiell eine eigene Trainingseinheit eingeräumt wurde, blieb konsequenterweise für die dritte Trainingseinheit der Woche die Kombination Schultern und Arme, so dass die typische Einteilung der Trainingseinheiten wie folgt aussah:

Sechs-Tage-Split

Montag:	Brust/Rücken
Dienstag:	Beine
Mittwoch:	Schultern/Arme
Donnerstag:	wie Montag
Freitag:	wie Dienstag
Samstag:	wie Mittwoch
Sonntag:	kein Training

Durch Anwendung des Doppelsplitprogramms kamen Leistungssportler und sehr fortgeschrittene Athleten auf zwölf wöchentliche Trainingseinheiten, indem sie die erste Muskelgruppe morgens und die zweite abends trainierten. Das Beintraining wurde dabei aufgeteilt in Training des Beinbizeps zum einem und des Quadrizeps zum anderen.

Heute werden Splitprogramme, die sechs wöchentliche Trainingstage (Einzel- oder Doppelsplit) vorsehen, noch immer recht häufig genutzt, wobei in aller Regel das Push-Pull-System angewandt wird. Dieses Trainingsprinzip teilt die Trainingseinheiten so ein, dass während eines Trainingstages diejenigen Muskeln zum Einsatz kommen, die an den drückenden Bewegungen beteiligt sind, nämlich Brust, Schultern und Trizeps, und nachdem am darauffolgenden Tag die Beinmuskulatur im Training beansprucht worden ist, kommen dann die „ziehenden" Muskeln des Rückens und der Bizeps zum Einsatz:

Push-Pull-System

Montag:	Brust/Schultern/Trizeps
Dienstag:	Beine
Mittwoch:	Rücken/Bizeps
Donnerstag:	Brust/Schultern/Trizeps
Freitag:	Beine
Samstag:	Rücken/Bizeps
Sonntag:	kein Training

Wegen der längeren Erholungszeit zwischen den Trainingseinheiten sind in den 80er Jahren andere Splitprogramme aufgekommen, die eine unregelmäßige Einteilung der Trainingseinheiten vorsehen. Unregelmäßig insofern, als das Training der jeweiligen Muskeln dabei nicht immer auf den gleichen Wochentag fällt und auch der Sonntag oft ein Trainingstag ist.

Solche Programme sind:

Three-on/one-off: Ein trainingsfreier Tag nach drei Trainingstagen.

Four-on/one-off: Ein trainingsfreier Tag nach vier Trainingstagen.

Two-on/one-off: Ein trainingsfreier Tag nach zwei Trainingstagen.

3.31 Heavy-Duty-Training

Alle der hier beschriebenen Trainingsprinzipien haben zum Ziel, die Muskulatur im Training intensiv zu überlasten, damit es zur Muskelhypertrophie durch Superkompensation kommt. Eine konsequente Weiterführung dieser Überlegung resultierte in der Entwicklung des sogenannten Heavy-Duty-Trainings.

Dabei wird die Intensität bis auf Äußerste gesteigert und die Anzahl der Übungen und Trainingssätze entsprechend verringert. Nach MENTZER (1980) wird beim Heavy-Duty-Training ein Push-Pull-Split benutzt, bei dem Brust, Schultern und Trizeps am ersten Trainingstag, die Beine am zweiten Trainingstag und Rücken und Bizeps am dritten Trainingstag trainiert werden. Jede Muskelgruppe wird (nach vorausgegangenem Aufwärmen) mit nur einem Satz nach Vorermüdung trainiert. Auf jeden Trainingstag folgt mindestens ein trainingsfreier Tag, bei Bedarf auch mehrere.

Das Heavy-Duty-Training ist ausgerichtet auf eine maximale Vergrößerung des Muskelquerschnitts durch eine extreme Ausschöpfung der

Energiepotenziale. Dies wird erreicht durch die gleichzeitige Anwendung mehrerer Intensitätstechniken. Beim Training nach dem Heavy-Duty-Prinzip wird das Gewicht so gewählt, dass nach etwa fünf bis sechs konzentrischen Wiederholungen der Punkt des momentanen Muskelversagens erreicht ist. Darauf folgen noch mindestens zwei Intensivwiederholungen, an die sich dann noch zwei bis drei exzentrische Wiederholungen anschließen. Vor einem solchen Satz wird zusätzlich eine vorermüdende Isolationsübung ausgeführt. Ein typischer Trainingsplan nach dem Heavy-Duty-Prinzip sähe etwa wie folgt aus:

Tabelle 1: Heavy-Duty-Training nach MENTZER:

erster Tag	*dritter Tag*	*fünfter Tag*
Brust-, Schulter und Trizepstraining	**Beintraining**	**Rücken- und Bizepstraining**
Vorermüdungsübung: Fliegende Bewegung, anschließend Schrägbankdrücken	Vorermüdungsübung: Beinstrecken, anschließend Hantelkniebeuge	Vorermüdungsübung: Überzüge, anschließend Klimmzüge
Vorermüdungsübung: Seitheben mit Kurzhanteln, anschließend Nackendrücken	Vorermüdungsübung: Beinbeugen, anschließend Kreuzheben mit gestreckten Beinen	Vorermüdungsübung: Bizepscurls an der Scottbank, anschließend Langhantelcurls
Vorermüdungsübung: Barrenstütz, anschließend Trizepsdrücken am Kabelzug	Wadenheben im Stehen	

Bei den Vorermüdungsübungen wird nach 8-12RM das Muskelversagen erreicht. Für die unmittelbar folgenden Grundübungen wird das Gewicht so gewählt, dass nach fünf bis sechs Wiederholungen das konzentrische Muskelversagen erreicht ist, woran sich noch zwei Intensivwiederholungen sowie zwei negative Wiederholungen anschließen.

4 Diskussion der Trainingsmethoden des Bodybuilding

4.1 Trainingsintensität

In der Literatur besteht ein Konsens darüber, dass Muskelhypertrophie am ehesten durch ein hochintensives Training bis zum Punkt des momentanen Muskelversagens oder darüber hinaus erreicht wird. Als Trainingsgewichte verwenden Bodybuilder daher die jeweiligen Wiederholungsmaxima (RM) sowie verschiedene der oben geschilderten Intensitätstechniken, um die Muskulatur über den Punkt des momentanen Muskelversagens hinaus zu belasten und damit eine entsprechende Hypertrophie zu induzieren. An dieser Stelle sollte unbedingt darauf hingewiesen werden, dass unterschiedliche Definitionen des Terminus „Trainingsintensität“ zu Missverständnissen führen können.
Wie in den einschlägigen Lehrbüchern der Trainingswissenschaft nachzulesen ist, erfordern unterschiedliche Trainingsziele jeweils andere Trainingsmethoden und damit auch unterschiedliche Trainingsintensitäten. So hat sich inzwischen etabliert, dass z. B. ein Kraftausdauertraining, welches durch relativ hohe Wiederholungszahlen und eine explosive Bewegungsausführung gekennzeichnet ist, niedrigere Trainingsintensitäten erfordert als ein Maximalkrafttraining. Die verschiedenen Trainingsintensitäten werden dabei unterteilt in maximal, submaximal, mittel und gering. In diversen Lehrwerken (z. B. WEINECK 1990, 189-190; EHLENZ/GROSSER/ZIMMERMANN 1991, 100-120) finden sich Übersichten wie die folgende von MARTIN (1979, 14):

Trainingsart	qualitative Bezeichnung	Intensität	Wieder-holungen	Bewegungs-geschwindigkeit
Maximalkraft	maximal	100-85%	1-3	zügig
Muskelaufbau	submaximal	85-70%	6-10	zügig-langsam
Schnellkraft	mittel	50-40%	6-12	explosiv
Kraftausdauer	gering	50-30%	20-40	optimal

Für ein Muskelaufbautraining hieße das demzufolge, dass im *sub*maximalen Bereich trainiert werden sollte. In der einschlägigen Literatur der Bodybuilder wird stets gefordert, dass ein

Muskelaufbautraining eine maximale Intensität erfordert (vgl. hierzu SCHWARZENEGGER 1981, 1986). Auch wenn es natürlich zutreffend ist, dass ein Trainingseffekt nur dann eintritt, wenn die Störung des homöostatischen Zustands ausreichend war, um eine trainingsbedingte Adaption nach sich zu ziehen, so kann dennoch kein Zweifel daran bestehen, dass ein effektives Muskelaufbautraining submaximale Intensitäten erfordert. Gegenstand dieser Kontroverse ist demnach eine Frage der Definition verschiedener Bedeutungen des Wortes Intensität, was durch eine sorgfältige Durchsicht der einschlägigen Literatur aufgeklärt werden kann. So findet sich bei MENTZER (1996a, 46) die Begriffserklärung:

„The word 'intensity' refers to the possible momentary muscular effort being exerted. An understanding of the precise meaning of this concept is required before one may move logically to further develop the theory of high-intensity training.“

Es ist daher unbedingt notwendig, auf den Unterschied hinzuweisen zwischen

a) der *qualitativen Bezeichnung verschiedener Reizintensitäten* und
b) dem Begriff "Intensität" *als Synonym für das Maß an Ausschöpfung der möglichen Wiederholungsmaxima.*

Bodybuilder trainieren mit größtmöglicher Intensität und damit bis zum Punkt des momentanen Muskelversagens. Dies erfordert aber keine maximalen *Reiz*intensitäten von 1RM, sondern die jeweiligen Wiederholungsmaxima submaximaler Widerstandsgrößen, z. B. 12RM (EHLENZ/GROSSER/ZIMMERMANN 1991, 107). Im Bodybuilding spricht man folglich nur dann von einer hundertprozentigen Trainingsintensität, wenn ein Trainingssatz erst dann abgeschlossen wird, wenn trotz größtmöglicher Anstrengung keine weitere Wiederholung mehr möglich ist (MENTZER 1980; SCHWARZENEGGER 1981, 196; WEIDER (1991, 18). EHLENZ/GROSSER/ZIMMERMANN (1991, 107) bezeichnen ein fortgeschrittenes Muskelaufbautraining daher auch als „Intensitätstraining“.

Die Notwendigkeit einer möglichst großen Trainingsintensität beim Muskelquerschnittstraining wird nicht bestritten. Sehr viel kontroverser wird hingegen die Frage diskutiert, welche Reizintensität für ein solches Training optimal ist. Da beim Muskelaufbautraining immer mit Wiederholungsmaxima gearbeitet wird, bestimmt die Reizintensität durch die Wahl der entsprechenden Trainingsgewichte die Reizdauer des Trainingssatzes.

Die Faustregel „niedrige Wiederholungen für Muskelmasse, hohe Wiederholungen für Muskeldefinition" hält sich unter Bodybuildern nach wie vor hartnäckig. Obwohl selbst von exponierten Bodybuildern wie SCHWARZENEGGER (1982, 231) Zweifel an der Richtigkeit dieser Maxime geäußert wurden, verfahren zahlreiche Bodybuilder noch immer nach diesem Prinzip (vgl. hierzu z. B. HARTGLASS 1997, 138-143 und 180).
Die Einschätzung, dass niedrige Wiederholungszahlen für eine ausgeprägte Hypertrophie sorgen, während Sätze mit höheren Wiederholungszahlen für die Verbesserung der Muskeldefinition geeigneter sind, beruht wahrscheinlich auf einer Fehlinterpretation früherer Untersuchungsergebnisse. So konnte laut O'SHEA (1966, 95-102) durch drei Trainingssätze mit Wiederholungen von 2RM bis 10RM eine beachtliche Hypertrophie erzielt werden. In anderen Studien bewirkte ein Training mit höheren Wiederholungen (mindestens 10RM) eine enorme Reduzierung des Körperfettanteils (COLEMAN 1977, 103-107).
Was hierbei jedoch nicht unberücksichtigt bleiben darf, ist die Tatsache, dass der Hauptgrund für die Reduzierung des Körperfettanteils der Probanden dieser Untersuchung in einer Erhöhung der fettfreien Körpermasse bestand. Die höheren Wiederholungszahlen waren somit ebenfalls für ein Hypertrophietraining geeignet.

Die meisten Autoren empfehlen für ein Muskelaufbautraining Wiederholungszahlen zwischen sechs und zwölf. Wiederholungen in dieser Größenordnung haben sich mehrfach als effektiv für eine Muskelquerschnittsvergrößerung erwiesen, da die Ausschöpfung der muskulären Energiepotentiale bei einer Bewegungsausführung von moderater Geschwindigkeit innerhalb von weniger als 30 Sekunden erfolgt. Die ablaufenden Stoffwechselprozesse sind somit alaktazid. Das Muskelquerschnittstraining der Bodybuilder bezeichnet man daher auch als „alaktazide Erschöpfungsmethode" (FREY/HILDENBRANDT 1994, 79).
Deutlich höhere Wiederholungszahlen, durch die die Belastung in den laktaziden Bereich hinein verschoben würde, haben sich für ein Muskelaufbautraining als weniger effektiv erwiesen (FLECK/KRAEMER 1987).
Besondere Beachtung verdient in diesem Zusammenhang die Untersuchung von BÜHRLE/WERNER (1984). Diese überprüften drei verschiedene Trainingsmethoden bei der Übung Bankdrücken hinsichtlich ihrer Effektivität in Bezug auf eine Steigerung der Maximalkraft (überprüft anhand von Maximalkrafttests) und des Muskelquerschnitts des Trizeps (ermittelt durch Computer-Tomographie). Die drei Experimentalgruppen

trainierten zwölf Wochen lang viermal pro Woche nach einer von drei Methoden mit folgendem Aufbau:

Methode	**Wieder-holungen**	**Reiz-intensität (%)**	**Satz-zahl**	**Pausen-länge (Minuten)**	**Bewegungs-ausführung**
MAX	1-3	90-100	8	3	explosiv
SK	7	45	5	5	maximal schnell
MW	12	70	3	2	ohne Auflage

Wie die folgende Graphik zeigt, konnte durch die Methode der wiederholten Krafteinsätze bis zur Erschöpfung (MW) erwartungsgemäß eine signifikant größere Muskelquerschnittsvergrößerung erzielt werden als durch die Schnellkraftmethode (SK) und die Methode der wiederholten maximalen Krafteinsätze (MAX).

Graphik 1: prozentualer Muskelzuwachs bei verschiedenen Trainingsmethoden:

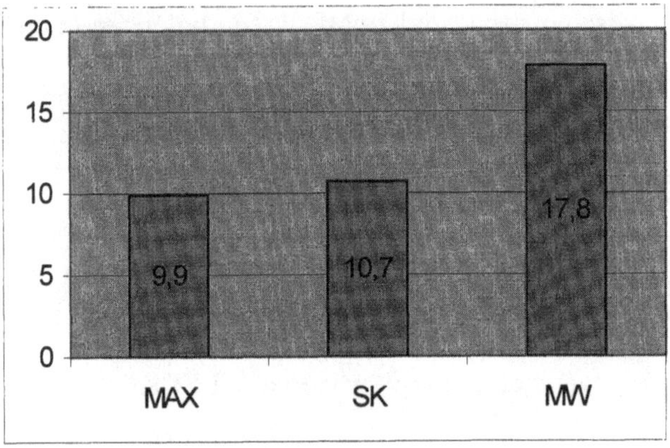

Modifiziert nach: BÜHRLE/WERNER (1984,7)

Die maximalen Krafteinsätze erzielten erwartungsgemäß den geringsten Zugewinn an Muskelmasse. Eine unerwartet hohe Querschnittsvergrößerung von 10,7 Prozent konnte hingegen durch die Anwendung der Schnellkraftmethode erreicht werden. Zur Erklärung

verweisen die Autoren darauf, dass ein Training mit sieben Wiederholungen und einer Reizintensität von 45 Prozent von den Probanden als sehr ermüdend empfunden wurde und daher „ebenfalls stark auslastend wirkte“ (BÜHRLE/WERNER 1984, 6). Dieser Hinweis ist überaus wichtig und darf bei einer Interpretation der Ergebnisse keinesfalls außer Acht gelassen werden. So wurde an anderer Stelle argumentiert, es sei bewiesen, dass sieben Wiederholungen für ein Training zur Vergrößerung des Muskelquerschnitts weniger geeignet seien als zwölf (BEUKER 1992, 24). Dies wird keineswegs von den Autoren behauptet. Vielmehr betonen sie, der entscheidende Aspekt sei darin zu sehen, „ob die Belastung so hoch angesetzt ist, dass auch bei größter Anstrengung die letzte Wiederholung gerade noch oder nicht mehr geschafft wird, d. h. ob es innerhalb der einzelnen Serie auch zu einer intensiven Auslastung der Muskulatur kommt“ (BÜHRLE/WERNER 1984, 6).
Diese Erkenntnis ist für ein auf Muskelhypertrophie ausgerichtetes Training von elementarer Bedeutung und erklärt, warum in früheren Untersuchungen keine signifikanten Unterschiede in der Effektivität verschiedener Wiederholungszahlen erkennbar waren, wenn mit den jeweiligen Wiederholungsmaxima gearbeitet wurde. Verschiedene Autoren widmeten sich der Suche nach der *optimalen* Wiederholungszahl zum Muskelaufbau und hatten feststellen müssen, dass keine signifikanten Unterschiede zu verzeichnen waren, solange mit submaximalen Reizintensitäten bis zum Muskelversagen trainiert wurde (BERGER 1962, 334-338; BERGER 1963, 396-398; O'SHEA 1966, 95-102; WITHERS 1970, 110-114).
Die hieraus zu ziehende Schlussfolgerung muss daher lauten: Die Frage nach *der* optimalen Wiederholungszahl für ein Muskelhypertrophietraining stellt sich in dieser Form nicht. Entscheidend ist nämlich nicht, ob die Erschöpfung der trainierten Muskulatur durch 10RM oder besser 11RM erfolgen sollte, sondern vielmehr muss *der Grad der Ausschöpfung der Muskulatur* als zentraler Faktor angesehen werden. Daher kann die These, derzufolge niedrige Wiederholungen Muskelmasse aufbauen und höhere Wiederholungen die Muskeldefinition fördern, derart undifferenziert keinesfalls aufrechterhalten werden.

Die Ergebnisse von BÜHRLE/WERNER zeigen, dass der Muskelzuwachs umso größer ausfällt, je umfassender ausgeschöpft wurde, und dass bei nicht ganz vollständiger Ausschöpfung die Hypertrophie deutlich geringer ausfällt. Diese Erkenntnisse sind für die Trainingsstrategien der Bodybuilder von entscheidender Bedeutung, dennoch wird in der Fachpresse immer noch diskutiert, ob Muskelhypertrophie ohne eine maximale Ausschöpfung der Muskulatur überhaupt möglich sei.

So äußert z. B. die Gruppe um STONE mehrfach Zweifel an der Notwendigkeit eines Trainings bis zum Punkt des momentanen Muskelversagens (STONE/CHANDLER et al. 1996, 44-48). In einem späteren Aufsatz erläutern sie diese Einschätzung ausführlich, wobei deutlich wird, dass sie in ihrer Beurteilung des Bodybuilding-Trainings einem Missverständnis erlegen sind. Dort erheben sie den Einwand, dass ein Training bis zum Muskelversagen und darüber hinaus nur möglich ist, wenn entsprechend leichte Gewichte verwendet werden, was einer geringen Reizintensität entspräche. Eine solch geringe Reizintensität sei jedoch keinesfalls ein ausreichender Stimulus zur Herbeiführung maximaler Kraft- oder Muskelzuwächse (STONE/PLISK et al. 1998, 24):

„Bodybuilders in particular will exercise to muscular failure or beyond on a regular basis. Yet there is little objective evidence as to its efficacy in producing hypertrophy or increasing maximum strength. The rational for training to failure is that during a set of resistance training exercise, as some motor units fatique and drop out, other motor units must be recruited for continued activity. Fatique allows additional motor units to be trained so the resulting gains in hypertrophy and strength are greater. If fatique and exercise to failure were the critical factor for enhancing strength, rate of force development, power etc., then one should simply be able to exercise to failure with very light resistances and produce marked gains in hypertrophy and maximum strength. But in practice it quickly becomes obvious that this method would not be very efficient in providing an appropriate stimulus for hypertrophy or strength gains."

Trotz ihres Trainings bis zum Muskelversagen und darüber hinaus verwenden Bodybuilder jedoch keineswegs geringe Reizintensitäten. Die Anwendung der Intensitätstechniken ermöglicht es, eine bestimmte Wiederholungszahl mit einem Gewicht auszuführen, das dafür eigentlich zu schwer ist. So führen Bodybuilder 12 Wiederholungen nicht einfach mit einem Gewicht von 12RM, sondern führen zunächst etwa fünf bis acht Wiederholungen mit 5RM bis 8RM und nehmen anschließend entsprechende Modifikationen vor (z. B. Abfälschung oder Partnerhilfe), die es ermöglichen, mit dem schweren Gewicht noch einige weitere Wiederholungen auszuführen (SCHWARZENEGGER 1990a, 60).

Vor allem HATFIELD und MENTZER führen einen Disput darüber, ob Muskelhypertrophie ausschließlich durch ein Training bis zum Punkt des momentanen Muskelversagens zu erzielen sei. HATFIELD (1996) argumentiert, es sei nicht unbedingt notwendig, ganz bis zum Punkt des momentanen Muskelversagens oder gar darüber hinaus zu gehen. Solange ein gewisser Schwellenreiz überschritten und ein bestimmtes Maß an Erschöpfung erreicht werde, sei der Stimulus für eine Hypertrophie der

Muskulatur gegeben. MENTZER (1996b, 12 und 34) widerspricht dem entschieden. Nach seiner Auffassung ist die letzte maximale Wiederholung eines Satzes - und nur sie - dafür verantwortlich, dass die Muskulatur mit einem überschwelligen Reiz konfrontiert wird. Nur diese Form der Überlastung sei daher in der Lage, zusätzliches Muskelwachstum zu stimulieren. Trainingssätze, die vor dem Erreichen der maximal möglichen Wiederholungszahl abgebrochen werden, bezeichnet er aus diesem Grund als ungeeignet für ein Muskelaufbautraining. Grundlage seines „Heavy-Duty"-Trainings bilden daher gleich mehrere Intensitätstechniken, deren Anwendung eine extreme Ausschöpfung der trainierten Muskulatur zur Folge hat. Wie die oben beschriebene Untersuchung belegt, ist es durchaus möglich, durch ein alaktazides Training, welches einer kompletten Ausschöpfung der muskulären Energiepotentiale sehr nahe kommt, ein gewisses Maß an Muskelhypertrophie zu erzielen. In diesem Punkt ist HATFIELD somit zuzustimmen. Seiner Schlussfolgerung, dass eine vollständige Erschöpfung also gar nicht nötig sei, kann hingegen nicht uneingeschränkt zugestimmt werden, da sie mehrere Aspekte außer Acht läßt, nämlich:

1. Um eine Hypertrophie auszulösen, muss die Ausschöpfung dem Maximum zumindest sehr nahe kommen. Wann genau der Schwellenreiz überschritten wird, kann nicht mit Bestimmtheit gesagt werden. Ein Training bis zum Muskelversagen stellt sicher, dass ein ausreichendes Maß an Intensität erreicht wurde.
2. Es besteht kein Zweifel daran, dass die Muskelhypertrophie umso größer ausfällt, je stärker die Muskulatur ausgelastet wird.
3. Bei trainingsunerfahrenen Personen kann auch bei submaximaler Ausschöpfung ein gewisser Muskelzuwachs erzielt werden. Mit zunehmender Trainingserfahrung und steigendem Leistungsvermögen gewinnt der Faktor Trainingsintensität immer stärker an Bedeutung.

Die Probanden in der oben diskutierten Untersuchung verfügten im Gegensatz zu den meisten ambitionierten Bodybuildern nicht über längere Erfahrungen mit anaerobem Widerstandstraining. Es kam daher selbst bei einem der Muskelhypertrophie eher hinderlichen Maximalkrafttraining zu einem Muskelzuwachs. Bei fortgeschrittenen Athleten ist eine Muskelhypertrophie durch die Methode der maximalen Krafteinsätze hingegen *nicht* zu erwarten (EHLENZ 1988, 31). ZATSIORSKY (1996) bezeichnet maximale Einzelwiederholungen als ungeeignet für ein Muskelaufbautraining. Laut BEUKER (1992, 24) ist ein Maximalkrafttraining aufgrund der unterschiedlichen adaptiven Prozesse

fast immer mit einem Verlust an Muskelmasse verbunden. Bodybuildern rät er daher, maximale Einzelwiederholungen unbedingt zu vermeiden.
Ein wichtiger zu berücksichtigender Faktor ist die Trainingserfahrung. Athleten, die bereits über eine stark hypertrophierte Muskulatur verfügen, können den Querschnitt nur durch ein hochintensives Training weiter vergrößern. Auch wenn alle Probanden eine mehr oder weniger ausgeprägte Hypertrophie erzielen konnten, so lassen die Autoren keinen Zweifel daran, dass es für fortgeschrittene Athleten keine Alternative zur hochintensiven Methode der wiederholten Krafteinsätze bis zur Erschöpfung gibt (BÜHRLE/WERNER 1984, 5):

„Ein extrem hochgetrimmter Muskelquerschnitt kann nur durch ganz spezifische und extrem intensive Reizsetzungen erhalten oder gar noch vergrößert werden."

Die Trainingswissenschaft bestätigt somit die empirischen Erfahrungswerte der Bodybuilder, dass „besonders die letzten Wiederholungen die Hypertrophie begünstigen" (LETZELTER/LETZELTER 1986, 226).

ZATSIORSKY (1996, 130) erklärt die Notwendigkeit zur maximalen Ausschöpfung zum einen mit dem für eine Hypertrophie notwendigen Proteinkatabolismus und zum anderen mit der maximalen Anzahl von motorischen Einheiten, die durch ein Training bis zum Punkt des momentanen Muskelversagens rekrutiert und damit stimuliert werden (ZATSIORSKY 1996, 128).

Auch LETZELTER/LETZELTER (1986, 227) verweisen auf die Beziehung zwischen dem Grad der Ausschöpfung und der anschließenden Hypertrophie:

„Ein maximaler Trainingseffekt in der Querschnittsvergrößerung ist nur dann zu erreichen, wenn der Muskel auch maximal ausgelastet wird, der Muskel in einen Erschöpfungszustand kommt."

Es steht daher außer Frage, dass die Intensitätstechniken der Bodybuilder bei richtiger Anwendung ein brauchbares Mittel sein können, um die vollständige Ausreizung des trainierten Muskels zu erreichen, die die Grundlage für die anschließende Hypertrophie bildet.

Aufgrund der ausgesprochenen Vielfalt der Trainingsprinzipien der Bodybuilder ist eine pauschale Beurteilung jedoch nicht ohne weiteres möglich. Es ist vielmehr erforderlich, verschiedene Prinzipien noch einmal genauer dahingehend zu überprüfen, ob die ihnen zugrundeliegenden

Konzepte mit den Erkenntnissen der Trainingswissenschaft übereinstimmen.

4.2 Das Abfälschungsprizip

Eine der scheinbar einfachsten Möglichkeiten zur Steigerung der Trainingsintensität besteht in der Anwendung des Abfälschungsprinzips. Einfach erscheint die Nutzung dieses Prinzips deshalb, da man weder spezielle Trainingsmaschinen noch Trainingspartner benötigt. Was die Handhabung dieses Trainingsprinzips jedoch erschwert, ist die Tatsache, dass es ein hohes Maß an Trainingserfahrung erfordert, die betreffende Bewegung so abzufälschen, dass die Trainingsintensität erhöht und nicht etwa reduziert wird. Beginnt man nämlich schon lange vor dem Eintreten des momentanen Muskelversagens mit dem Abfälschen der Bewegung, nimmt man die Belastung zu früh vom trainierten Muskel weg. SCHWARZENEGGER, durch den das Abfälschungsprinzip große Popularität erlangte, rät deshalb dazu, die Trainingsgewichte bei Anwendung des Abfälschungsprinzips so zu wählen, dass zunächst vier bis fünf Wiederholungen in korrekter Technik möglich sind. Erst dann sei die Bewegung gerade so viel abzufälschen, dass drei bis vier weitere Wiederholungen möglich werden (SCHWARZENEGGER 1990a, 60). Auch bei GROSSER/EHLENZ/ ZIMMERMANN (1985, 126) findet sich der Hinweis, dass der Anwendung des Abfälschungsprinzips bereits einige erschöpfende Wiederholungen voraus gegangen sein sollen. Die hieraus zu ziehende Schlussfolgerung muss daher lauten, dass für Trainingssätze mit Abfälschungen Gewichte in einer Größenordnung von 4RM bis 6RM benutzt werden sollten. DARDEN, der das Vorermüdungsprinzip für die sinnvollste aller Intensitätstechniken hält, sieht das Abfälschungsprinzip als ungeeignet zur Intensitätssteigerung an. Seine Ablehnung begründet er damit, dass bei abgefälschter Technik zwar durchaus höhere Gewicht zu bewältigen seien. Dies werde jedoch nur dadurch möglich, dass Schwungkräfte genutzt würden, was die Belastung von den eigentlich trainierten Muskeln weg verlagere. Abgefälschte Sätze seien daher weniger effektiv und sinnvoll, als einfache Sätze bis zum Punkt des momentanen Muskelversagens (DARDEN 1990, 23). Diese Argumente werden immer wieder von Kritikern des Abfälschungsprinzips genannt. In der Tat kann allein die Tatsache, dass durch Abfälschungen schwerere Trainingsgewichte benutzt werden können, nicht als Beleg für eine durch Abfälschungen erhöhte Intensität gewertet werden. Dazu müsste zunächst geklärt werden, zu welchem Anteil die Zielmuskulatur am Zustandekommen der abgefälschten Wiederholungen beteiligt ist. Genau dieser Frage widmete sich LANCASTER (1991, 92-93) in einer

ausführlichen Testreihe. Die Auswirkungen des Abfälschens wurden darin mittels der Übung „Nackendrücken“ überprüft. Dabei wurde zum einen die Variante im Sitzen (ohne die Möglichkeit zum Abfälschen) und zum anderen die Variante im Stehen (mit der Möglichkeit zum Abfälschen) ausgeführt. Das Trainingsgewicht, das im Sitzen bei korrekter Technik einmal zur Hochstrecke gebracht werden konnte, wurde als 100%-Wert definiert. Beim Nackendrücken im Stehen wurde den Probanden erlaubt, die Übung leicht abzufälschen, was eine Leistung von durchschnittlich 131,7% ermöglichte. Dabei konnte gezeigt werden, dass die 31,7% zusätzlich bewältigter Last wie folgt zustande kamen:
Zehn Prozent wurden von den primär an der Übung beteiligten Muskeln aufgebracht, während die restlichen 21,7% die durch die Beinmuskulatur erzeugten Schwungkräfte bewirkten.
Die Beanspruchung der Zielmuskulatur durch Abfälschung lag demnach bei 110%. Für das Muskelhypertrophietraining heißt das konkret:
Bei korrekter Anwendung des Abfälschungsprinzips läßt sich die Trainingsintensität der Zielmuskulatur zweifellos erhöhen, obwohl der größte Anteil der Gewichtssteigerung tatsächlich durch Schwungkräfte zu Stande kommt.

Die Studie konnte aber nicht zur zeigen, dass die Belastung der Muskulatur durch bei sachgemäßer Anwendung des Abfälschungsprinzips bei 110% der Beanspruchung bei korrekter Technik liegt, sondern sie liefert auch einige Erkenntnisse darüber, woraus diese erhöhte Belastung resultiert. Dazu wurde die Kraftaufwendung der Muskulatur während drei verschiedener Phasen des Bewegungsablaufs gemessen, nämlich während des ersten, zweiten und dritten Drittels, was die folgenden Werte ergab.

Erstes Drittel	zweites Drittel	drittes Drittel
102%	98,8%	99,2%

Bei der abgefälschten Ausführung:

Erstes Drittel	Zweites Drittel	drittes Drittel
124,5%	88,8%	116,7%

Diese Ergebnisse verdeutlichen, dass, unabhängig von der Art der Übungsausführung, der mittlere Teil des Bewegungsablaufs die Schwachstelle bildet. Diese Schwachstellen werden im Bodybuilding als sog. „weak links" bezeichnet. Die Nutzung des Abfälschungsprinzips kann offensichtlich sehr effizient dazu beitragen, diese „weak links“ zu überwinden. Dies ermöglicht durch die Verwendung schwerer Gewichte eine Steigerung der Trainingsintensität. Außerdem zeigen die Ergebnisse, dass auch Teilwiederholungen als Intensitätstechnik durchaus ihre Berechtigung haben. So offenbaren die von LANCASTER ermittelten Kraftkurven, dass es nach Abschluss der maximal möglichen Anzahl von Wiederholungen über den gesamten Bewegungsradius noch möglich sein dürfte, Teilwiederholungen über das erste Drittel der Bewegung auszuführen.

4.3 Reihenfolge der Übungen

Splitprogramme, in denen eine größere Muskelgruppe zusammen mit einer kleineren trainiert wird, werden in der Regel so angeordnet, dass zunächst die größere Muskelgruppe trainiert wird und anschließend die kleinere (FLECK/KRAEMER 1987, 57). Dadurch soll gewährleistet werden, dass das Training der größeren Muskelgruppe nicht durch die Ermüdung der kleineren beeinträchtigt wird. Wenn z.B. Brust und Trizeps innerhalb der selben Trainingseinheit trainiert werden, so liegt es nahe, mit dem Training der Brustmuskulatur zu beginnen und erst im Anschluss daran die Trizepse zu trainieren. Würde man die umgekehrte Reihenfolge wählen, so wäre zu befürchten, dass die Ermüdung der Trizepse ein effektives Brusttraining verhindert, da sie an allen drückenden Übungen für die Brustmuskulatur beteiligt sind. Diese Vorgehensweise ist allgemein üblich. Bislang stützte sich die dabei zugrunde liegende Überlegung auf die empirischen Erkenntnisse der Trainingspraxis. Inzwischen existiert jedoch eine Untersuchung, die eine ausführlichere Betrachtung verdient. SFORZO/TOUEY (1996, 20-24) ließen 17 männliche Probanden, die alle über einschlägige Trainingserfahrung verfügten, verschiedene Übungen für Brust, Schultern, Trizeps und Beine ausführen. Die Beinübungen waren Kniebeugen, Beinstrecken, Beinbeugen. Brust, Schultern und Trizeps wurden mit Bankdrücken, Frontpressen im Sitzen und Trizepsdrücken belastet. Von jeder Übungen wurden vier Sätze absolviert, zwischen denen jeweils eine zweiminütige Pause lag. Die Reizintensität lag bei 8RM, und es wurden zwei verschiedene Übungsanordnungen überprüft. In Trainingseinheit A war die Reihenfolge der Übungen Bankdrücken, Frontpressen und Trizepsdrücken, wie allgemein üblich. Die Beinübungen erfolgten ebenfalls in der üblichen Reihenfolge (Kniebeugen, Beinstrecken, Beinbeugen). In der Trainingseinheit B wurde genau die umgekehrte Reihenfolge gewählt. Für jeden Satz jeder Übung wurde die Gesamtlast (TF = total force) berechnet (Gewichte X Wiederholungen). Als weiteres Kriterium diente die Ermüdungsrate, d. h. die Abnahme der Gesamtlast vom ersten bis vierten Satz der jeweiligen Übung. Dabei zeigten sich mehrere bemerkenswerte Resultate:

- Wenn Bankdrücken vor dem Frontpressen und Trizepsdrücken absolviert wurde, war die Gesamtlast des Bankdrückens signifikant größer. Wenn Bankdrücken hingegen im Anschluss an das Frontpressen und Trizepsdrücken ausgeführt wurde, war die Gesamtleistung bereits im ersten Satz um 75% reduziert.
- Wenn Bankdrücken vor dem Trizepsdrücken absolviert wurde, war die Ermüdungsrate derart enorm, dass die Gesamtlast im vierten Satz Bankdrücken etwa der selben Last entsprach, die bei ausgeruhten Trizepsen bei der Übung Trizepsdrücken möglich war.
- Die Ermüdungsraten beim Trizepsdrücken und Frontpressen werden von der Reihenfolge der Übungen hingegen *nicht* signifikant verändert.
- Bei den Übungen für die großen Muskelgruppen konnte eine um insgesamt 64% höhere Gesamtbelastung erzielt werden, wenn sie vor den kleineren Muskeln belastet wurden.
- Wurden die kleineren Muskeln zuerst belastet, war ihre Gesamtlast lediglich um sechs bis 25% erhöht.
- Wenn zunächst die großen Muskelgruppen belastet wurden, lag die Gesamtlast der *gesamten Trainingseinheit* um 13,6% höher, als bei Erstbelastung der kleineren Muskelgruppen. Bei den Übungen für den Oberkörper war der Unterschied dabei mit 24,7% deutlich ausgeprägter als bei den Beinübungen mit 7,1%.

Die hier gewonnenen Erkenntnisse ermöglichen wichtige Rückschlüsse auf die Trainingsgestaltung. Ein effektives Brusttraining durch Grundübungen wie Bankdrücken erfordert offensichtlich ausgeruhte Trizepse. Der Umkehrschluss trifft jedoch nicht zu. Die Trizeps lassen sich auch dann noch effektiv trainieren, wenn bereits ein Brust- und Schultertraining vorangegangen ist. Die hohe graduelle Ermüdungsrate vom ersten bis zum vierten Satz beim Bankdrücken als erster Übung deutet sehr stark darauf hin, dass die Ermüdung der Trizepse ohnehin einen leistungsbegrenzenden Faktor beim Bankdrücken darstellt. Beim Brust- und Trizepstraining kann daher nicht von einer *wechselseitigen* Beeinträchtigung gesprochen werden. Ein im Bodybuilding allgemein übliches Splitprogramm, bei dem Brust, Schultern und Trizeps in dieser Reihenfolge nacheinander trainiert werden, hat deshalb aus trainingswissenschaftlicher Sicht durchaus seine Berechtigung. Dass auf diese Weise eine 24,7% höhere Gesamtlast als bei umgekehrter Übungsreihenfolge bewältigt werden konnte, muss als Indiz für eine stärkere Überlastung aller beteiligten Muskeln gewertet werden.

4.4 Konsequenzen für die Anwendung des Prioritätsprinzips

Das Prioritätsprinzip sieht vor, dass Muskeln, die im Vergleich zu anderen zu wenig entwickelt sind, am Beginn der Trainingseinheit trainiert werden, damit der Trainingsfortschritt nicht durch Ermüdung beeinträchtigt wird. Aufgrund der Testergebnisse von SFORZO/TOUEY (1996) muss diese Empfehlung differenzierter betrachtet werden. So spricht nichts dagegen, dem Training einer größeren Muskelgruppe wie Rücken oder Brust durch Grundübungen Priorität einzuräumen, da deren Effektivität stark von der Leistungsfähigkeit der kleineren an der Übung beteiligten Muskeln, wie Bizeps bzw. Trizeps abhängt. Auch beim Schulter- oder Beintraining spricht nichts gegen eine Anwendung des Prioritätsprinzips. Problematisch wird es hingegen, wenn einem kleineren Muskel Priorität eingeräumt werden soll. Beginnt man etwa eine Trainingseinheit mit dem Trizepstraining, dann kann man das Splitprogramm des gemeinsamen Brust-, Schultern- und Trizepstrainings nur beibehalten, wenn man bereit ist, eine Beeinträchtigung des Brusttrainings in Kauf zu nehmen. Ebenso muss man wohl davon ausgehen, dass ein Bizepstraining ein anschließendes Rückentraining negativ beeinflusst. Da weder das Training der Schulter- noch das der Beinmuskulatur durch ein vorausgegangenes Armtraining signifikant beeinträchtigt werden, wäre eine logische Konsequenz hinsichtlich der sinnvollen Anwendung des Prioritätsprinzips, ein Splitprogramm zu wählen, das Arm- mit Schulter- oder Beintraning kombiniert. Bizeps und Trizeps können außerdem zu Beginn unterschiedlicher Trainingseinheiten trainiert werden.
Sinnvolle 3er-Splitprogramme mit Priorität „Armmuskulatur" wären daher:

Trainingseinheit A	Trainingseinheit B	Trainingseinheit C
Trizeps, Beine	Bizeps, Schultern	Brust, Rücken

oder:

Trainingseinheit A	Trainingseinheit B	Trainingseinheit C
Bizeps, Beine	Brust, Schultern	Trizeps, Rücken

Diese Kombinationen haben den Vorteil, dass beim Training von Arm- und Beinmuskulatur innerhalb der selben Trainingseinheit eine gegenseitige Beeinträchtigung sehr unwahrscheinlich sind. Außerdem kann entweder die Brust oder die Rückenmuskulatur weiterhin am Beginn einer Trainingseinheit trainiert werden. Falls die Umstände ein 4er-Split zulassen, so würde sich die folgende Variante anbieten:

Trainings-einheit A	Trainings-einheit B	Trainings-einheit C	Trainings-einheit D
Trizeps, Beine	Bizeps, Schultern	Brust	Rücken

Dieses Splitprogramm hat den Vorteil, dass sowohl Bizeps als auch Trizeps nach dem Prioritätsprinzip trainiert werden könnten und trotzdem den großen Muskelgruppen von Brust und Rücken eigene Trainingseinheiten eingeräumt werden, so dass diese nicht durch Übungen für andere Muskeln beeinträchtigt werden. Der Schulter- und Beinmuskulatur kann in diesem Splitprogramm zwar keine Priorität eingeräumt werden. Dies ist aber nicht unbedingt erforderlich, da sich eine vorausgegangene Beanspruchung der Trizepse ebensowenig negativ auf die Beinmuskulatur auswirken dürfte, wie das Training der Bizepse auf das anschließende Schultertraining.
Die oben aufgeführten Untersuchungsergebnisse ermöglichen erstmals eine kritische Evaluierung des Prioritätsprinzips. Sie zeigen, welche Übungen von einer Anwendung dieses Trainingsprinzips profitieren und bei welchen dieser Effekt weniger ausgeprägt ist. Aber sie zeigen auch, dass die Einbeziehung des Prioritätsprinzips in die Trainingsplanung nicht in jedem Fall von Vorteil ist. Zwar profitieren einige Übungen für bestimmte Muskelgruppen nachweislich davon, wenn sie zu Beginn der Trainingseinheit trainiert werden, aber ebenso eindeutig lässt sich feststellen, dass dieser Nutzen bei bestimmten Übungen sehr viel geringer ausfällt.

Die folgenden Aspekte gilt es daher unbedingt zu beachten:

1. Die Anwendung des Prioritätsprinzips erfordert sorgfältige Trainingsplanungen wie die oben beschriebenen, bei denen berücksichtigt wird, dass die zu Beginn der Trainingseinheit trainierten Muskeln eventuell den Erfolg anschließend ausgeführter Übungen beeinträchtigen.

2. Die klassische Übungsabfolge nach der Größe der beteiligten Muskeln sorgt durch eine hohe Trainingsgesamtlast dafür, dass auch die kleineren Muskeln erschöpfend belastet werden.

3. Das Prioritätsprinzip anzuwenden ist nur dann sinnvoll, wenn es im Rahmen eines Splitprogramms geschieht. Bei einem Ganzkörpertraining sollten immer zuerst die elementaren Mehrgelenksübungen absolviert werden.

Es muss daher konstatiert werden, dass Trainingsplanungen unter Einbeziehung des Prioritätsprinzips in erster Linie für fortgeschrittene Bodybuilder sinnvoll sind. Anfänger hingegen dürften von Grundlagenprogrammen insgesamt deutlich stärker profitieren.

4.5 Konsequenzen für die Anwendung des Vorermüdungsprinzips

Die hier diskutierten Erkenntnisse über die Auswirkungen von verschiedenen Übungsabfolgen ist natürlich auch für eine Evaluierung des Vorermüdungsprinzips von Bedeutung. Diese Trainingsmethode geht zurück auf ein Trainingskonzept von KENNEDY. Als Herausgeber der Bodybuilding-Fachzeitschrift *„Musclemag International"* brachte er Bodybuildern den Nutzen des Vorermüdungsprinzips nahe und berichtete über Athleten, die es mit Erfolg nutzen. Allgemeine Bekanntheit erlangte das Vorermüdungsprinzip 1983 durch DARDENs Artikel „The pre-exhaustion principle in strength training" im *Athletic Journal* (DARDEN 1983, 46 und 66-67) sowie durch MENTZERs Heavy-Duty-Konzept, bei dem vorermüdende Übungen eine Grundlage für das hochintensive Training bilden (MENTZER 1980). Inzwischen gehört das Vorermüdungsprinzip zum Standardrepertoire des Bodybuildings und wird auch von Kraftsportlern anderer Disziplinen genutzt.
Die vorliegenden Ergebnisse deuten darauf hin, dass das Vorermüdungsprinzip beim Training der Brustmuskulatur sehr sinnvoll sein kann, da die Leistung bei elementaren Mehrgelenksübungen nachweislich stark vom Grad der Erschöpfung der Trizepse abhängt. Durch das Vorschalten bestimmter vorermüdender Isolationsübungen sollte die Brustmuskulatur deshalb so weit ermüdet werden, dass die möglichen Kraftwerte bei der anschließenden Ausführung der Elementarübungen auf ein Niveau reduziert sind, bei dem die Trizepse keine „weak links" mehr darstellen.
Eine grundlegende Voraussetzung dafür ist allerdings, dass zur Vorermüdung ausschließlich Übungen gewählt werden, die zwar die Brustmuskulatur, nicht aber die Trizepse ermüden. Hier bietet es sich an, spezielle Trainingsmaschinen zu nutzen, an denen die Beteiligung der Trizepse an der Bewegung nahezu eliminiert ist. Stehen keine Trainingsmaschinen zur Verfügung, so kann die Vorermüdung auch durch Übungen wie fliegende Bewegungen mit Kurzhanteln erzielt werden. Hierbei muss allerdings berücksichtigt werden, dass selbst bei dieser Isolationsübung eine Beteiligung der Trizepse nicht vollständig ausgeschlossen werden kann.
Überzüge mit einer Kurzhantel eignen sich hingegen nur sehr bedingt zur Vorermüdung der Brustmuskulatur. Durch eine Beugung der Arme um

höchstens 10° kann die Beteiligung der Trizepse an der Bewegung zwar auf ein Mindestmaß reduziert werden. Dies führt jedoch gleichzeitig zu einer Verlagerung der Belastung weg von der Rücken- und hin zur Brustmuskulatur (ALWAY 1997, 152 und 178).

Für das Training der Beinmuskulatur sind die möglichen Rückschlüsse weniger eindeutig. Die Ermüdungsrate beim Beintraining wurde von der Reihenfolge der Übungen nicht signifikant beeinflusst. Die Gesamtleistung aller Übungen für die Beinmuskulatur war lediglich um 7,1% höher, wenn Kniebeugen zu Beginn des Trainings ausgeführt wurden. Die Gesamtleistung beim anschließenden Beinstrecken war um nur 14% reduziert. Zwischen Bein- und Kniebeugen war keine wechselseitige Beeinflussung festzustellen (SFORZO/TOUEY 1996, 21-23).

Offensichtlich sind die Auswirkungen der Ermüdung durch vorangegangene Sätze auf die Beinmuskulatur geringer als auf die Oberkörpermuskulatur.
Der Grund dafür liegt auf der Hand: An elementaren Mehrgelenksübungen für die Beine wie Kniebeugen oder Beinpressen sind neben dem Beinstrecker und dem Beinbeuger noch wesentlich mehr Muskeln beteiligt. Hier sind vor allem die Muskeln der Gesäß- und Hüftregion zu nennen.

Abgesehen davon gilt es einen weiteren Aspekt zu berücksichtigen. Die in der Untersuchung von SFORZO/TOUEY gemessene Ermüdungsrate ist eine kumulative Erschöpfung durch eine Abfolge von Trainingssätzen für benachbarte Muskelgruppen. Das Vorermüdungsprinzip sieht jedoch vor, eine vorermüdende Isolationsübung mit einer elementaren Mehrgelenksübung zu einem Verbundsatz zu kombinieren. Die Mehrgelenksübung wird dabei im unmittelbaren Anschluss an die Isolationsübung ausgeführt, wenn die Energiepotentiale im Zielmuskel bereits weitgehend ausgeschöpft sind. DARDEN (1983, 46 und 66-67) fordert daher konsequenterweise, die Pausen zwischen beiden Bestandteilen des Verbundsatzes auf höchstens drei Sekunden zu reduzieren.

Auch wenn die hier diskutierten Ergebnisse einige wichtige Hinweise darauf geben, wie sich verschiedene Übungsabfolgen auf die Erschöpfung bestimmter Muskeln auswirken - eine abschließende Bewertung des Vorermüdungsprinzips ermöglichen sie nicht. Hierzu hätte ein Versuchsaufbau mit Verbundsätzen gewählt werden müssen.

4.6 Angemessene Reizdichte zwischen den Sätzen

Die Wahl der Reizdichte ist eine der Komponenten, die das Bodybuilding deutlich von anderen Trainingsmethoden unterscheiden. Grundlage des Bodybuildings ist die ATP-Mangel-Theorie. Nach dieser Theorie ist der die Hypertrophie auslösende Reiz „eine unzureichend schnelle Resynthese des ATPs“ (LETZELTER/LETZELTER 1986, 226). Im Gegensatz zu anderen Trainingsmethoden wie dem Maximal- und Schnellkrafttraining wird beim Bodybuilding ganz bewusst auf vollständige Pausen verzichtet. Neben der unterschiedlichen neuronalen Adaptionen von maximalem und submaximalem Krafttraining ist diese höhere Reizdichte im Bodybuilding eine vermutete Ursache dafür, dass Bodybuilder nicht die Spitzenwerte bei der Maximalkraft erzielen können wie Gewichtheber.
Man geht davon aus, dass der maximalen Muskelhypertrophie ein geringerer Kraftzuwachs gegenüber steht, wenn mit unvollständigen Pausen gearbeitet wird. Allerdings ist der Stand der Wissenschaft in diesem Punkt keineswegs eindeutig. So fanden ROBINSON/STONE et al. (1995, 216-221) beim Vergleich unterschiedlicher Pausenlängen einen geringeren Kraftzuwachs, wenn zwischen den Sätzen nicht drei Minuten, sondern nur 30 Sekunden pausiert wurde. KULLING/HARDISON et al. (1998, 165) hingegen ermittelten einen größeren Kraftzuwachs bei 30 Sekunden Pause als bei 90 Sekunden.
Die Pause zwischen zwei Trainingssätzen für die selbe Muskelgruppe beträgt beim Bodybuilding in der Regel nicht mehr als ein bis zwei Minuten. Die dabei zugrunde liegende Überlegung besteht darin, die trainierte Muskulatur durch den folgenden Satz erneut zu belasten, bevor das ATP vollständig resynthetisiert werden kann. Diese gezielte Verhinderung einer vollständigen Regeneration führt zu einer Ermüdungsaufstockung. In einer Reihe von Untersuchungen konnte gezeigt werden, dass beim Training nach der alaktaziden Erschöpfungsmethode mit hoher Intensität und submaximalen Gewichten spätestens nach 25 Sekunden eine Erschöpfung des im Muskel vorhandenen ATPs vorliegt. Überdies erhielt man Aufschluss darüber, wieviel Zeit die Resynthese des verbrauchten ATPs nach einer solch ausschöpfenden Belastung in Anspruch nimmt.
Nach 20 Sekunden sind etwa 50% des ATPs wieder resynthetisiert, nach 40 Sekunden etwa 75%. Wenn zwischen zwei Sätzen ein bis zwei Minuten lang pausiert wird, wie im Bodybuilding üblich, sind die ATP-Speicher zu knapp 90% wieder aufgefüllt (MADER/HECK/LIESEN/HOLLMANN 1983, 14-22). Eine vollständige Wiederherstellung der ATP-Vorräte würde mindestens drei Minuten in Anspruch nehmen. Die im Bodybuilding angewandte Reizdichte erlaubt eine knapp 90%ige Regeneration und ist

deshalb aus zwei Gründen als für ein Hypertrophietraining sinnvoll anzusehen:

1. Die Pause ist lang genug, um eine erneute Übungsausführung zu ermöglichen.

2. Die Pause ist zu kurz, um eine vollständige Erholung zuzulassen. Dadurch kommt es zu der angestrebten Ermüdungsaufstockung.

Die Bedeutung einer dichten Reizfolge für ein Muskelaufbautraining wurde im Bodybuilding bereits betont und in der einschlägigen Literatur thematisiert (REYNOLDS 1986, 34), bevor entsprechende Untersuchungsergebnisse vorlagen. Grundlage war dabei die Erkenntnis, dass es sich positiv auf das Muskelwachstum auswirkt, wenn die Reize so dicht gesetzt werden, dass eine vollständige Regeneration zwischen den Sätzen nicht möglich ist.

Die hier diskutierten Erkenntnisse ermöglichen des Weiteren eine Evaluierung der im vorangegangenen Kapitel erwähnten Forderung von DARDEN (1983, 66-67). Dieser postuliert: Bei der Anwendung des Vorermüdungsprinzips sei es nötig, die Pause zwischen beiden Bestandteilen des Verbundsatzes auf höchstens drei Sekunden zu begrenzen. Andernfalls lasse die vorermüdende Wirkung der Isolationsübung nach, und die zweite Komponente des Verbundsatzes sei dann weniger wirksam. Aus den oben aufgeführten Resynthesewerten, die zum Zeitpunkt der Entwicklung des Voremüdungsprinzips noch nicht bekannt waren, wird jedoch deutlich, dass die Einhaltung dieser Drei-Sekunden-Faustregel von geringerer Bedeutung ist, als bis dahin angenommen wurde. Natürlich ist die vorermüdende Wirkung einer Isolationsübung umso nachhaltiger, je unmittelbarer die Grundübung auf sie folgt. Die Bedeutung der Drei-Sekunden-Faustregel aber wurde bislang überschätzt. Nach allem, was man inzwischen über den Zeitablauf der Wiederherstellung der energiereichen Phosphate weiß, kann als gesichert gelten, dass auch bei Pausen von mehr als drei Sekunden der Nutzen von vorermüdenden Übungen nicht grundsätzlich in Frage gestellt ist. So sind die Phosphatspeicher eines Muskels 20 Sekunden nach einem ausschöpfenden Satz immer noch zu rund 50% reduziert (MADER/HECK/LIESEN/HOLLMANN 1983, 14-22), und der Muskel ist damit auch noch zu diesem Zeitpunkt signifikant vorermüdet.

4.7 Iso-Tension-Training

Isometrische Kontraktionen sind Bestandteil des Bodybuildings seit seinen Anfängen. Als Bodybuilder noch nicht über eine Vielzahl von Trainingsgeräten und -maschinen verfügten, war die Anwendung des Iso-Tension-Prinzips noch weiter verbreitet als dies heute der Fall ist.
Ausgelöst wurde die Diskussion um den Nutzen isometrischer Kontraktionen durch HETTINGER/MÜLLER (1953, 111-126), die festgestellt hatten, dass bei nur einer einzigen isometrischen Kontraktion von sechs Sekunden Dauer pro Tag wöchentliche Kraftzuwächse von 5% möglich seien. Dies gab den Anstoß für zahlreiche weitere Forschungsarbeiten, bei denen die optimale Form des isometrischen Trainings ermittelt werden sollte. FLECK/SCHUTT (1985, 159-168) bestätigten noch einmal die Ergebnisse von HETTINGER/MÜLLER, auch wenn die von ihnen beobachteten Kraftzuwächse unter 5% lagen. IKAI/FUKUNAGA (1970) befassten sich mit der Wirkung von drei täglichen Kontraktionen von zehn Sekunden. BONDE-PETERSON (1960) verglich die Wirkung von fünfsekündigen Kontraktionen, die entweder einmal oder zehnmal pro Tag ausgeführt wurden. Diese und andere Studien deuten darauf hin, dass das Trainingsvolumen ein entscheidender Faktor für den Trainingseffekt durch isometrische Kontraktionen ist. So wurden die größten Kraftzuwächse bei Versuchsanordnungen verzeichnet, in denen entweder sehr viele kurze oder wenige längere Kontraktionen ausgeführt wurden (MacDONAGH/DAVIS 1984, 139-155). Auch isometrische Kontraktionen von submaximaler Intensität führen zu einem messbaren Kraftzuwachs, wenn sie häufig genug ausgeführt werden (DAVIS/YOUNG 1983, 22-23), allerdings ist der Kraftzuwachs signifikant geringer als bei maximalen Kontraktionen (WARD/FISK 1964, 612-620). Je geringer das Trainingsvolumen und die Reizdichte, desto geringer ist auch der Kraftzuwachs. Bei nur einer isometrischen Kontraktion alle 14 Tage ist kein Kraftzuwachs mehr zu verzeichnen, während die größten Zuwächse durch tägliches Training erzielt werden. Die tägliche Gesamtdauer aller Kontraktionen sollte mindestens 30 Sekunden betragen.
Bodybuilder interessieren sich in erster Linie dafür, ob die Kraftzuwächse durch isometrische Kontraktionen allein auf neuronalen Faktoren beruhen oder ob sich durch diese Trainingsform auch eine Muskelhypertrophie erzielen läßt. Die Zunahmen des Körpergewichts (KANEHISA/MIYASHITA 1983, 365-371) und die Umfangszunahmen der trainierten Muskulatur, die nach isometrischem Training beobachtet wurden (MEYERS 1967, 430-440; KANEHISA/MIYASHITA 1983, 371), führen die Autoren auf eine Muskelhypertrophie zurück.

Auch wenn es als erwiesen gilt, dass isometrisches Training ein Muskelwachstum herbeiführen kann, muss dennoch in Frage gestellt werden, ob dies für Bodybuilder in gleichem Maße gilt. Die Probanden in den erwähnten Untersuchungen verfügten nämlich nicht über längere Trainingserfahrungen. Die Übertragbarkeit der Ergebnisse auf Sportler auf einem viel höheren Leistungsniveau muss daher bezweifelt werden. Allerdings geht es beim Iso-Tension-Prinzip der Bodybuilder nicht um ein ausschließlich isometrisches Training, sondern isometrische Kontraktionen werden als Erweiterung des auxotonischen Trainings benutzt, was durchaus geeignet ist, die Intensität eines Satzes zu steigern. Da die statische Kraft größer ist als die konzentrische, kann immer noch Haltearbeit verrichtet werden, wenn konzentrische Kontraktionen nicht mehr möglich sind. Als Intensitätstechnik im Anschluss an einen Satz bis zum Muskelversagen ist das Iso-Tension-Prinzip daher durchaus brauchbar und für Bodybuilder von praktischem Nutzen.
Ein weiterer Aspekt, wie isometrische Kontraktionen zu der gewünschten Intensitätssteigerung beitragen können, besteht im Anspannen der trainierten Muskulatur zwischen den Trainingssätzen. Das Anspannen der Muskulatur in den Pausen zwischen den Sätzen trägt zu der beim Bodybuilding beabsichtigten Ermüdungsaufstockung bei, da auch statische Muskelarbeit in den Pausen die Resyntheserate der energiereichen Phosphate verzögert (FLECK/KRAEMER 1987, 138).
Für Bodybuilder mit Wettkampfambitionen kommt noch ein weiterer Aspekt hinzu. Während eines Wettkampfs muss die Muskulatur beim „Posing“ minutenlang angespannt werden. Dies stellt natürlich hohe Anforderungen an das statische Kraftausdauervermögen. Das Training der statischen Kraftausdauer sollte daher unbedingt Bestandteil der Wettkampfvorbereitung sein.
Am sinnvollsten für ein Muskelaufbautraining ist es somit, wenn isometrisches Training nicht als Alternative, sondern als Ergänzung zum auxotonischen Training genutzt wird.

4.8 Negativtraining: Zur Ambivalenz exzentrischer Kontraktionen

Die immer wieder geäußerte These, dass es vor allem die exzentrische Muskelarbeit ist, welche starken Muskelkater und damit muskuläre Schädigungen verursachte, wurde bereits in diversen Untersuchungen auf ihre Berechtigung hin überprüft. So untersuchten CLARKSON/BYRNES et al. (1986, 152-155) das Auftreten von Muskelkater in den auf das Training folgenden Tagen (delayed onset muscular soreness, DOMS) sowie die Enzymreaktionen im Anschluss an verschiedene Arbeitsformen der

Muskulatur. Dabei bestätigte sich, wovon verschiedene Autoren ohnehin ausgegangen waren, nämlich dass nach exzentrischen Muskelkontraktionen eine höhere Konzentration an CK gemessen werden kann. Außerdem stellte sich ein höheres Maß an DOMS ein. In Studien aus den 80er Jahren (vgl. hierzu: NEWHAMJONES/CLARKSON 1987, 1381-1386) wurde eine Erklärungsmöglichkeit gegeben, die inzwischen mehr und mehr als die Ursache für den offensichtlichen Zusammenhang zwischen DOMS und exzentrischem Training akzeptiert wird:
Bei exzentrischen Kontraktionen werden weniger motorische Einheiten rekrutiert als bei der konzentrischen Durchführung derselben Übung (BIGLAND-RICHIE/WOODS 1976, 267-277). Daraus folgt zwangsläufig, dass die mechanische Belastung *pro Muskelfaser* bei der exzentrischen Arbeitsweise entsprechend höher ist als bei der konzentrischen, was von EBELING/CLARKSON (1989, 207-234) in Versuchen nachgewiesen wurde. Für Kraftsportler ergibt sich daraus die ausgesprochen ambivalente Situation, dass exzentrisches Training zwar einerseits eine sehr effiziente Methode zur Überlastung der Muskulatur ist. Andererseits verursacht diese Trainingsform aber auch die relativ größten trainingsbedingten Schäden im Muskel (ARMSTRONG/OGILVIE/SCHWANE 1983, 80-93). Der messbare Kraftverlust im Anschluss an Trainingseinheiten, bei denen exzentrische Übungen im Mittelpunkt standen, dauert in der Regel mehrere Tage, was als ein weiteres Indiz für eine Schädigung der kontraktilen Elemente interpretiert wird (EBELING/CLARKSON 1989, 207-234). Die Ambivalenz des exzentrischen Trainings läßt sich auch daran ablesen, wie kontrovers dieses Thema für den Bereich des Bodybuildings diskutiert wird. Noch während der 70er Jahre wurde Bodybuildern unbedingt zur Nutzung exzentrischen Trainings geraten, und das Negativprinzip war eines der am häufigsten angewandten Trainingsprinzipien des Bodybuilding (COLOMBO 1987, 92-94). Die dabei propagierte Form der Anwendung des Negativtrainings bestand dabei in der Durchführung negativer Wiederholungen, nachdem das Muskelversagen bereits eingetreten war, d. h. die negativen Wiederholungen werden an den Trainingssatz angeschlossen, wenn keine konzentrische Wiederholung mehr möglich ist. Das Gewicht muss dann durch die Hilfe eines Trainingspartners oder unter Anwendung des Abfälschungsprinzips in die Ausgangsposition gebracht werden und wird vom Trainierenden kontrolliert gegen die Gravitation abgesenkt. Die dabei zugrunde liegende Überlegung war die, dass durch das Hinzufügen negativer Wiederholungen im unmittelbaren Anschluss an einen Trainingssatz die Muskulatur stärker überlastet werde als durch die ausschließliche Verwendung konzentrischer Kontraktionen. Inzwischen geht man davon aus, dass selbst korrekt durchgeführtes exzentrisches Training unerwünschte Schäden im Muskelgewebe verursachen kann, die

so gravierend sind, dass eine Hypertrophie unwahrscheinlich wird (PAHLKE/PETERS 1991, 8-9). Es gibt jedoch eine Möglichkeit, die Vorteile des exzentrischen Trainings zu nutzen, ohne kontraproduktive Schädigungen in Kauf nehmen zu müssen. Der für die Muskelschädigung entscheidende Faktor bei exzentrischen Kontraktionen ist die Geschwindigkeit, mit der das Gewicht während des negativen Teils der Übungsausführung abgesenkt wird. Forschungsergebnisse jüngeren Datums zeigen, dass die Verletzungen durch Formen exzentrischer Muskelarbeit auf die Querbrückenverbindungen zwischen den Aktin- und Myosin-Filamenten zurückzuführen sind (LIEBER/FRIEDEN 1993, 520-526). Bei einer langsamen exzentrischen Kontraktion können die Querbrückenverbindungen sich noch an die veränderten Längenverhältnisse anpassen, während bei einer zu schnellen Ausführung diese Anpassungsvorgänge nicht rechtzeitig stattfinden können, was letztlich Mikrotraumata provoziert (McCULLY/FAULKNER 1986, 293-299).
Daraus sind für die Anwendung exzentrischen Trainings im Bodybuilding zwangsläufig die folgenden Konsequenzen abzuleiten:

Die Durchführung exzentrischer Muskelarbeit hat durchaus ihre Berechtigung. Wenn wie im Bodybuilding eine möglichst intensive Überlastung der Muskulatur angestrebt wird, kann sie sogar eine durchaus geeignete Maßnahme zur Steigerung der Trainingsintensität sein. Dies gilt jedoch nur für trainingserfahrene Athleten. Bei Personen, die gerade erst mit dem Training begonnen haben, lassen sich keine signifikant größeren Steigerungen der Kraftwerte durch die Betonung der negativen Belastungsphase erzielen (FLECK/KRAEMER 1996, 207). Zur Vermeidung kontraproduktiver Muskelschädigungen müssen überdies die folgenden Grundsätze berücksichtigt werden:

1. Ausschließlich exzentrische Belastungsformen sind unbedingt zu vermeiden. Negative Intensivwiederholungen sollten nur im Anschluss an einen Trainingssatz durchgeführt werden, bei dem zuvor die maximal mögliche Zahl positiver Wiederholungen bereits ausgeführt wurde.

2. Wenn mit negativen Wiederholungen trainiert wird, so ist unbedingt sicherzustellen, dass die Bewegungsausführung langsam und kontrolliert ist. Wird es dem Athleten aufgrund fortschreitender Ermüdung unmöglich, den negativen Teil der Bewegung langsam und kontrolliert durchzuführen, so ist der Satz abzubrechen.

4.9 Faserspezifisches Training

Im Vordergrund der sog. Trainingsprinzipien der Bodybuilder stehen die Intensitätstechniken, die auf ein Training bis zum momentanen Muskelversagen ausgerichtet sind. Diese wurden später u. a. erweitert um das „Prinzip der kompensatorischen Akzelleration“ sowie das „light-heavy-Prinzip“ bzw. das Prinzip der alternierenden Lasten. Diese beiden Trainingsmethoden wurden stark beeinflusst von der Erforschung der menschlichen Muskelfasertypen. Früher unterschied man lediglich die ermüdungsresistenten roten von den leicht ermüdbaren weißen Muskelfasern. In den folgenden Jahren wurden immer wieder neue Klassifizierungsmodelle entworfen, wobei sich heute weitgehend die Einteilung nach BURKE (1981, 345-422) durchgesetzt hat. Danach unterscheidet man die folgenden drei Kategorien:

1. schnelle Muskelfasern mit hoher Ermüdbarkeit, die deshalb abgekürzt als FF (fast fatigue) bezeichnet werden,
2. schnelle, aber ermüdungsresistente FR (fatigue resitent)-Fasern,
3. langsame S (slow)-Fasern mit hoher Ausdauerfähigkeit.

Diese Erkenntnisse hatten großen Einfluss auf die Trainingsmethoden des Bodybuildings. Sie führten zu der Überlegung, dass eine maximale Hypertrophie sich nur dann erzielen ließe, wenn man alle Muskelfasertypen optimal stimuliere. Das übliche Bodybuilding-Training mit kurzen Ruhepausen zwischen den Sätzen und einem hohen Trainingsumfang sei zwar effizient für die Stimulierung der langsamen Fasern, vernachlässige aber die schnellen. Deshalb sei es unbedingt erforderlich, Methoden des Schnellkrafttrainings ins Bodybuilding zu integrieren, da sich diese Trainingsform als eine wirksame Maßnahme zur selektiven Beanspruchung der schnellen Muskelfasern erwiesen habe. Aus diesem Grund wurde Bodybuildern empfohlen, mit kompensatorischer Akzelleration zu trainieren oder das Prinzip der alternierenden Lasten anzuwenden, so dass die Trainingseinheiten für eine bestimmte Muskelgruppe immer abwechselnd auf die roten und die weißen Fasern ausgerichtet sind. Diese Formen des Trainings entsprechen in vielen zentralen Punkten der Schnellkraftmethode. So stimmen Reizintensität, Reizdichte und Reizumfang durchaus mit den Parametern der Schnellkraftmethode überein. Es gibt jedoch einen Aspekt, der es fraglich erscheinen läßt, ob Bodybuilder bei ihrer Variante des Schnellkrafttrainings tatsächlich eine selektive Hypertrophie der schnellen Muskelfasern hervorrufen können. Wenn nämlich bis zum Punkt des momentanen Muskelversagens trainiert wird, sinkt die Bewegungsgeschwindigkeit gegen Ende des Satzes

aufgrund der fortschreitenden Ermüdung so stark, dass eine gezielte Beanspruchung der weißen Fasern nicht mehr gewährleistet ist. EHLENZ/GROSSER/ZIMMERMANN (1991, 107) raten beim Muskelaufbautraining für schnelle Fasern daher: „Kommt es zu einer spürbaren Verringerung des Bewegungstempos, ist der Satz abzubrechen, da ansonsten langsame Fasern angesprochen werden." Genau das Gegenteil ist jedoch Grundlage des Trainings im Bodybuilding, nämlich das Intensitätstraining bis zum Punkt des momentanen Muskelversagens oder sogar darüber hinaus. Die im Bodybuilding übliche Praxis, auch im Schnellkrafttrainng bis zum Muskelversagen zu trainieren, ist zwar in gewisser Weise konsequent, stellt jedoch den Nutzen dieser Trainingsmethode in Frage.
Was die Trainingsmethoden der Bodybuilder überdies komplizierte, war die Erkenntnis, dass man nicht einfach nur weiße und rote Muskelfasern unterscheidet. Einige Autoren im Bodybuilding fordern eine Berücksichtigung des aktuellen Forschungsstands (NOTH 1994, 35), nach dem man die verschiedenen Muskelfasertypen wie folgt unterscheidet:

Typ I: Langsame Muskelfasern mit hoher Ermüdungsresistenz und geringem Glykogen- und Mitochondriengehalt. Muskelfasern vom Typ I finden sich vorwiegend in der roten Muskulatur und weisen ein dichtes Kapillarnetz und eine gute Energieversorgung auf. Sie kommen daher vorwiegend bei langandauernden Bewegungen mit geringem Kraftaufwand zum Einsatz.

Typ IIA: Schnelle Muskelfasern mit hoher Ermüdungsresistenz. Wegen ihres hohen Gehalts an glykolytischen und oxidativen Enzymen werden sie vor allem bei lang ausgeführten Muskelkontraktionen mit relativ hoher Kraftentwicklung eingesetzt.

Typ IIB: Schnelle, leicht ermüdbare Muskelfasern mit geringem Mitochondrien-, aber hohem Glykogengehalt. Die Energiebereitstellung erfolgt schnell und über die Glykolyse. Fasern vom Typ IIB sind wichtig für intermittierende Belastungen mit hohem Kraftaufwand.

Typ IIC: Intermediärfasern, deren Eigenschaften zwischen Typ I und Typ II eingeordnet werden.

Diese etwas genauere Kategorisierung der verschiedenen Muskelfasertypen hat man auch im Bodybuilding zur Kenntnis genommen und sich damit auseinandergesetzt. Eine Folge dieser Auseinandersetzung bestand darin, dass der Entwicklung der Typ II-Fasern absolute Priorität eingeräumt

werden sollte, da diese Fasern das höhere Kraftpotential besitzen. Die Typ I-Fasern wurden gewissermaßen als reine „Ausdauerfasern“ und damit als für Bodybuilder uninteressant eingestuft. Bodybuildern wurde daher geraten, sich voll und ganz auf die Entwicklung der Typ II-Fasern zu konzentrieren.
Diese Konzentration beinhaltete zwei Thesen:

1. Ein Verzicht auf aerobes Training gewährleistet, dass es nicht zu Umwandlung von Typ II- in Typ I-Fasern kommen kann.
2. Durch gezieltes Schnellkrafttraining sollen Typ I- in Typ II-Fasern umgewandelt werden.

Bei einer Umwandlung von schnellen in langsame Fasern befürchtete man negative Auswirkungen auf das Hypertrophiepotential der Muskulatur. Diese Befürchtungen können jedoch als unbegründet zurückgewiesen werden, da eine solche Umwandlung von Typ IIA- nach Typ I-Fasern zwar möglich ist (SALTIN/GOLLNICK 1983, 555-631), aber selbst bei einem intensiven Ausdauertraining von mehrmonatiger Dauer jedoch nur eine Größenordnung von wenigen Prozent erreicht und daher kaum von Bedeutung ist (BILLETER/HOPPELER 1994, 64-65). Unabhängig von diesem rein quantitativen Befund gibt es ohnehin keine Veranlassung, einen hohen Anteil an langsamen Fasern als einen leistungsmindernden Faktor anzusehen.
Anders verhält es sich mit dem Versuch, den Anteil an Typ II-Fasern durch gezieltes Schnellkrafttraining zu erhöhen, was NOTH (1994, 36-37) wie folgt erläutert:

„Der Versuch, im Training durch maximale Schnellkraftkontraktionen langsame in schnelle Muskelfasern umzuwandeln, ist von vornherein zur Erfolglosigkeit verurteilt. Ursache hierfür ist die Tatsache, dass große Teile der Muskulatur zwangsläufig im Tagesablauf statisch belastet sind, um das Körpergewicht aufrecht zu erhalten und dadurch gegenläufige Stimulationsreize erhalten.“

Trotz all dieser Einwände gibt es im Bodybuilding immer wieder Überlegungen zum vorrangigen Aufbau der schnellen Muskelfasern. ALLEN (1997, 84-86) geht hier noch weiter, indem er postuliert, dass Bodybuilder ihr Hauptaugenmerk auf die Hypertrophie der Typ IIb-Fasern richten sollten und skizziert ein Trainingsprogramm, das er hierfür als geeignet ansieht.
Bei all diesen Aspekten, die für ein wirksames faserspezifisches Training berücksichtigt werden müssen, insbesondere was das Training der schnellen Muskelfasern betrifft, stellt sich natürlich die grundsätzliche

Frage, ob ein solches Training für Bodybuilder überhaupt notwendig und sinnvoll sei. Alle Methoden des Schnellkrafttrainings, auch die kompensatorische Akzelleration und ihre Variante „light-heavy-Prinzip“ stimmen darin überein, dass es nur dann zur gezielten Beanspruchung der schnellen Fasern kommt, wenn die Bewegungsausführung von ausreichend explosiver Geschwindigkeit ist. Beim gezielten Training dieser Fasern muss der Satz abgebrochen werden, bevor die Geschwindigkeit so weit absinkt, dass die Belastung auf die langsamen Fasern verlagert wird. Im Hypertrophietraining steht jedoch die umfassende Ausschöpfung im Vordergrund. Das Prinzip der kompensatorischen Akzelleration steht damit im Widerspruch zur Erschöpfungsmethode des Bodybuildings. Das von Befürwortern des faserspezifischen Trainings angeführte Argument, eine maximale Muskelhypertrophie sei nur dann möglich, wenn neben den langsamen Fasern auch die schnellen trainiert werden, basiert auf der Prämisse, dass die Typ II- Fasern beim herkömmlichen Bodybuilding nur unzureichend stimuliert würden. Für die Richtigkeit dieser These lassen sich keinerlei Anhaltspunkte finden. Vielmehr haben diverse Autoren darauf hingewiesen, dass bei maximaler Belastungsintensität wie im Bodybuilding *alle* Muskelfasertypen angesprochen werden (EHLENZ/GROSSER/ZIMMERMANN 1985, 20). Selbst in dem Artikel von LAICH (1989, 65), in dem die potenziellen Vorzüge muskelfaserspezifischen Trainings für Bodybuilder ausführlich diskutiert werden, findet sich der häufig übersehene Hinweis: „Bei hundertprozentiger Intensität werden die ganze Zeit alle Fasern beansprucht.“ Untersuchungen der Muskelfaserstruktur von Bodybuildern (MacDOUGALL/SALE/ELDER/SUTTON 1982, 117-126; TESCH/KARLSON 1985, 1716-1720) zeigen sogar „eine bevorzugte Hypertrophie der Typ II-Einheiten“ (MacDOUGALL 1994, 233). Bei einem Vergleich der Muskelfaserquerschnitte im Bizeps brachii von Leistungsbodybuildern und einer Vergleichsgruppe Untrainierter konnte man feststellen, dass die Typ I-Fasern der Bodybuilder einen um 38% größeren Querschnitt aufwiesen als die der Kontrollgruppe, während es bei den Typ II-Fasern sogar 58% waren (MacDOUGALL/SALE/ ALWAY/SUTTON 1984, 1399-1403).

Bei der Trainingsintensität des Bodybuildings werden alle Fasertypen aktiviert. Die bevorzugte Hypertrophie der schnellen Fasern erklärt sich dadurch, dass ihre hohe Reizschwelle unter Alltagsbedingungen selten überschritten wird. Bei hochintensivem Training kommt es daher zu einer relativ größeren Beanspruchung dieser Fasern (MacDOUGALL 1994, 233).

Damit ist ausreichend belegt, dass beim Hypertrophietraining sowohl die langsamen als auch die schnellen Muskelfasern aktiviert werden. Ein

muskelfaserspezifisches Training ist daher für Bodybuilder nicht unbedingt erforderlich. Im Gegensatz zu anderen Kraftsportlern geht es ihnen lediglich um den Aufbau von Muskelsubstanz. Schnellkraftfähigkeiten werden von ihnen in der Regel nicht gefordert.
Die Kontroverse, ob die Trainingssätze bis zum Punkt des momentanen Muskelversagens zu führen seien, oder ob ein Satz zur Entwicklung Typ II-Einheiten bei zu geringer Geschwindigkeit abzubrechen sei, muss beim Bodybuilding eindeutig zugunsten des Trainings bis zum Muskelversagen beantwortet werden.

4.10 Reduktionssätze

„Reduktionssätze", auch: „descending sets" (GASPARI 1990, 33) oder (THOBURN 1995, 70-74) sind eine populäre Methode zur Steigerung der Trainingsintensität im Bodybuilding sind. Dabei ist zu berücksichtigen, dass die Ermüdungsaufstockung umso größer ausfällt, je schneller der Satz fortgesetzt werden kann. Viele Bodybuilder geben aus diesem Grund dem „working down the rack" den Vorzug vor dem „stripping" oder arbeiten an Trainingsmaschinen, an denen eine Gewichtsreduzierung ohne großen Aufwand vorgenommen werden kann.
Eine Variante des Trainings mit Reduktionssätzen besteht darin, nicht erst einen Satz bis zum Muskelversagen auszuführen, das Gewicht zu reduzieren und dann mehrere weitere Wiederholungen zu machen. Eine besonders intensive Version des Reduktionssatzes für erfahrene Bodybuilder beschreibt HATFIELD (1984, 25). Dabei wird jede einzelne Wiederholung mit einer anderen Gewichtsbelastung ausgeführt. Die erste Wiederholung wird mit einem für das Bodybuilding unüblich hohen Gewicht von etwa 95% des 1RM ausgeführt. Für die zweite Wiederholung wird das Gewicht auf circa 90% des 1RM reduziert. Im weiteren Verlauf des Satzes erfolgt vor jeder Wiederholung eine Gewichtsreduktion um jeweils 5%. Auf diese Weise erreicht man eine Steigerung der Intensität ohne zeitliche Verlängerung des Satzes, d. h. die Intensivierung erfolgt nicht erst nach Eintreten des Muskelversagens, sondern bereits von der ersten Wiederholung an.
Rückschlüsse hinsichtlich der Effektivität von Reduktionssätzen für den Muskelaufbau ermöglicht eine Untersuchung von BERGER/HADARGE (1967, 715-718), bei der die Probanden in zwei Gruppen eingeteilt wurden. Beide Gruppen trainierten an drei Tagen pro Woche jeweils einen Satz Bankdrücken. Die Untersuchungsdauer betrug acht Wochen. Die Kontrollgruppe absolvierte zehn Wiederholungen mit einem Gewicht von 10RM, d. h. es wurde bis zum Muskelversagen trainiert. Die Probanden in der Versuchsgruppe absolvierten einen Reduktionssatz, indem sie das

Gewicht nach jeder einzelnen Wiederholung reduzierten, wobei sie mit dem Gewicht für 1RM begannen und anschließend neun weitere Wiederholungen mit dem jeweiligen Maximalgewicht ausführten.
Nach acht Wochen war in beiden Gruppen ein signifikanter Kraftzuwachs zu verzeichnen. In der Gruppe, die mit dem Reduktionssatz trainiert hatte, fiel der Kraftzuwachs signifikant größer aus als in der 10RM-Gruppe. Was diese Studie besonders aussagekräftig macht, ist die Tatsache, dass die Trainingsintensität der einzige abweichende Faktor zwischen beiden Untersuchungsgruppen war. Alle anderen Belastungsnormative (Reizdauer, Reizumfang und Reizdichte) waren identisch. BERGER/HARDAGE überprüften zwar nicht, ob der Kraftgewinn allein auf eine verbesserte intramuskuläre Koordination oder auch auf eine Muskelquerschnittsvergrößerung zurückzuführen war. Die Ergebnisse anderer Studien ermöglichen jedoch eine Interpretation der Ursachen des Kraftgewinns. Laut FLECK/KRAEMER (1996, 194) muss man davon ausgehen, dass mindestens 16 Trainingseinheiten erforderlich sind „for a significant amount of hypertrophy to take place in the muscle“. Bei 24 Trainingseinheiten in einem Zeitraum von acht Wochen deutet der signifikant größere Kraftgewinn der Reduktionssatzgruppe von BEGER/HARDAGE (1967) darauf hin, dass durch die Reduktionssätze eine stärkere Muskelquerschnittsvergößerung erzielt werden konnte als durch die 10RM-Sätze.

4.11 Isolationsübungen

Übungen, die einen bestimmten Muskel oder sogar einen bestimmten Bereich dieses Muskels „isoliert“ belasten sollen, werden als Isolationsübungen bezeichnet. Die unterschiedlichen Definitionen lassen sich am Beispiel des Bizepstrainings verdeutlichen. Langhantelcurls gelten als Grundübung, weil sie alle Bereiche des Bizeps gleichermaßen trainieren. Armbeugen an einer Scottbank (Armbeugen mit fixierten Oberarmen, wodurch ein Abfälschen der Bewegung ausgeschlossen werden soll) gelten hingegen als „Isolationsübung“ für den Bizeps, während man durch Armbeugen mit neutralem Griff (sog. Hammercurls) einen ganz bestimmten Bereich der Armbeugemuskulatur, nämlich den M. brachialis, isoliert anzusprechen versucht. HATFIELD (1988b, 92-94) versucht Bodybuildern anhand genau dieses Beispiels zu verdeutlichen, dass eine Muskelisolation in der oben beschriebenen Weise nicht möglich sei, indem er alle acht Muskeln auflistet, die beim Beugen des Armes synergistisch agieren (Bizeps brachii, Brachialis, Brachioradialis, Pronator teres, Flexor carpi longus, Flexor carpi ulnaris, Flexor digitorum superficialis und Palmaris longus). Eine isolierte Kontraktion einzelner an der Bewegung beteiligter Muskeln kann daher unabhängig von der Art der ausgeführten Übung definitiv ausgeschlossen werden. Bereits bei YESSIS (1985, 66) findet sich ein entsprechender Hinweis:

„Bodybuilder und andere Sportler legen beim Training an den Gewichten großen Wert darauf, die Muskeln zu ‚isolieren'. Manche behaupten, man könne seine Muskeln an Trainingsmaschinen besser isolieren als beim Training mit freien Gewichten, andere sind gegenteiliger Ansicht. Aber alle sind sich einig, dass man mit Isolation die Muskulatur am besten entwickelt."

Weiter führt er aus, dass eine isolierte Reizung bestimmter Teile eines Muskels zwar im Labor durch elektrische Stimulierung einzelner motorischer Einheiten, nicht aber durch Trainingsreize realisierbar sei (YESSIS 1985, 66). Ungeachtet dieser Erläuterungen behauptet sich im Bodybuilding der Glaube an die Möglichkeit der Muskelisolation durch entsprechende Übungen. Der Hauptgrund hierfür dürfte auf praktische Trainingserfahrungen zurückzuführen sein, da Bodybuilder immer wieder ihre Eindrücke schildern, wie die eine oder andere Übung einen ganz bestimmten Bereich eines Muskels beansprucht habe. Als „Beweis" für diese gezielte Beanspruchung gilt meist ein wahrnehmbarer Muskelkater in der entsprechenden Region. Dieser scheinbare Widerspruch läßt sich jedoch leicht erklären. Auch wenn es völlig unmöglich ist, einzelne Muskeln einer isolierten Beanspruchung zu unterziehen, so kann es durch verschiedenen Variationen bestimmter Übungen zu einer Verlagerung der Hauptbeanspruchung kommen, d. h. es kontrahieren zwar alle beteiligten Muskeln, aber der Grad der Stimulation kann in den verschiedenen Muskeln unterschiedlich sein, was anhand elektromyographischer Messungen überprüfbar ist (BARNETT/KIPPERS/TURNER 1995, 222-227).
Durch die Relativierung des Isolationsprinzips muss auch das Zieltrainingsprinzip neu überdacht werden. Ein Zieltraining läßt sich schließlich nur dann realisieren, wenn auch tatsächlich die Möglichkeit zur unterschiedlichen Beanspruchung verschiedener Muskelabschnitte gegeben ist. Aus diesem Grund gilt das Isolationstraining als Grundlage für die Möglichkeit zur Formung der Muskulatur nach den jeweiligen eigenen individuellen Vorstellungen (SCHWARZENEGGER 1986, 149).

4.12 Das Zieltrainingsprinzip

Das Zieltrainingsprinzip besagt z. B., dass durch Abweichungen von der üblichen Variante des Bankdrückens (auf einer horizontalen Flachbank, mit

etwa schulterweitem Griff) verschiedene Bereiche der trainierten Muskeln stärker belastet werden können.
So geht man davon aus, dass beim Bankdrücken auf einer negativ geneigten Bank, dem sog. „decline“-Drücken, die Hauptbelastung auf dem sternokostalen Bereich des Pectoralis major liegt, während Schrägbankdrücken mit einer positiven Neigung vorrangig auf den klavikularen Bereich abzielt (TANNY 1989, 126-128 und 257-258).
Neuere Untersuchungen anhand von EMG-Analysen ermöglichen es, diese Annahmen zu überprüfen. Dabei zeigen sich einige bemerkenswerte Ergebnisse. Die EMG-Aktivität des klavikularen Bereichs der Brustmuskulatur ist während des Schrägbankdrückens nicht signifikant größer als bei der Standardvariante. Auch der sternokostale Bereich wird beim Drücken auf der nach unten geneigten Bank entgegen der allgemeinen Annahme nicht stärker beansprucht als bei der üblichen Variante. Die Vorteile einer Veränderung des Neigungswinkels der Bank beim Bankdrücken sind weitaus geringer als bislang angenommen wurde. Dass auch der klavikulare Bereich der Brustmuskulatur durch einfaches Bankdrücken eine ausreichende Stimulierung erfährt, wie bereits von McLAUGHLIN (1984, 20-21) behauptet, wird durch die Daten von BARNETT/KIPPERS/TURNER (1995, 224-225) bestätigt. Es ist daher nicht in jedem Fall notwendig, die übliche Variante des Bankdrückens durch Schrägbankdrücken zu ersetzen. Was die Gesamtbelastung aller beteiligten Muskeln betrifft, ist normales Bankdrücken dem Schrägbankdrücken sogar weit überlegen. Beim Schrägbankdrücken befindet sich der Körper in einer ungünstigeren Position als beim Bankdrücken. Dies führt nicht nur dazu, dass keine signifikante Steigerung der Belastung der oberen Brustmuskulatur realisiert werden kann, sondern bewirkt überdies eine signifikant geringere Stimulierung des unteren Brustbereiches sowie der Trizepse. Lediglich die Schultermuskulatur wird beim Schrägbankdrücken geringfügig stärker beansprucht als beim Bankdrücken.
Die EMG-Analysen zeigen darüber hinaus noch einen weiteren Zusammenhang auf: Ein Faktor, der durchaus geeignet ist, eine Verlagerung der Beanspruchung herbeizuführen, ist die Griffbreite beim Bankdrücken. Mit Ausnahme des sternokostalen Bereichs der Brustmuskulatur, der von der Griffweite weitgehend unbeeinflusst bleibt, zeigt sich bei einem schulterweiten Griff eine stärkere Stimulierung aller beteiligten Muskeln als das bei einen breiteren Griff der Fall ist. Nach dem derzeitigen Stand der Forschung ist nicht der Neigungswinkel der Bank, sondern vielmehr die richtige Griffweite das entscheidende Kriterium für das Training des klavikularen Bereichs der Brustmuskulatur. Bei einem schulterweiten Griff ist die EMG-Aktivität in der oberen Brustmuskulatur

deutlich höher als bei einem doppelt so breiten Griff. Bei der engeren der beiden Griffvarianten ist die Beanspruchung der beteiligten Muskeln größer, obwohl bei der breiteren Variante durchweg mehr Gewicht bewältigt werden konnte. Dieser scheinbare Widerspruch erklärt sich dadurch, dass Drückbewegungen mit einem engeren Griff über eine größere Wegstrecke ausgeführt werden als bei einer breiteren Griffhaltung.
Dass Modifikationen der Griffbreite eine Verlagerung der Beanspruchung ermöglichen, ist eine der grundlegenden Hypothesen, auf denen das Zieltrainingsprinzip beruht. Allerdings ging man immer davon aus, dass durch eine Verringerung des Handabstandes die Hauptbeanspruchung von der Brustmuskulatur weggenommen und auf die Trizepse verlagert werde. Die verstärkte Inanspruchnahme der Trizepse findet sich in Untersuchungen durchaus bestätigt. Ursache hierfür ist jedoch entgegen der verbreiteten Annahme keine Belastungsverlagerung, sondern eine erhöhte muskuläre Aktivierung insgesamt (BARNETT/KIPPERS/TURNER 1995, 224-225). Sowohl Trizeps als auch die Brust- und Schultermuskulatur lassen sich sehr effektiv bei etwa schulterweiter Griffhaltung stimulieren. Hiervon abweichende Griffweiten ins Trainingsprogramm zu integrieren, ist nicht in jedem Fall erforderlich. Was die Trainingsplanung außerdem vereinfacht, ist die Tatsache, dass laut CLEMONS/AARON (1997, 82-87) bei allen Varianten des Bankdrückens mit verschiedenen Griffhaltungen die Trizepse stärker aktiviert werden als alle anderen beteiligten Muskeln.
Daraus kann geschlossen werden, dass die übliche Standardvariante des Bankdrückens offensichtlich die effektivste Möglichkeit zur Stimulierung aller an der Drückbewegung beteiligten Muskeln darstellt. Ähnliches gilt auch für andere elementare Mehrgelenksübungen. Für weit fortgeschrittene Athleten kann es aus Gründen der Trainingsperiodisierung sinnvoll sein, die Standardvarianten zu modifizieren. Weniger Fortgeschrittene sollten sich hingegen auf genau diese Standardvarianten konzentrieren, um eine maximale Aktivierung der jeweiligen Muskeln zu erzielen.
Auch die Unterkörpermuskulatur war schon Gegenstand entsprechender Untersuchungen. WRIGHT/DELONG/GEHLSEN (1999, 168-174) untersuchten die Aktivität der Beinbeuger bei drei verschiedenen Übungen. Mit dem Beinbeugen, der Hantelkniebeuge und dem Kreuzheben mit gestreckten Beinen verglichen sie drei Übungen, die hinsichtlich ihre Effektivität für das Training der Beinbeuger sehr unterschiedlich eingestuft werden. Die Hantelkniebeuge gilt als nützliche Grundübung für die Gesäß- und Beinstreckmuskulatur, aber als völlig ungeeignet für das Training der Beinbeuger. Kreuzheben mit gestreckten Beinen gilt als bedingt geeignete Übung für die Beinstrecker und das Beinbeugen an entsprechenden Trainingsmaschinen als Übung der Wahl für die Beinbeugemuskulatur (vgl. SCHWARZENEGGER/HALL 1984, 232-234).

Die EMG-Analyse von WRIGHT/DELONG/GEHLSEN (1999, 168-174) fand jedoch keinen signifikant unterschiedlichen Aktivierungsgrad der Beinbeuger während der Übungen „Kreuzheben mit gestreckten Beinen“ und „Beinbeugen an der Maschine“. Ein Ergebnis, das die meisten Bodybuilder ebenso überraschen dürfte, wie die lediglich um 30% geringere Aktivierung dieser Muskulatur während der Hantelkniebeuge.

Da es offenbar nicht möglich ist, einzelne an komplexen Bewegungen beteiligte Muskeln zu „isolieren“, muss nachhaltig bezweifelt werden, dass das Zieltrainingsprinzip auch tatsächlich leisten kann, was Bodybuilder sich von ihm erhoffen, nämlich die Möglichkeit, den Körper exakt nach den eigenen Vorstellungen zu modellieren. Auch wenn sich anhand von EMG-Analysen belegen läßt, dass verschiedene Übungen in bestimmten Muskeln eine höhere EMG-Aktivität bewirken als in anderen Muskeln, die ebenfalls an der Ausführung dieser Übung beteiligt sind, arbeiten sie dennoch nie isoliert, sondern immer synergistisch. Eine rein selektive Hypertrophie ist somit auszuschließen. Außerdem gilt es hier zu bedenken, dass die bislang festgestellten unterschiedlichen Aktivierungsgrade meist insignifikant waren oder aber nur wenige Prozent betrugen (BARNETT/KIPPERS/TURNER 1995, 224-227).
In Erwägung zu ziehen ist die Anwendung des Zieltrainingsprinzips daher lediglich für fortgeschrittene Bodybuilder mit Wettkampfambitionen, da auf diesem Niveau der Muskelentwicklung bereits unterschiedliche Nuancen von Bedeutung sein können.

Im Umkehrschluss bedeutet dies aber gleichzeitig: Abgesehen von der o. g. Einschränkung sollten Bodybuilder den elementaren Mehrgelenksübungen grundsätzlich den Vorzug geben. Die sog. Isolationsübungen sind nicht unbedingt erforderlich zur Erlangung einer umfassenden und ausgewogenen Muskelentwicklung.

Für diese Schlussfolgerung sprechen sowohl die Mechanismen der direkten als auch der indirekten Stimulierung von Muskelzuwachs. Die Überlegenheit der direkten Wirkung von Grundübungen auf das Muskelwachstum beruht auf der Aktivierung von wesentlich mehr muskulären Einheiten, als dies bei den sog. Isolationsübungen der Fall ist. Folglich wird auch eine größere Anzahl von Muskelfasern mit einem Hypertrophiereiz konfrontiert. Neben dieser direkten Induzierung von Muskelwachstum fördert ein aus Grundübungen bestehendes Trainingsprogramm die Muskelhypertrophie auch auf indirekte Weise. Dies belegen Studien über die hormonellen Auswirkungen verschiedener Trainingsformen (HÄKKINEN 1989, 9-24; KRAEMER/GORDON et al.

1991, 228-235). Dabei zeigte sich, dass es beim Krafttraining nur dann zu einem signifikanten Anstieg der Konzentration endogener anaboler Hormone im Blut und im Serum kommt, wenn zwei Voraussetzungen erfüllt sind:
Zum einen muss es sich um ein hochintensives Training handeln, wobei ein gewisser Schwellenreiz hinsichtlich der Intensität überschritten werden muss, bevor es zu der gewünschten Beeinflussung der Hormonspiegel kommt (VanHELDER/RADOMSKI et al. 1984, 31-34). Dies ist beim Bodybuilding mit seinen Intensitätstechniken der Fall, Zum anderen muss die jeweilige Übung eine ausreichende Zahl an Muskelfasern aktivieren. Wie groß die beanspruchte Muskelmasse dabei sein muss, ist nicht genau zu spezifizieren. Es steht jedoch fest, dass dies bei den elementaren Mehrgelenksübungen der Fall ist, wie Untersuchungen anhand der Übungen Bankdrücken und Kreuzheben explizit demonstriert haben (FAHEY/ROLPH et al. 1976, 31-34; GUEZENNEC/LEGER et al. 1986, 100-105).
Die auf diese Weise erreichte Ausschüttung anaboler Hormone ist in ihrer muskelaufbauenden Wirkung keineswegs auf die trainierte Muskulatur begrenzt, sondern induziert eine proteinanabole Reaktion im gesamten Organismus (KOPERA 1985, 11-18).

4.13 Schocktraining

Beim Schocktraining gibt es zwei unterschiedlichen Möglichkeiten zur Steigerung der Trainingsintensität. Die eine Variante des Schocktrainings besteht in der gleichzeitigen Anwendung verschiedener Intensitätstechniken in jedem einzelnen Trainingssatz. Nach dem Eintreten des momentanen Muskelversagens werden unterschiedliche Intensitätstechniken so hintereinander geschaltet, dass ein ermüdungsbedingter Abbruch des Satzes immer weiter hinausgezögert wird. Um den Satz trotz dieser Verlängerung innerhalb der Phase der alaktaziden Energiebereitstellung abzuschließen, sollte ein Gewicht gewählt werden, welches bereits nach wenigen Wiederholungen zum Muskelversagen führt. Anschließend hilft ein Trainingspartner bei einigen Intensivwiederholungen. Bei den ersten dieser Wiederholungen kann der Trainingspartner während der exzentrischen Kontraktionsphase zusätzlichen Druck auf die Hantel ausüben, so dass diese nach eintretendem Muskelversagen als negative Intensivwiederholungen ausgeführt werden. Ist dies dem Trainierenden nicht mehr möglich, schließen sich einfache Intensivwiederholungen an. Ist die Erschöpfung auch hierfür zu weit fortgeschritten, kann noch eine statische Kontraktion

oder sogar ein Reduktionssatz angeschlossen werden. Eine derart intensive Ausschöpfung wurde erstmals von MENTZER (1980) propagiert.
Neben dieser intensitätssteigernden Variante des Schocktrainings existiert eine weitere, auf SCHWARZENEGGER zurückgehende Variante, bei der nicht unbedingt die Trainingsintensität, sondern in erster Linie das Trainingsvolumen auf ein ungewöhnliches Maß gesteigert wird. Bei SCHWARZENEGGER/HALL (1984, 93-95) werden Trainingseinheiten unter Verwendung des Schockprinzips beschrieben, bei denen mehr als 50 Sätze einer Übung ausgeführt werden. Wie die Bezeichnung „Schocktraining“ impliziert, soll die Muskulatur durch dieses außergewöhnlich hohe Trainingsvolumen enorm überlastet werden, um weiteres Muskelwachstum anzuregen. Phasen der Stagnation sollen auf diese Weise überwunden werden. Das Schockprinzip gilt unter Bodybuildern als eine sehr wirksame Methode zum Muskelaufbau. Als Beleg dieser Wirksamkeit wird häufig auf eine deutliche Umfangszunahme der trainierten Muskulatur vom mehreren Millimetern hingewiesen. Diese Zunahme ist bereits am folgenden Tag zu beobachten und geht meist mit starken Muskelschmerzen einher (SCHWARZENEGGER/HALL 1984, 93-95). Eine weitere Begleiterscheinung, der erst in jüngster Zeit Aufmerksamkeit gewidmet wird, besteht in einer verminderten Streckung des betroffenen Gelenks in ungebeugter Position. Diese lange ignorierte Nebenwirkung des Schocktrainings sollte jedoch ebenso zu denken geben, wie die rasch eintretende Umfangszunahme des trainierten Muskels. Beide gelten als sichere Symptome überlastungsbedingter Muskelschäden: „Both a size increase in the muscle or a decrease in joint angle are due to swelling of the damaged muscle“ (FLECK/KRAEMER 1998, 136). Eine Muskelumfangszunahme nach Schocktraining kann daher keineswegs als eine Folge von Muskelzuwachs interpretiert werden, sondern resultiert vielmehr aus verletzungsbedingten Schwellungen. Der Nutzen des Schockprinzips im Muskelaufbautraining ist somit mehr als fragwürdig.
Für Bodybuilder, die an Wettkämpfen teilnehmen, kann das Schocktrainingsprinzip jedoch von großem Nutzen sein. Unter Wettkampfbodybuildern ist es üblich, eine bestimmte Muskelgruppe, die in Relation zu anderen Muskelgruppen nicht ausreichend ausgeprägt ist, am Vorabend des Wettkampfs mit so vielen Sätzen wie möglich zu belasten. Durch die Schwellungen, die diese Prozedur im Muskel hervorruft, erreicht man aus den oben aufgeführten Gründen eine Umfangszunahme, welche den Muskel am Wettkampftag größer erscheinen lässt, als er tatsächlich ist (SCHWARZENEGGER 1986, 636).

4.14 Reizvolumen

Ein Blick in die internationale Fachliteratur zeigt sehr deutlich, dass die Überlegenheit des Mehrsatz-Trainings beim Krafttraining zur Zeit wohl stärker in Frage gestellt wird, als jemals zuvor. Jüngste Forschungsergebnisse und Praxisberichte (PHILIPP 1999a) bieten Befürwortern des Einsatztrainings neue Argumente für die Relevanz ihres Konzeptes.
Auch die einschlägigen Quellen im Internet spiegeln diese Diskussion wieder. Interessanterweise ist die Kontroverse dabei geprägt von zwei äußerst gegensätzlichen Meinungslagern, die jeweils die eine oder die andere Variante favorisieren.
Den Aufsätzen von KIESER (1998) und PHILIPP (1999a, 1999b) ist es zu verdanken, dass die Frage der optimalen Satzzahl beim Krafttraining nun auch im deutschsprachigen Raum verstärkt diskutiert wird.
Die enorme Muskelhypertrophie, die Bodybuilder mit ihrem Muskelquerschnittstraining erzielen, wird dabei häufig als Beleg für die Überlegenheit des Mehrsatz-Trainings angeführt:

„While scientific training studies have typically employed 1 to 4 sets per muscle group per session, elite bodybuilders are reputed to perform from 9 to 24 sets per muscle group in a single training session. Consequently it is generally accepted that high training volumes, say, 3-6 sets per exercise for 3-4 exercises (...) represent the best way to achieve myogenic increases" (OSTROWSKI et al. 1997, 148).

SCHLUMBERGER/SCHMITTBLEICHER (1999, 10) bezeichnen es als „äußerst unwahrscheinlich, dass sich im Body-Building das Mehrsatz-Training zur größtmöglichen Muskelmassesteigerung durchgesetzt hätte, wenn Einsatz-Training gleichwertige Anpassung nach sich ziehen würde".
FLECK/KRAEMER (1987, 57) sprechen sogar von einem direkten Zusammenhang zwischen Satzzahl und Trainingserfolg: „The number of sets used in a workout is directly related to training results."
KOCH/HAFF (1999, 103) sehen in den hohen Belastungsumfängen, mit denen beim Bodybuilding gearbeitet wird, die Voraussetzung für die Erlangung einer ausgeprägten Muskelhypertrophie: „A bodybuilding routine produces great gains in muscle size. Most likely, the relatively high volume of sets and reps is the primary reason."
Als Beispiel für einen auf Muskelhypertrophie ausgerichteten Trainingsplan empfehlen sie ein sechs-Tage-Split-Programm mit hohem Satzvolumen:

Tabelle 2: typisches Bodybuilding-Programm nach KOCH/HAFF (1999)		
Erster und vierter Tag	*Zweiter und fünfter Tag*	*dritter und sechster Tag*
Brust-, Schulter- und Trizepstraining	**Rücken-, Bizeps- und Bauchtraining**	**Oberschenkel- und Wadentraining**
Bankdrücken: 4 Sätze á 6-10 Wdh	Rudern sitzend 4 Sätze á 8-12 Wdh	Hantelkniebeuge 4 Sätze á 10-15 Wdh
Bankdrücken auf negativ geneigter Bank 4 Sätze á 6-10 Wdh	Latziehen zum Nacken 4 Sätze á 8-12 Wdh	Beinpressen 4 Sätze á 8-12 Wdh
Fliegende Bewegung 4 Sätze á 6-10 Wdh	Latziehen zur Brust 4 Sätze á 8-12 Wdh	Kreuzheben mit gestreckten Beinen 4 Sätze á 10-15 Wdh
Butterfly 4 Sätze á 6-10 Wdh	Rudern in Vorbeuge mit Kurzhanteln 4 Sätze á 8-12 Wdh	Beinbeugen 3 Sätze á 8-12 Wdh
Nackendrücken mit Kurzhanteln 4 Sätze á 6-10 Wdh	Langhantelcurl 4 Sätze á 8-12 Wdh	Wadenheben im Sitzen 4 Sätze á 8-12 Wdh
Seitheben mit Kurzhanteln 4 Sätze á 8-12 Wdh	Kurzhantelcurl 4 Sätze á 8-12 Wdh	Wadenheben im Stehen 4 Sätze á 10-15 Wdh
Seitheben in Vorbeuge 4 Sätze á 8-12 Wdh	Curl mit Obergriff 4 Sätze á 8-12 Wdh	
Trizepsdrücken am Kabelzug 4 Sätze á 8-12 Wdh	Crunch 2-3 Sätze á 20-30 Wdh	
French Press 4 Sätze á 8-12 Wdh	Beinheben an Klimmzugstange 3 Sätze á 10-15 Wdh	

Viele Jahre lang galt das Mehrsatz-Training im Bodybuilding als die Methode der Wahl. Auch heute noch wird diese Einschätzung von einer Vielzahl von Autoren vertreten (vgl. FLECK/KRAEMER 1997, STONE et al. 1998, ZATSIORSKY 1995). Bemerkenswert an dem obigen Zitat von KOCH/HAFF ist der Umstand, dass darin nicht die extreme Trainingsintensität beim Bodybuilding als wahrscheinliche primäre Ursache für das ausgeprägte Muskelwachstum bezeichnet wird, sondern das hohe Volumen an Sätzen und Wiederholungen. Neben dieser eher traditionellen Einschätzung gibt es durchaus noch andere Standpunkte. Denn selbst im Bodybuilding, das gemeinhin als Beleg für den Erfolg eines Trainings mit hohem Belastungsvolumen gilt, wird die Überlegenheit des Mehrsatz-Trainings vermehrt in Frage gestellt (GIESSING 2000, 19-23).

Dabei ist die Befürwortung des Einsatztrainings keineswegs etwas Neues im Bodybuilding. Bereits 1980 veröffentlichte MENTZER mit „Heavy Duty" ein leidenschaftliches Plädoyer für das Einsatz-Training als Muskelhypertrophietraining für Bodybuilder.
Darin propagierte er bekanntlich ein extrem auslastendes Training von nur einem Satz pro Übung mit unmittelbar vorausgegangener Vorermüdungsübung (DARDEN 1983, 34, 66-67), die konsequente Nutzung mehrerer Intensitätstechniken während des einen Trainingssatzes sowie längere Regenerationszeiten zwischen den Trainingseinheiten.
Interessanterweise wurden lediglich seine Ausführungen zum hochintensiven Training rezipiert, und „Heavy-Duty-Training" wurde zum Synonym für das hochintensive Muskelhypertrophietraining der Bodybuilder. Die anderen Aspekte seines Konzepts wurden schlichtweg ignoriert. Abgesehen von seinen Überlegungen zur Trainingsintensität blieb sein Heavy-Duty-Konzept eine Außenseitermethode. Weiterhin blieb das Mehrsatz-Training die vorherrschende Trainingsweise. Was hierbei eine Rolle gespielt haben könnte, ist die Vehemenz und Kompromisslosigkeit, mit der MENTZER in zahlreichen Aufsätzen das Mehrsatz-Training als minderwertige Methode abqualifizierte. MENTZER selbst gelang unter Anwendung seines hochintensiven Einsatz-Trainings zwar der Gewinn des prestigeträchtigen Bodybuilding-Wettkampfs „Mr. Universe", sein Heavy-Duty-Konzept blieb vielen Bodybuildern jedoch weiterhin suspekt. Ein wichtiger Grund hierfür dürfte in einem Zusammenhang zu sehen sein, der bei der Diskussion über die optimale Satzzahl beim Krafttraining in der Zeitschrift *Leistungssport* mehrfach impliziert bzw. offen angesprochen wurde (KIESER 1998; PHILIPP 1999a, 26-28, 1999b, 27-34; SZUBSKI 1999, 35): Eine „enge Verbindung", die der Forschungsgruppe um POLLOCK mit dem Gerätehersteller Nautilus nachgesagt wird (vgl. SCHLUMBERGER/ SCHMIDTBLEICHER 1999, 10), besteht auch zwischen dem ursprünglichem Besitzer der Firma und MENTZER, der nie einen Hehl daraus machte, dass Überlegungen von Nautilus-Gründer JONES sein

Heavy-Duty-Konzept beeinflusst haben. JONES wurden von Bodybuildern jedoch vielfach rein kommerzielle Gründe für seine Befürwortung des Einsatz-Trainings unterstellt: "... the 'one-set-to-failure'-theory was devised by Arthur Jones to sell his expensive Nautilus machines to gym owners who had to have a high turnover of members to make any money. [They] could not have someone using a $2000 pullover machine for 5 sets of 10 reps", lautet dabei der Tenor der Vorwürfe, wie BASS (1999) ausführt. KRAEMER (1998, 132) bezeichnet die Überlegungen, die zur Entstehung des Heavy-Duty-Konzepts mit seinem Einsatz-Training geführt haben, sogar als pseudowissenschaftlich und unterstellt ebenfalls rein materielle Gründe für die Forderung nach Einsatz-Training, was nur dazu diene, die entsprechenden Geräte zu verkaufen:

„In the 1970s the pseudo science and marketing claims about weight training equipment and the associated philosophies to sell that equipment started to influence the decisions of strength coaches hungry for information."

Hinzu kam die Tatsache, dass das Wettkampf-Bodybuilding über Jahrzehnte hinweg von Athleten dominiert wurde, die ihren Erfolg ausdrücklich auf die Überlegenheit des Mehrsatz-Trainings zurückführten und konsequenterweise auch entsprechende Empfehlungen aussprachen. So findet sich bei SCHWARZENEGGER (1984, 195) die folgende: „I recommend at least 20 sets total for most body parts (...) and at least 15 to 16 sets for the biceps and the same for the triceps." Ähnliche Einschätzungen finden sich bei HANEY/ROSENTHAL (1993).

Dass seit einigen Jahren auch im Bodybuilding über die Frage debattiert wird, ob ein Einsatz-Training vielleicht eine gleichwertige oder gar überlegene Methode zur Erlangung einer extremen Muskelhypertrophie sei, dürfte nicht nur auf die entsprechenden Untersuchungsergebnisse zurückzuführen sein, sondern hängt wohl nicht zuletzt mit einem Umstand zusammen, auf den SZUBSKI (1999) hingewiesen hat: Dem Profi-Bodybuilder Dorian YATES gelang es durch ein modifiziertes Heavy-Duty-Training, sechsmal in Folge den „Mr. Olympia" und damit den wichtigsten Wettkampf des Profi-Bodybuildings zu gewinnen. In einer Trainingsanleitung (YATES/WOLFF 1993) beruft er sich auf MENTZERs Heavy-Duty Konzept als grundlegende Richtlinie und beschreibt sein hochintensives Training mit nur einem oder zwei Sätzen pro Übung und der konsequenten Nutzung von Intensitätstechniken in jedem Satz.

Der Erfolg von YATES und einigen anderen Bodybuildern, die mit dieser Methode erfolgreich sind, spaltet das Bodybuilding in Befürworter des

Einsatz-Trainings auf der einen Seite sowie des bislang üblichen Mehrsatz-Trainings auf der anderen. MENTZER wertet die zunehmende Akzeptanz des Einsatz-Trainings als die längst überfällige Bestätigung seines Konzepts und legt eine aktualisierte Neufassung vor (MENTZER 1997, 1998, 134-139).
Als Abgrenzung zum Heavy-Duty-Konzept hat sich für das traditionelle Mehrsatztraining des Bodybuildings die Bezeichnung „Volumentraining" etabliert (KRAEMER et al. 1995, 195).
In beiden Meinungslagern beruft man sich sowohl auf Untersuchungen, welche die jeweils favorisierte Methode als die bessere erscheinen lassen, als auch auf den Muskelzuwachs von Athleten, die ihr Training entsprechend gestalten.
Dass dieser Disput auch das Bodybuilding erfasst hat und beide Methoden von Bodybuildern in der Praxis mit Erfolg angewendet werden, zeigt sehr deutlich, dass der Verweis auf die enorme Muskelmasse von Bodybuildern nicht unreflektiert als Beleg für eine Überlegenheit des Mehrsatz-Trainings interpretiert werden kann.
Hier gilt die Aussage von CARPINELLI/OTTO (1998, 73), dass die vermeintliche Überlegenheit des Mehrsatz-Trainings lediglich die lange Zeit vorherrschende Meinung widerspiegelt. Die Feststellung von FEIGENBAUM/POLLOCK (1997, 48), dass ein Mangel an aussagekräftigen Untersuchungen hierzu konstatiert werden müsse, untermauern sie durch ihre Auswertung von 33 Studien, in denen zwar z. T. Unterschiede zwischen Einsatz- und Mehrsatz-Training ausgemacht werden konnten, die aber keinesfalls eine abschließende Bewertung ermöglichen.
PHILLIP (1999b) gibt daher mit Recht zu bedenken, dass sich die Ergebnisse der einschlägigen Studien wohl nur als Tendenzen in die eine (MESSIER/DILL 1985, MILLER et al. 1994, STARKEY et al. 1996, VINCENT et al. 1998) oder die andere Richtung (JACOBSON 1986, KRAMER et. al. 1997, SANBORN et al. 1998, MARX et al. 1998) deuten ließen.

Was die Vergleichbarkeit in besonderem Maße erschwert, sind die unterschiedlichen Trainingsintensitäten, mit denen in den verschiedenen Studien gearbeitet wurde. PHILLIP (1999a) vergleicht ein Mehrsatz- mit einem Einsatz-Training, wobei lediglich das Einsatz-Training hochintensiv betrieben wurde. Die beschriebenen Ausbelastungsstrategien kamen nur beim Einsatz-Training zur Anwendung, nicht aber beim Mehrsatz-Training. Ein Einsatz-Training nach der Heavy-Duty-Methode läßt sich nur bedingt vergleichen mit einem Mehrsatz-Training, bei dem die Sätze am Punkt des momentanen Muskelversagens abgebrochen wurden.

Dennoch zeigt diese Einzelfallstudie ebenso wie die vorliegenden Untersuchungen zur Effektivität des Einsatz-Training m. E. eines wieder einmal ganz deutlich: Entscheidend für ein Muskelhypertrophietraining ist das „High-Intensity-Training“ mit seinen zahlreichen Intensitätstechniken. Wenn ein solches hochauslastendes Intensitätstraining, wie es beim Bodybuilding üblich ist, betrieben wird, läßt sich zweifelsohne bereits mit nur einem Satz pro Übung eine Steigerung der Kraft und Muskelmasse erreichen.

Eine proportionale Beziehung zwischen Trainingsvolumen und Kraft- und Muskelzuwachs, welche die lange im Bodybuilding vorherrschende Maxime „the more, the better“ (OSRTROWSKI et al. 1997, 148) impliziert, besteht jedoch ganz sicher nicht (vgl. hierzu KIESER 1998).

Erwähnt werden müssen in diesem Zusammenhang auch die Auswirkungen verschiedener Trainingsvolumina auf die Freisetzung anaboler und kataboler Hormone. Diese wurden bislang meist als Argument für ein Mehrsatz-Training angeführt und durch entsprechende Untersuchungsergebnisse, in denen ein hohes Trainingsvolumen einen stärkeren Ausstoß anaboler Hormone bewirkte, belegt (MULLIGAN et al. 1996, 256-262, GOTSHALK et al. 1997, MARX et al. 1997). CRIST (1992) räumte diesem Aspekt sogar eine so große Bedeutung ein, dass er Bodybuildern sechs bis acht Sätze von jeder Übung empfahl. Dabei argumentierte er, ein solches Trainingsvolumen sei ideal zur Freisetzung großer Mengen menschlichen Wachstumshormons, welches nachweislich den Muskelaufbau unterstütze (CRIST et al. 1988). Dieses Trainingsvolumen dürfte jedoch die Regenerationsfähigkeit vieler Athleten übersteigen, insbesondere bei dem hochauslastenden Training des Bodybuildings. Hier ist zu beachten, dass OSRTROWSKI et al. (1997, 153-154) bereits bei vier Sätzen pro Übung „a shift in the testosterone/cortisol (anabolic/catabolic) ratio in some individuals, suggesting the possibilty of overtraining" feststellten.

Auch das Kriterium „Trainingserfahrung“ spielt bei der Suche nach der optimalen Anzahl der Sätze offensichtlich eine geringere Rolle, als bislang angenommen wurde.
Befürworter des Mehrsatz-Trainings gehen häufig als Faustregel davon aus, dass es für Anfänger völlig ausreichend sei, nur einen Satz pro Übung auszuführen, während Fortgeschrittene die Satzzahl progressiv erhöhen sollten, um weiterhin Trainingsfortschritte zu erzielen (KRAEMER 1996, 196, KRAMER/STONE et al. 1997, 143). Ein solcher Zusammenhang konnte in der oben erwähnten Untersuchung von OSTROWSKI et al.

(1997), an der ausschließlich Probanden mit mindestens einem Jahr Trainingserfahrung teilnahmen, ebensowenig festgestellt werden wie bei HASS et al. (1998).

Interessant ist dabei außerdem, dass auch in jüngeren Veröffentlichungen als Beleg dafür, dass drei bis fünf Sätze pro Übung die bestmögliche Satzzahl darstellen, noch immer auf BERGER (1962) und „the practices of elite strength/power athletes“ (STONE et al. 1998, 26) verwiesen wird. Hierbei sollten zwei Dinge nicht übersehen werden, nämlich zum einen, dass PHILLIP (1999, 29-30) anhand plausibler Argumente aufzeigen konnte, dass die bei BERGER (1962) abzulesenden Vorteile des Mehrsatz-Trainings wahrscheinlich als überbewertet gelten müssen. Zum anderen muss, was die Praxis führender Kraftsportler angeht, konstatiert werden, dass eine beachtliche Zahl erfolgreicher Bodybuilder nach dem Heavy-Duty-Prinzip trainieren. Hier ist neben zahlreichen anderen vor allem YATES zu nennen, der auch als amtierender Mr. Olympia, und damit exponiertester Repräsentant des Bodybuildings, nur einen oder zwei Sätze pro Übung absolvierte (YATES 1993, YATES/WOLFF 1993).

Athleten, die ein Krafttraining ausführen, um an Kraft und/oder Muskelmasse zuzulegen, damit sie leistungsfähiger für andere Sportarten werden, sollten das Einsatz-Training unbedingt als eine Option betrachten. Auch wenn noch nicht abschließend geklärt werden konnte, welche Trainingsmethode die größeren Kraft- und Muskelzuwächse bewirkt, so kann auch beim derzeitigen Stand der Forschung davon ausgegangen werden, dass bereits bei nur einem hochintensiven Satz pro Übung beachtliche Muskel- und Kraftzuwächse erzielt werden können. Die Zeitersparnis gegenüber dem Mehrsatz-Training beläßt dann mehr Raum für andere wichtige Trainingsinhalte, so dass bei einer Abwägung von Aufwand und Nutzen vieles für das Einsatz-Training spricht.
Doch wie verhält es sich beim Bodybuilding, bei dem der größtmögliche Muskelzuwachs das *alleinige* Trainingsziel ist und andere Fertigkeiten und Fähigkeiten praktisch keine Rolle spielen?

Eine weitere Frage, die an dieser Stelle aufgeworfen werden muss, ist die folgende: Wenn ein hochintensives Einsatz-Training nach dem Heavy-Duty-Konzept mindestens ebenso gute, wenn nicht gar bessere Resultate erbringt als ein konventionelles Mehrsatz-Training, bei dem am Punkt des momentanen Muskelversagens abgebrochen wird, wäre dann ein zweiter hochintensiver Satz eventuell noch besser als nur einer, oder würde ein weiterer hochauslastender Satz eher schaden als nutzen, da er einem

Übertraining Vorschub leisten würde, wie MENTZER (1993a, 19993b) argumentiert?

Der Einwand, dass die Erfolge eines periodisierten Mehrsatz-Trainings kaum mit denen eines nichtperiodisierten Einsatz-Trainings verglichen werden können, ist überaus plausibel, da die Vorteile einer Trainingsperiodisierung kaum geleugnet werden können. Dass nur selten angedacht wird, ob es nicht auch sinnvoll sein könnte, die Satzzahl im Sinne einer Periodisierung zu variieren, liegt wohl daran, dass die Suche nach der idealen Methode überwiegend als „entweder/oder-Diskussion“ geführt wird, bei der sich „zwei konkurrierende Meinungslager“ gegenüberstehen, wie PHILLIP (1999b, 32) die Situation treffend beschreibt.

Ein weiterer Aspekt, der bei dieser Diskussion nicht übersehen werden sollte, ist das *Gesamt*volumen des Bodybuilding-Trainings. KRAMER/STONE et al. (1997, 143-147) ließen ihre Probanden in der Einsatz-Gruppe nur einen Satz pro Muskelgruppe absolvieren. Die Versuchsteilnehmer trainierten somit nur insgesamt vier Sätze in einer Trainingseinheit für die Beine, Schultern, Brust und Bauch. Bodybuilder hingegen absolvieren in der Regel auch beim Einsatz-Training noch ein wesentlich höheres Trainingsvolumen, da sie üblicherweise mehrere Übungen pro Muskelgruppe ausführen, um die Zielmuskulatur aus verschiedenen Ansatzwinkeln heraus zu belasten (TANNY 1989, 126-128) und unterschiedliche motorische Einheiten zu rekrutieren (KRAEMER/FLECK 1998, 132-139). In der Regel nutzen sie dabei Split-Programme, bei denen wenige Muskelgruppen (z. B. Rücken und Bizeps oder Brust und Trizeps) in einer Trainingseinheit trainiert werden (TESCH 1994, 370-372). Beim Bodybuilding bedeutet Einsatz-Training, dass nur ein Satz pro Übung, aber nicht unbedingt, dass auch nur eine Übung *pro Muskelgruppe* ausgeführt wird.

Vor diesem Hintergrund läßt sich konstatieren, dass Einsatz-Training definitiv eine Option für Bodybuilder ist. Vieles spricht dafür, dass bei einem derart hochintensiven Training wie es Bodybuilder durchführen, das Gesamtvolumen nicht zu hoch sein darf. Wieviele Sätze pro Übung den größtmöglichen Muskelzuwachs induzieren, läßt sich nicht ohne weiteres definieren und ist wahrscheinlich individuell verschieden. Außerdem sollte hier nicht übersehen werden, dass die Regenerationsfähigkeit eines Athleten auch durch andere Faktoren beeinflusst wird als nur die Anzahl der Trainingssätze pro Übung. Relevant ist in diesem Zusammenhang z. B. die Frage, ob parallel zum Muskelaufbautraining auch ein aerobes Training absolviert wird und, wenn ja, in welchem Umfang und mit welcher Intensität.

Die üblichen Empfehlungen zum Trainingsumfang sehen eine kontinuierliche Erhöhung des Satzvolumens mit fortschreitender Trainingserfahrung vor. Diese beginnt beim Einsatz-Training für Anfänger und endet bei leistungssportlichen Bodybuildern mit einem Satzvolumen, welches nur durch zwei Trainingseinheiten pro Tag und sechs Trainingstage pro Woche zu bewältigen ist (SCHWARZENEGGER 1984, 198-213).

Die in den erwähnten Studien beobachtete Effektivität des Einsatz-Trainings legt dagegen nahe, dass die Progression des Trainings sinnvollerweise eher durch eine Steigerung der Trainingsintensität als des Trainingsvolumens erfolgen sollte.

4.15 Vermeidung von Übertraining

Dadurch, dass das Bodybuilding-Training zum einen hochintensiv sein muss und zum anderen häufig ein hohes Trainingsvolumen aufweist, arbeiten Bodybuilder stets an der Schwelle zum Übertraining. Dies ist eines der grundlegenden Probleme des Bodybuildings.
Das Reizvolumen muss daher sehr sorgfältig geplant werden. Wie oben bereits besprochen, lässt sich auch bei nur einem Satz pro Übung ein Muskelzuwachs erzielen.
Anfänger benötigen folglich kein Mehrsatz-Training. Darüber hinaus gilt es zu bedenken, dass eine Steigerung des Trainingsvolumens nicht unbedingt über die Erhöhung der Satzzahl erfolgen muss, sondern auch durch die Hinzunahme weiterer Übungen möglich ist.
Die erste Schwierigkeit ergibt sich bereits aus der Frage nach dem richtigen Zeitpunkt einer Steigerung des Trainingsvolumens oder der Intensität. Als Faustregel gilt hier, dass nach sechs bis zwölf Trainingseinheiten eine Steigerung der Trainingsintensität vorgenommen werden kann.
Mit zunehmender Trainingserfahrung kann auch das Trainingsvolumen schrittweise erhöht werden. Aufgrund der o. g. Zusammenhänge ist jedoch beim Muskelquerschnittstraining einer Steigerung der Intensität immer Vorzug zu geben vor einer Erhöhung des Volumens. Hier sei noch einmal an die lange Zeit vorherrschende Maxime „the more, the better" erinnert, die zu teilweise grotesken Auswüchsen hinsichtlich des Trainingsvolumens beim Bodybuilding geführt hat. Immer wieder gab es Fälle mehr oder minder prominenter Bodybuilder, die sich brüsteten, ein extremes

Trainingsvolumen zu absolvieren. Abgesehen von diesen Extrembeispielen gilt die progressive Steigerung der Trainingsintensität als eine der wichtigsten Grundprinzipien beim Bodybuilding. Die Wissenschaft gibt ihnen dabei recht. So konnten DUDLEY/TESCH et al. (1991, 543-550) zeigen, dass eine Steigerung der Trainingsintensität bei gleichem Umfang einen größeren Muskelzuwachs erbrachte als ein gesteigerter Umfang bei gleicher Intensität.
Dieser Umstand spiegelt sich selbstverständlich auch in den empirischen Trainingserfahrungen der Bodybuilder. Die offenkundige Bedeutung einer hohen Trainingsintensität für den Muskelaufbau führte zu solch extremen Trainingskonzepten wie dem Schocktraining.

Auch wenn die Notwendigkeit einer hohen Trainingsintensität und einer möglichst vollständigen Ausschöpfung der muskulären Energiedepots unbestritten im Hinblick auf einen möglichst großen Muskelaufbau ist, müssen die Belastungen dem derzeiten Leistungsvermögen angemessen sein. Schocktraining ist eine sehr umstrittene Variante zur Überlastung der Muskulatur, und das aus gutem Grund, denn solche Extremformen der Belastung müssen als kontraproduktiv angesehen werden (PAHLKE/PETRES 1991, 7-11):

„Extreme Auslenkungen mit hochgradiger Desintegration der Zellfunktionen setzen innerhalb bestimmter Strukturen meist auch reversible Schäden, deren Reparatur Zeit in Anspruch nimmt. (...) Sind die Belastungen unverhältnismäßig hoch, können die Struktureinbußen während der Belastung den Strukturgewinn nach der Belastung mindern oder verhindern. So werden beispielsweise die Reparationsleistungen, Regeneration und Aufbau/Umbau von Struktureiweißen bei längeren oder wiederholt intensiven Belastungen erheblich gestört. Die Syntheseleistung geht unter 50 Prozent zurück. (...) Bei extremen Belastungen stehen Aufwand und Ergebnis nicht immer in einem optimalen Verhältnis. Es gibt Belastungen, die keinen Strukturgewinn erbringen.“

Ausdrücklich betonen die Autoren, dass einer Steigerung der Trainingsintensität durch eine Verlängerung der Regenerationszeit Rechnung zu tragen sei, und bestätigen damit ein Grundprinzip des Heavy-Duty-Konzepts.

FLECK/KRAEMER (1998, 137) weisen ausdrücklich darauf hin, dass weder Trainingsvolumen noch Trainingsintensität exzessiv sein dürfen, um einen Strukturgewinn zu erzielen:

„If training volume or intensity is excessive, irreversible muscle damage can occur, and the body responds with a greater inflammatory reaction based upon the amount of muscle tissue that was damaged irreversibly. In fact, severely damaged muscle fibers can degenerate. With severe damage, healing will occur only with complete rest, and the healing will not result in an improved structure."

4.16 CK und DOMS als Folge muskulärer Überbeanspruchung

HOPPELER (1991) sieht die Problematik einer zu starken Überlastung der Muskulatur lediglich bei exzentrischem Training gegeben. Während keine Uneinigkeit darüber besteht, dass ein überwiegend exzentrisches Muskeltraining eine längere anschließende Ruhephase erfordert, ist HOPPELER (1991, 5-7) der Ansicht, dass Muskelkater auf Schäden zurückzuführen sei, welche ausschließlich durch exzentrisches Muskeltraining entstünden.
Einer solchen Auffassung widerspricht EVERSON ganz entschieden. Zwar räumt er die potenziell größere Muskelschädigung durch exzentrische Kontraktionen ein und rät Bodybuildern daher, auf rein exzentrisches Training und vor allem auf negative Intensivwiederholungen zu verzichten, doch bezweifelt er die Richtigkeit der These, dass es ausschließlich die exzentrischen Kontraktionen seien, welche die Muskelschäden und damit den Muskelkater verursachten. Als Beleg dafür führt EVERSON (1990, 128-130 und 154) Untersuchungen an Gewichthebern in den 70er Jahren an. Um die Muskelschäden zu untersuchen, wurde in regelmäßigen Abständen die Konzentration des Enzyms CK gemessen, welches als ein Indikator für das Ausmaß von muskulären Schäden benutzt wird. Während die normale Konzentration dieses Enzyms im Blut 15-150 Einheiten pro Liter beträgt, wiesen die untersuchten Gewichtheber Werte zwischen 2.400 und 2.700 Einheiten pro Liter auf. Und dies in Trainingsphasen, in denen exzentrische Muskelkontraktionen bewusst vermieden wurden. Die amerikanischen Gewichtheber trainierten dabei während des Zeitraums der Untersuchung ausschließlich den positiven Bewegungsablauf, d. h. das Gewicht wurde aus einer Halterung heraus in die Höhe gedrückt und anschließend fallen gelassen. Laut EVERSON, der selbst an der Untersuchung beteiligt war, berichteten die Probanden über starken Muskelkater im Anschluss an solche Trainingseinheiten. Zu ähnlichen Befunden kamen TIIDUS/IANUZZO (1983, 461-465), die von einem proportionalen Zusammenhang zwischen der CK-Konzentration im Plasma und Muskelschmerzen berichten.
Allerdings muss die Frage aufgeworfen werden, ob und inwieweit die Konzentration des Enzyms CK als verläßlicher Indikator für trainingsbedingte Muskelschäden gewertet werden kann. Beim Studium der einschlägigen Literatur zeigt sich nämlich, dass Männer nach

vergleichbaren Belastungen höhere Konzentrationen dieses Enzyms aufweisen als Frauen (HORTOÁGYI/DENAHAN 1988, 69-80). Andere Arbeiten legen die These nahe, dass dieser Unterschied durch die Verschiedenheit der Sexualhormone hervorgerufen wird. So kommt es unter dem Einfluss androgener Hormone zu einer Erhöhung des CK-Spiegels, während Östrogene zu seiner Reduzierung beitragen. Dieser geschlechtsspezifische Unterschied ist allerdings nicht der einzige Umstand, der die Messung einer muskulären Überbeanspruchung oder gar Schädigung durch CK problematisch erscheinen läßt. Tierversuche brachten das erwartete Ergebnis, dass männliche Versuchstiere die höheren Konzentrationen des Enzyms aufwiesen. Als dann die Muskelschäden analysiert wurden, zeigte sich jedoch, dass keine signifikante Korrelation zwischen den CK-Konzentrationen und den Schädigungen des Muskelgewebes nachweisbar waren (AMELINK/BÄR 1986, 61-68). Erschwert wird das gesamte Problematik noch durch die Tatsache, dass auch innerhalb der Geschlechter teilweise beachtliche Unterschiede bestehen, was die trainingsbedingte Erhöhung der CK-Konzentrationen betrifft. Diese individuellen Unterschiede veranlassten CLARKSON/EBELING (1988, 257-277) sogar dazu, ihre Probanden in die drei Kategorien „no-responder, low-responder und high-responder“ einzuteilen. Anhand des derzeitigen Forschungsstands kann somit gefolgert werden, dass die Menge des meßbaren CK zwar unter Umständen als ein Indiz für das Vorhandensein von Muskelschäden gewertet werden kann, aber keine allgemeingültigen Aussagen über die Bedeutung dieses Enzyms als Maßstab für muskuläre Schädigungen möglich sind.

Bei einer genauen Betrachtung des Sachverhalts zeigt sich, dass die unterschiedlichen Einschätzungen durch EVERSON und HOPPELER weniger widersprüchlich sind, als es zunächst den Anschein hat. Dass ein Training mit den im Gewichtheben erforderlichen und üblichen Intensitäten möglicherweise auch bei konzentrischen Kontraktionen Muskelkater verursacht, wird von HOPPELER nicht in Abrede gestellt. Bei seiner Einschätzung, dass „nur die exzentrisch belastete Muskulatur“ mit Muskelkater und Zellveränderungen reagiere, bezog er sich auf Untersuchungen, die so angelegt waren, dass bestimmte Muskeln nur exzentrisch, andere nur konzentrisch arbeiteten (HOPPELER 1991, 6). So mussten einige Versuchspersonen zum Beispiel mit einem Bein auf eine Erhebung steigen und mit dem anderen wieder herunter (NEWHAM/JONES/CLARKSON 1987, 1381-1386).

Von keinem der Autoren wird hingegen bestritten, dass starker Muskelkater nach Trainingseinheiten nicht unbedingt erstrebenswert ist.

Dabei wird allerdings differenziert zwischen dem direkt im Anschluss an das Training empfundenen Schmerz, welcher wahrscheinlich durch eine Milchsäureanhäufung im Muskel hervorgerufen wird, und der erst 24-48 Stunden später auftretenden „**d**elayed **o**nset **m**uscle **s**oreness" (DOMS), von der inzwischen als sicher angenommen werden kann, dass sie auf eine mikrotraumatische Schädigung des betreffenden Muskelgewebes zurückzuführen ist. MAUGHAN (1989, 332-336) spricht daher nicht von „delayed onset muscle soreness", sondern er gebraucht die Formulierung „delayed onset muscle damage". HOPPELER (1991) verweist auf JONES et al. (1986, 435-448) sowie ARMSTRONG (1984, 529-538), die ebenfalls die Hauptursache von DOMS in der exzentrischen Muskelarbeit sehen und eine Schädigung der Muskulatur in solchen Phasen für überaus wahrscheinlich halten. Für Bodybuilder sollte dies zu der Konsequenz führen, dass ein starker Muskelkater, der im zuvor beschriebenen Zeitraum eintritt, unbedingt zu vermeiden ist. Das Gegenteil ist jedoch der Fall!
Unter Bodybuildern gilt starker Muskelkater an den Tagen nach intensivem Training einer bestimmten Muskulatur als ein Indiz für den Umstand, dass der Muskel durch das Training ganz im Sinne des Prinzips der progressiven Muskelüberlastung überfordert wurde und nun zum neuem Wachstum gezwungen ist (vgl. hierzu: SCHWARZENEGGER/HALL 1984, 14; ROBINSON 1991, 76-78). Diese Einschätzung wurde zu einer Art Philosophie des Bodybuildings, und es entstand die Maxime **„no pain - no gain"**.

Inzwischen setzt sich im Bodybuilding immer mehr die Erkenntnis durch, dass Muskelkater nicht als Maßstab für das Ausmaß induzierter Muskelhypertrophie angesehen werde kann.

EVERSON (1993) warnte als einer der ersten Autoren vor der im Bodybuilding leider weit verbreiteten Annahme, dass die Intensität des empfundenen Muskelschmerzes ein Gradmesser sei für die Effektivität der vorausgegangenen Trainingseinheit.

ZULAK (1994, 188-192) bezeichnet ein zu frühes erneutes Training nach solchen Trainingseinheiten, welche starken Muskelkater ausgelöst haben, als mit Sicherheit kontraproduktiv. Während er trainingsfreie Tage als Reaktion auf unerwartet starken Muskelkater als falsch ansieht und stattdessen zu moderater Aktivität der betroffenen Muskelpartien rät (ZULAK 1994, 190-191), kommt die Untersuchung HOPPELERs (1991, 5-9) zu dem Schluss, dass ein solches Vorgehen lediglich zur Linderung des subjektiven Schmerzempfindens beitrage, aber nicht geeignet sei, den Heilungsprozeß zu beschleunigen. Das gleiche gelte auch für andere

Maßnahmen wie Massagen oder Wärmebestrahlungen, was HOPPELER anhand der Ergebnisse der Studie KNUTTGENs (1988, 7-11) belegt.

4.17 Angemessene Reizdichte der Trainingseinheiten

Im Gegensatz zu Gewichthebern und anderen Kraftsportlern, die bestimmte Muskeln zum Teil täglich belasten, ging man im Bodybuilding seit jeher davon aus, dass die Intensität und der Umfang eines Hypertrophietrainings eine längere Phase der Wiederherstellung erfordern. Aus diesem Grund riet man Anfängern, die jeweils den ganzen Körper in einer Trainingseinheit trainieren, dazu, nach jedem Trainingstag einen trainingsfreien Tag einzulegen. Auch die Split-Programme für Fortgeschrittene orientierten sich an diesem Zeitraum. Für die Bedeutung der traininingsfreien Tage sprechen auch die Ergebnisse einer 10-wöchigen Untersuchung von HOFFMAN/KRAEMER/FRY et al. (1990, 76-82), die Trainingsprogramme mit einer unterschiedlichen Anzahl von Trainingseinheiten pro Woche verglich. Signfikante Kraftsteigerungen zeigten sich dabei lediglich in den Gruppen, die vier- bis fünfmal pro Woche nach dem Split-Prinzip trainierten. Bei dreimaligem Training pro Woche war ebensowenig eine Verbesserung festzustellen wie bei sechsmaligem. Die Autoren schlossen daraus, dass bei nur einem trainingfreien Tag pro Woche die Reize offenbar zu dicht gesetzt wurden, während bei einer Aufteilung des Trainings der verschiedenen Muskelgruppen nach dem Split-Prinzip drei Trainingseinheien pro Woche die einzelnen Muskeln wahrscheinlich nicht häufig genug belasten.
Früher postulierten verschiedene Autoren, dass zwischen zwei Trainingseinheiten für eine bestimmte Muskelgruppe niemals mehr als vier Tage liegen sollten, weil es als erwiesen galt, dass sich ein Muskel wieder abzubauen beginnt, falls nicht spätestens 96 Stunden nach der letzten Trainingseinheit eine weitere erfolgt. Noch immer gehen verschiedene Autoren bei der Konzeption von Trainingsprogrammen zum Muskelaufbau von diesen Zeitintervallen aus (HOLMAN 1996, 64).
Bei solchen Aussagen zur Länge der Wiederherstellungsphasen im Bodybuilding handelt es sich jedoch nur um Hypothesen. Ein Beleg für ihre Richtigkeit steht noch immer aus. Statt dessen mehren sich die Anzeichen dafür, dass die Belastungen eines hochintensiven Muskelaufbautrainings längere Wiederherstellungsphasen als nur 48 Stunden erfordern. Es kann daher nur als unverständlich bezeichnet werden, dass noch immer eine beachtliche Zahl von Bodybuildern ihre Trainingsprogramme an diesen Richtlinien orientieren.

BÜHRLE/WERNER (1984, 8) verwiesen bereits 1984 auf die Fragwürdigkeit einer darauf basierenden Trainingsplanung:

„Auch in den Veröffentlichungen der Grundlagen-Wissenschaften findet man kaum Hinweise oder Angaben zum Zeitpunkt, wann nach auslastendem Muskelquerschnittstraining die Superkompensation ihren Höhepunkt erreicht hat. Aussagen sind hier mehr Hypothesen als Folgerungen aus exakt festgestellten Befunden."

Wie schwierig sich die Beantwortung der Frage nach der angemessenen Trainingsdichte noch immer gestaltet, zeigen einige sehr widersprüchliche Forschungsergebnisse, die zu derart unterschiedlichen Ergebnissen kamen, dass eine allgemeingültige Aussage nicht möglich ist (FLECK/KRAEMER 1987, 24). Es bestätigt sich aber immer mehr die Einschätzung, dass nicht alle Studien aus dem Kraftsport auch auf das hochintensive und muskelverschleißende Hypertrophietraining übertragen werden können, da dieses wahrscheinlich längere Wiederherstellungsphasen benötigt. COLGAN (1997a, 82) geht davon aus, dass man die Dauer der Wiederherstellungsphase nach einem Hypertrophietraining auf fünf Tage beziffern müsse. Die Gefahr einer Dekompensation sieht er erst nach weiteren drei bis fünf Tagen gegeben. Dass bei einem hochintensiven Training bereits eine Kraftsteigerung erzielt werden kann, wenn die verschiedenen Übungen nur einmal pro Woche trainiert werden, fand Bestätigung in diversen Untersuchungen (GILLAM 1981, 432-436; GRAVES et al. 1988, 316-319; STOWERS et al. 1983, 24-27; TUCCI et al. 1992, 1497-1501).
Diese Erkenntnisse decken sich zwar mit neueren empirischen Erfahrungen von Bodybuildern, sind jedoch ebenso wenig zweifelsfrei zu beweisen wie die ursprüngliche Hypothese, welche noch von einem 48- bis 96-stündigen Zeitintervall ausging. Es bleibt also zu konstatieren, dass eine inzwischen als überholt geltende Hypothese durch eine neuere ersetzt wurde.

Was die Beurteilung von Trainingsprogrammen generell erschwert, ist die Tatsache, dass bei einem anaeroben Übertraining einige der zu erwartenden Symptome wie eine Erhöhung des Blutdrucks und des Ruhepulses ausbleiben, wie CALLISTER/CALLISTER et al. (1990, 816-824) feststellen mussten. Die Autoren befürworten daher eine permanente Überprüfung der Kraftwerte. Komme es zu einer Stagnation oder einem Rückgang der Kraftwerte, könne dies auf ein mögliches Übertraining hinweisen.

Auf ein weiteres Problem stießen FRY/KRAEMER et al. (1994, 1165-1173), als sie Symptome des anaeroben Übertrainings studieren wollten.

Um ihre Probanden in einen Zustand des Übertrainings zu bringen, entwarfen sie eine Übungsanordnung, bei dem die Probanden nach dem Aufwärmen zehn Sätze Kniebeugen mit ihrem Maximalgewicht (1RM) absolvierten. Dies wiederholten sie eine Woche lang an jedem Tag. Bei 73% der Probanden kam es im Verlauf der Studie erwartungsgemäß zu einem signifikanten Rückgang des 1RM. Als sensationelles Ergebnis werteten die Autoren, dass es bei 23% der Probanden nur zu einem insignifikanten Rückgang des 1RM kam und einige trotz der enormen Belastung sogar noch immer Fortschritte machten, also noch keine Anzeichen eines Übertrainings zeigten.
Es drängt sich daher die Schlussfolgerung auf, dass *beachtliche individuelle Unterschiede* existieren, welche Qualität und Quantität an Trainingsreizen in einem Übertrainingszustand resultieren.
Offensichtlich ist es nicht möglich, allgemeingültige Angaben darüber zu machen, welches der ideale zeitliche Abstand zwischen zwei Trainingseinheiten sei. Stehen dem Athleten keine aufwendigen klinischen Testmethoden wie Enzymanalysen o. ä. zur Verfügung, so ist er auf ein funktionierendes Bio-Feedback angewiesen, was man im Bodybuilding als die Nutzung des Instinktprinzips bezeichnen würde.

Die meisten Splitprogramme sind so angelegt, dass der Abstand der Trainingseinheiten immer der gleiche ist, d. h. jede Muskelgruppe gleich häufig trainiert wird. Bei einer solchen Trainingsplanung wird davon ausgegangen, dass ein ausschöpfendes Training identische regenerative Anforderungen an die verschiedenen Muskelgruppen stellt. An dieser These sind Zweifel angebracht. Bei Studien, in denen die Brustmuskulatur dreimal pro Woche durch Bankdrücken belastet wurde, zeigten sich nach wenigen Wochen bei einigen der Probanden bereits erste Anzeichen eines Übertrainings, obwohl keinerlei Intensitätstechniken angewendet wurden (FLECK/KRAEMER 1987, 24). Für einige Testpersonen war die Regenerationszeit zwischen zwei Trainingseinheiten für die Brustmuskulatur trotz der relativ geringen Trainingsintensität offensichtlich nicht ausreichend. Mit kleineren Muskeln verhält es sich jedoch anders. In einer Untersuchung von McCALL et al. (1996) wurden die Auswirkungen eines typischen Bodybuilding-Trainings auf die Bizepsmuskulatur überprüft. Dazu absolvierten die Probanden dreimal pro Woche zwölf Sätze Bizepstraining (jeweils drei Sätze von vier Übungen) bis zum Punkt des momentanen Muskelversagens. Nach drei, sechs, neun und zwölf Wochen waren jeweils signifikante Verbesserungen des 1RM festzustellen. Eine MRI-Analyse am Ende der zwölfwöchigen Studie zeigte einen Muskelzuwachs von durchschnittlich 9,9%.

Daraus lässt sich schließen, dass eine Trainingsdichte und -intensität, die bei der Brustmuskulatur wahrscheinlich zu einem Übertraining geführt hätten, für die Armbeuger durchaus angemessen sein könnten.
Dieser Aspekt wird bei der Planung von Splitprogrammen für ein Bodybuilding-Training sehr häufig ignoriert. Die Ergebnisse von McCALL/BYRNES/DICKENSON et al. (1996, 2004-2012) bestätigen ZATSIORSKY (1996, 145), der im Gegensatz zu diversen anderen Autoren davon ausgeht, dass die Regenerationsfähigkeit eines Muskels sich umso günstiger darstelle, je geringer seine Masse und damit sein trainingsbedingter Proteinverschleiß sei. Eine Trainingsplanung, die diese Zusammenhänge ignoriert, kann keinesfalls als optimal angesehen werden.

Mögliche Maßnamen, um diesem Umstand Rechnung zu tragen, wären:

1. Eine Vermeidung des Push-Pull-Prinzips. Das Push-Pull-Prinzip wurde gerade zu dem Zweck kreiert, dass alle an einer bestimmten Bewegung beteiligten Muskeln *gleich häufig* belastet werden. Trennt man hingegen das Bizepstraining vom Rücken- und das Trizepstraining vom Brust- und Schultertraining, werden die kleinen Muskeln häufiger beansprucht, nämlich einmal primär beim gezielten Armtraining und zum zweiten sekundär während des Trainings der großen Muskelgruppen. Dass die Armmuskeln während des Trainings der Rumpfmuskulatur eine Stimulierung erfahren, die dem gezielten Armtraining fast gleichkommt, ist inzwischen hinreichend nachgewiesen worden (CLEMONS/AARON 1997, 82-87).

2. Die Verwendung eines *regenerationsspezifischen* Split-Programms. Auch wenn es eines der ungeschriebenen Gesetze des Bodybuildings zu sein scheint, dass die Anzahl der wöchentlichen Trainingseinheiten gleichmäßig auf die zu trainierenden Muskelgruppen zu verteilen seien, geben die oben diskutierten Aspekte genügend Anlass, dies in Frage zu stellen. Ein regenerationsspezifisches Split-Programm könnte z. B. so konzipiert sein, dass die Armmuskulatur einmal im Anschluss an das Training der größeren Muskelgruppen absolviert wird und zusätzlich eine weitere Trainingseinheit in den Trainingsplan integriert wird, in der gezielt diejenigen Muskeln beansprucht werden, die von einer häufigeren Stimulierung profitieren.

Ein weiterer Aspekt, den es bei der Planung einer angemessenen Reizdichte zu berücksichtigen gilt, ist die Trainingserfahrung. GROSSER/BRÜGGEMANN/ZINTL (1986, 23) geben einen Überblick über Regenerationsprozesse und -zeiten bei verschiedenen

Trainngsbelastungen. Bei Trainingsformen mit anaerob-alaktazider Energiebereitstellung wie im Bodybuilding veranschlagen sie den Zeitraum für eine 90-95%ige Regeneration auf 12-18 Stunden. Die Zeitspanne für eine vollständige Regeneration des Gleichgewichts der Stoffwechselprozesse und damit eine erhöhte Leistungsfähigkeit wird mit 48-72 Stunden veranschlagt. Diese Werte gelten für Anfänger und mittelmäßig Trainierte. Bei Spitzenathleten könne von einer um 50% reduzierten Erholungszeit ausgegangen werden. Folglich wird auch bei der Trainingsplanung im Bodybuilding davon ausgegangen, dass sich die Regenerationsfähigkeit mit zunehmendem Trainingsfortschritt verbessere. Auch MENTZER (1996a, 184) geht von einer um 50% verbesserten Regenerationszeit von Leistungsbodybuildern aus, gibt jedoch zu bedenken, dass die Kraftparameter im gleichen Zeitraum um etwa 300% steigen können. Aufgrund dieser enorm gesteigerten Kraftwerte sei der Athlet dann in der Lage, seine Muskulatur mit ungleich größeren Belastungen zu konfrontieren. Wenn einer ohnehin hochintensiven Trainingsform wie der alaktazide Erschöpfungsmethode zusätzlich noch Intensitätstechniken hinzugefügt würden, sei der Muskelverschleiß derart hoch, dass er den Vorteil einer verbesserten Regenerationsfähigkeit mehr als aufzehre, so argumentiert MENTZER.

Was die Argumentation MENTZERs erhärtet, ist die Tatsache, dass Bodybuilder auf höchstem Leistungsniveau meist mehrere dieser Intensitätstechniken kombinieren und in jedem ihrer Trainingssätze anwenden (vgl. hierzu: BAKER 1993, 64-68, YATES 1993; 112-114; YATES/WOLFF 1993). Der Punkt des momentanen Muskelversagens, der in anderen Kraftsportarten das Ende eines Satzes markiert, ist bei Leistungsbodybuildern vielfach erst der Ausgangspunkt der Intensitätstechniken. MENTZER hält es daher für essentiell, zusätzlich zu einer Steigerung der Trainingsintensität nicht auch noch den Belastungsumfang zu erhöhen. Vielmehr plädiert er bei Anwendung der Intensitätstechniken wie erwähnt für eine Reduzierung der Anzahl der Sätze auf nur einen Satz pro Übung und nur wenige Übungen pro Muskelgruppe.

Die Reizdichte zwischen zwei Trainingseinheiten sollte nicht ausschließlich am Leistungsstand des Athleten orientiert sein, sondern zusätzlich Intensität und Umfang der vorangegangenen Trainingseinheit berücksichtigen.

4.18 Periodisierung

Die anfängliche Terminologie des Bodybuildings unterschied lediglich zwei Trainingsphasen, nämlich die sog. Aufbau- von der sog. Definitionsphase (GAINES/BUTLER 1984, 44-50). Während der Aufbauphase versuchte man, soviel Muskelmasse aufzubauen wie irgend möglich. Eine gewisse Zunahme des Körperfettanteils hielt man dabei für unausweichlich. Aus diesem Grund wurde nach Abschluss der Aufbauphase eine Definitionsphase eingelegt. Diese hat zum Ziel, die während der Aufbauphase antrainierte Muskelmasse weitgehend zu erhalten und gleichzeitig ein Höchstmaß an subkutanem Fettgewebe abzubauen. Dadurch will man erreichen, dass die Muskulatur nicht von Fettgewebe überdeckt wird, sondern sich deutlich sichtbar abzeichnet. Ist dies der Fall, spricht man von einer „guten Muskeldefinition". Die Definitionsphase erstreckt sich meist über einen Zeitraum von acht bis 16 Wochen (BREITENSTEIN/HAMM 1996, 110-111). Da die Definitionsphasen bei Bodybuildern mit Wettkampfambitionen so geplant werden, dass am Ende dieser Phase die bestmögliche Kombination aus Muskelmasse und -definition erreicht wird und die Definitionsphase der Vorbereitung auf einen Wettkampf dient, wird sie auch als Wettkampfphase bezeichnet (SCHWARZENEGGER 1986, 174).
Abgesehen von einer entsprechenden Abstimmung der Ernährung auf das jeweilige Trainingsziel riet man Bodybuildern dazu, während der Aufbauphase auf aerobes Training zu verzichten, da es dem Muskelaufbau hinderlich sei. Während der Definitionsphase hingegen unterstütze es die erwünschte Körperfettreduktion (vgl. hierzu: HALL 1992, 68-70).
Zusätzlich erhöhte man während der Definitionsphase das Trainingsvolumen durch eine Erhöhung der Anzahl der Sätze und Wiederholungen, wobei die Wiederholungszahlen auf zwölf bis 15 gesteigert wurden. In der Aufbauphase hielt man die Wiederholungszahlen dagegen bewusst niedrig und absolvierte etwa sechs bis zehn Wiederholungen. Die damals vorherrschende Devise lautete:
„Niedrige Wiederholungszahlen für den Muskelaufbau, hohe Wiederholungszahlen für Muskeldefinition" (GAINES/BUTLER 1984, 46).
Inzwischen ist klar, dass die Frage der angemessenen Wiederholungszahlen für den Muskelaufbau differenzierter zu betrachten ist und sich keinesfalls auf diese einfache Formel komprimieren läßt.
Darüber hinaus ist es nach heutigen Kriterien kaum zu rechtfertigen, von einem Phasentraining sprechen, wenn man für einen begrenzten Zeitraum zwölf bis 15 Wiederholungen ausführt und es während des gesamten übrigen Trainingsjahres immer bei sechs bis zehn Wiederholungen beläßt.

MATVEJEV (1972) gab den Anstoß für eine Diskussion über den potenziellen Nutzen einer Periodisierung im Krafttraining. Im Bodybuilding sah man trotzdem noch lange Zeit von einer Periodisierung ab, da man sie für ein Muskelaufbautraining nicht als sinnvoll ansah. Vielmehr orientierte man sich an Untersuchungen, die zu dem Schluss kamen, dass niedrige Wiederholungen bis zum Muskelversagen den größten Muskelzuwachs nach sich ziehen. Bei einem Abweichen von diesen Wiederholungszahlen befürchtete man suboptimalen Muskelzuwachs. Aus diesem Grund hielt man das ganze Jahr über an diesen Wiederholungszahlen fest und wich lediglich während der Definitionsphase von den vermeintlich optimalen Wiederholungszahlen ab. Dies änderte sich erst durch die Studie von STONE/O'BRYANT/GARHAMMER (1981, 342-351), bei der ein traditionelles Muskelaufbautraining mit einem periodisierten Programm verglichen wurde. Eine Gruppe trainierte sechs Wochen lang mit dem vermeintlichen optimalen Programm für Muskelaufbau, nämlich drei Sätzen von sechs Wiederholungen pro Übung. Die Periodisierungsgruppe trainierte drei Wochen lang mit fünf mal zehn Wiederholungen, danach jeweils eine Woche lang mit fünf mal fünf, drei mal drei und drei mal zwei. Beide Gruppen trainierten mit den jeweiligen Wiederholungsmaxima. Die Ergebnisse waren ein überzeugender Beleg für die Überlegenheit einer Trainingsperiodisierung. Die Periodisierungsgruppe erzielte nicht nur einen größeren Kraftzuwachs. Dieser ging auch einher mit einem signifikanten Muskelzuwachs bei gleichzeitiger Reduzierung des Körperfettanteils (STONEO'BRYANT/GARHAMMER 1981, 342-351). Weitere Studien folgten und erbrachten vergleichbare Ergebnisse (ANDERSON/KEARNEY 1982, 1-7; STONE et al. 1982, 36-39; STOWERS et al. 1983, 24-27). Allerdings wurde der Einwand erhoben, dass in manchen Untersuchungen der größere Kraft- und Muskelzuwachs der Periodisierungsgruppen durch ein höheres Trainingsvolumen bedingt sein könnte. Aus diesem Grund entwarf WILLOUGHBY (1993, 2-8) einen Versuchsaufbau, bei dem das Trainingsvolumen aller Gruppen gleich gehalten wurde. Um weitere Fehlerquellen auszuschließen, wurden nur Probanden (n=92) ausgewählt, die bereits über Trainingserfahrung verfügten, und der Versuchszeitraum auf vier Monate ausgedehnt. Auch bei dieser Versuchsanordnung bestätigten sich die Ergebnisse von STONE/O'BRYANT/GARHAMMER (1981) einer Überlegenheit periodisierter Trainingsprogramme für Kraft- und Muskelzuwächse.

Diese überzeugenden Belege führten schließlich auch zu einer Erweiterung der Trainingsprinzipien des Bodybuildings um verschiedene Formen der Periodiserung (KELLY 1990b, 48-49; KOCH 1994, 84-85 und 146).

Das Prinzip der Trainingsperiodisierung unterscheidet drei verschiedene mehrwöchige Trainingsphasen. Während der einzelnen Phasen werden unterschiedliche Trainingsschwerpunkte gesetzt, die jeweils auf einer Steigerung von Kraftausdauer, Muskelmasse und Maximalkraft ausgerichtet sind. Dazu wird neben den Wiederholungszahlen auch die Reizdichte entsprechend angepasst (MARX 1996, 44-46). Wie im Bodybuilding selbstverständlich, verstehen sich alle Wiederholungszahlen als Wiederholungsmaxima, d. h. trotz der unterschiedlichen *Reizintensitäten* wird während aller Phasen mit der maximalen *Belastungsintensität* gearbeitet.
Das bedeutet, dass trotz der unterschiedlichen Bezeichnungen wie „Kraftausdauerphase“, „Maximalkraftphase“ und „Muskelaufbauphase“ während aller Trainingsphasen mit einer so hohen Intensität trainiert wird, dass sie alle dem Muskelaufbau dienen. Das beste Beispiel hierfür ist die Trainingsphase, während der die Maximalkraft verbessert werden soll. Da Bodybuilder auf maximale Einzelwiederholungen verzichten müssen, werden auch hier mindestens sechs Wiederholungen pro Satz ausgeführt. Während aller Phasen wird nach dem Prinzip der submaximalen Wiederholungen bis zur Erschöpfung vorgegangen.
Wie die genannten Untersuchungen zeigen, ist diese Form der Trainingsperiodisierung einem nichtperiodisierten System gegenüber definitiv überlegen. Die Annahme, dass ausschließlich eine ganz bestimmte Wiederholungszahl zu einem Muskelwachstum führe, ist inzwischen ausreichend widerlegt. Die ausschließliche Anwendung einer sehr eingeschränkten Zahl von Wiederholungen, wie dies in den Anfängen des Bodybuildings praktiziert wurde, ist ineffektiver als ein periodisiertes Trainingsprogramm zum Muskelaufbau.
Eine andere Form der Trainingsperiodisierung im Bodybuilding besteht in der Nutzung des Prinzips der alternierenden Lasten. Hierbei werden die Wiederholungszahlen von Trainingseinheit zu Trainingseinheit verändert. Entweder man wechselt zwischen leichten (15-20 RM), mittleren (10-14 RM) und schweren Gewichten (6-9 RM), oder nur zwischen leichten und schwere Gewichten, weshalb das Prinzip der alternierenden Lasten auch als „light-heavy-Prinzip“ bezeichnet wird. Auch wenn der Nutzen dieser Form der Periodisierung noch nicht wissenschaftlich überprüft und mit anderen Varianten verglichen worden ist, kann man davon ausgehen, dass auch diese Form der Periodisierung einem nichtperiodisierten Trainingsprogramm überlegen sein dürfte (STOWERS et al. 1983, 24-27).
Ein weiteres Trainingsprinzip der Bodybuilder, welches ebenfalls als eine Form der Trainingsperiodisierung eingesetzt wird, ist das Konfusionsprinzip. Dieses basiert auf der Überlegung, dass es nicht nur sinnvoll ist, die Reizintensitäten zu variieren. Das Konfusionsprinzip sieht

permanente Veränderungen der Trainingseinheiten vor. Die Veränderungen reichen dabei von einer Veränderung der Griffhaltung bei einer bestimmten Übung bis hin zum Austausch der Übungen selbst. Einige Leistungsbodybuilder praktizieren eine extreme Form des Konfusionsprinzips, in dem sie lediglich ein Splitprogramm entwerfen und abgesehen von der Frage, welche Muskulatur an welchem Tag trainiert wird, eine vollständig intuitive Trainingsgestaltung vornehmen. Diese Variante des Konfusionsprinzips wird daher auch als „Free-Form-Training" bezeichnet (DETERS 1989, 164). Für Athleten auf höchstem Niveau erscheint eine derart konsequente Anwendung des Konfusionsprinzips durchaus sinnvoll, um nach mehreren Jahren des Hochleistungstrainings weitere Verbesserungen zu ermöglichen. Bei mäßig Fortgeschrittenen sind solch extreme Veränderungen dagegen nicht erforderlich, da in diesem Fall bereits geringfügige Veränderungen, wie ein Wechsel der Griffhaltung, eine Leistungsstagnation zu verhindern vermag (GARHAMMER 1981, 24-26).
Anfänger sollten sich zunächst darauf konzentrieren, die korrekten Übungsausführungen zu erlernen und zu perfektionieren. Das Konfusionsprinzip bereits während der ersten Trainingswochen anzuwenden, wäre völlig überflüssig und für ein Hypertrophietraining sogar kontraproduktiv. Der Kraftzuwachs bei einer neu ins Trainingsprogramm integrierten Übung beruht während der ersten drei bis fünf Wochen zum größten Teil auf neuronalen Adaptionen (MORITANI/DeVRIES 1979, 115-130). Erst nach 16 bis 25 Trainingseinheiten ist die Muskelhypertrophie die primäre Ursache der Kraftsteigerung (KRAEMER 1996, 151).
Da erfahrene Athleten die verschiedenen Übungen bereits kennen und nicht völlig neu erlernen müssen, besteht für sie im Gegensatz zu Anfängern keine Veranlassung, ein Trainingsprogramm über einen solch langen Zeitraum beizubehalten. Sie profitieren vielmehr von einer periodisierten Anwendung der Trainingsprogramme.

Um die Effizienz eines Trainingsprogramms zu überprüfen, empfiehlt sich ein regelmäßiges Kontrollieren der Kraftwerte. Solange kontinuierliche Verbesserungen der Maximalkraft zu verzeichnen sind, produziert das Trainingsprogramm offensichtlich gute Fortschritte. Kommt es dagegen zu einer Leistungsstagnation oder gar einem Leistungsrückgang, ist dies ein Indiz dafür, dass das Programm keine ausreichenden Fortschritte mehr produziert und der Übergang zum nächsten Zyklus im Rahmen der Periodisierung erwogen werden sollte.

Die unterschiedlichen Wiederholungszahlen, mit denen beim Bodybuilding gearbeitet wird, erschweren dabei enorm die Beurteilung der Entwicklung der Kraftparameter. Bereits innerhalb von Makrozyklen ist die Evaluierung nicht ganz einfach. Man betrachte das Beispiel eines Bodybuilders, der zehn Wiederholungen mit 60 Kilogramm absolviert, nachdem er bei derselben Übung während einer zurückliegenden Trainingseinheit 14 Wiederholungen mit 52 Kilogramm schaffte. Hier ist es kaum möglich, die unterschiedlichen Leistungen im Hinblick auf eine Verbesserung der Kraftparameter zu analysieren.
Noch komplizierter wird es beim Vergleich von Trainingsleistungen während unterschiedlicher Makrozyklen. Wie sind 20 Wiederholungen mit 48 Kilogramm zu bewerten im Vergleich zu sechs Wiederholungen mit 88 Kilogramm bei gleicher Übungsausführung?

5 Das Konzept des h1RM als Alternative zur Trainingsplanung

5.1 Maximalkrafttests als Grundlage der Trainingsplanung

In der einschlägigen Literatur findet sich immer wieder die Forderung nach Maximalkrafttests als Berechnungsgrundlage für die Leistungssteuerung und Trainingsplanung. Laut EHLENZ/GROSSER/ZIMMERMANN (1991, 121) dienen die Maximalkrafttests als Eingangsdiagnosen des aktuellen Leistungsstands. Auch in dem Standardwerk *Leistungssteuerung in Training und Wettkampf* von GROSSER/BRÜGGEMANN/ZINTL (1986, 92ff) basiert jegliche Trainingsplanung auf den Ergebnissen der eingangs durchzuführenden Maximalkrafttests. SCHMIDTBLEICHER (1985, 112-135) betont, dass es sinnvoll sei, auch während der verschiedenen Trainingsphasen Maximalkrafttests einzubauen, um zu überprüfen, ob das jeweilige Training zu einer Verbesserung der Maximalkraft geführt habe. Die gleiche Auffassung vertreten auch GROSSER/BRÜGGEMANN/ZINTL (1986, 70), die empfehlen, dass nach jedem Makrozyklus Maximalkrafttests durchgeführt werden sollten, um die Trainingsintensität dem gesteigerten Leistungsniveau anzupassen.

Anhand der von WEINECK (1990, 193), der ebenfalls eine Ermittlung der Maximalkraft als geeignetes Kontrollverfahren ansieht, gewählten Formulierung läßt sich bereits erahnen, dass es berechtigte Gründe gibt, Maximalkrafttests als problematisch anzusehen:

„Diese Art der Kontrolle stellt im normalen Übungsbetrieb meist das einzig mögliche Testverfahren dar und gibt im allgemeinen ausreichend genaue Hinweise auf das vorliegende Kraftniveau.“

Trotz dieser offenkundigen Vorteile von Maximalkrafttests zur Planung und Steuerung von Trainingsprogrammen sollte nicht unberücksichtigt bleiben, dass bei der Verwendung eines maximalen Testgewichts, welches 100 % der momentanen Kraft repräsentiert und daher gerade nur einmal bewältigt werden kann, ein hohes Verletzungsrisiko besteht. Ein solcher Maximalkrafttest erfordert ein umfassendes allgemeines wie spezifisches Aufwärmen. Schließlich ist ein verletzungsfreies kontinuierliches Training für jeden Sportler die wichtigste Voraussetzung für progressive Leistungsverbesserungen. Außerdem sollte in die Betrachtung dieser Problematik einbezogen werden, dass Maximalkrafttests zwar ein sehr genaues Testverfahren sind, aber kein absolut exaktes. Zwar wird immer von nur *einem* Test ausgegangen, doch genaugenommen muss der Trainierende zur Ermittlung der aktuellen Maximalkraft das Testgewicht so lange erhöhen, bis er das nächst höhere nicht mehr schafft. Dies möchte ich anhand eines Beispiels erläutern. Wenn Maximalkrafttest als *Eingangs*diagnose verwendet werden, liegt logischerweise noch kein Trainingsergebnis vor, welches ein ungefähres Abschätzen der Maximalkraft zulassen würde. Der Trainierende versucht sich daher ein einem Gewicht, an dem er entweder scheitert oder es bewältigt. Während ersteres aufgrund der zuvor erwähnten Verletzungsgefahr bedenklich ist, wäre im zweiten Fall die Eingangsdiagnose noch nicht abgeschlossen, da man ja nicht weiß, ob das verwendete Gewicht auch dem Maximum entspricht. Demzufolge wird das Testgewicht -gegebenenfalls mehrfach- gesteigert, bis der Athlet an dessen Bewältigung scheitert. Das höchste gehobene Testgewicht wird somit als Maximum betrachtet und zur Leistungsdiagnose benutzt. An dieser Stelle muss jedoch die Frage aufgeworfen werden, ob die Tatsache, dass der Trainierende das letzte Testgewicht nicht mehr heben konnte, nicht auch zum Teil auf die Ermüdung infolge der vorausgegangenen Testversuche zurückzuführen sein könnte. Wäre bei einer geringeren Zahl von Testversuchen das maximal gehobene Gewicht infolge einer geringeren Ermüdung nicht eventuell höher ausgefallen?

Bei MORALES/SOBANYA (1996, 188) wird ausführlich beschrieben, wie das übliche Testverfahren zur Ermittlung des 1RM aufgebaut ist. Wenn aus früheren Tests bereits ein älteres 1RM ermittelt wurde, wird dieses den jeweiligen Prozentwerten zugrundegelegt. Ist das nicht der Fall, werden die Gewichte geschätzt. Die Ermittlung des 1RM erfolgt dann in der folgenden pyramidalen Versuchsanordnung:

- ein Satz von zehn Wiederholungen mit 60% des vermuteten Maximalgewichts,
- ein Satz von acht Wiederholungen mit 70%,
- ein Satz von vier Wiederholungen mit 80%,
- ein Satz von zwei Wiederholungen mit 85%,
- ein bis fünf Sätze bis keine weitere Steigerung mehr möglich ist.

Dies ist der übliche Aufbau eines Maximalkrafttests, welcher genau genommen aber aus fünf bis neun Sätzen mit 25 bis 30 sehr anstrengenden Wiederholungen besteht. Eine gewisse ermüdungsbedingte Fehlerquote ist daher nicht auszuschließen. Interessant ist außerdem, dass selbst bei den Aufwärmsätzen bereits von einem 1RM ausgegangen wird. Dieses 1RM ist aber entweder noch gar nicht bekannt, oder aber es handelt sich um ein

älteres, welches mehr oder weniger stark vom aktuellen Maximalgewicht abweicht. Besteht eine deutliche Diskrepanz zwischen vermutetem und tatsächlichem Maximalgewicht, fallen die Gewichte für die Aufwärmsätze entweder zu hoch oder zu niedrig aus. In beiden Fällen könnte die Genauigkeit der Testergebnisse beeinträchtigt werden.
Anhand dieser Überlegungen möchte ich verdeutlichen, dass es bei aller Berechtigung, mit der Maximalkrafttests gefordert werden, auch Anlass gibt, über Alternativen nachzudenken. Hinzu kommt, dass die Ausführung von maximalen Einzelwiederholungen beim Muskelaufbautraining *kontraproduktiv* ist (BEUKER 1992, 24). Laut ZACHIORKIJ (1996, 131) sind Einzelwiederholungen mit dem Maximalgewicht für ein Hypertrophietraining völlig ungeeignet. Selbst für ein Training, das speziell auf eine Erhöhung der Maximalkraft ausgerichtet ist, sind Einzelwiederholungen aufgrund der geringen Reizdauer „ohne allzu große Bedeutung“ (LETZELTER/LETZELTER 1986, 223). BEUCKER (1991, 27-28) rät Bodybuildern sogar ausdrücklich von maximalen Einzelwiederholungen ab. Aus diesem Grund haben verschiedene Autoren (vgl. z. B. KOVARIK 1991, 49-51; BEUCKER 1991, 22) versucht, den Zusammenhang zwischen der Höhe des Widerstandes und der ungefähren Anzahl der möglichen Wiederholungen in Form einer Kurve darzustellen, meist orientiert an der „Reizintensität-Reizhäufigkeitskurve“ nach EINSINGBACH (1990, 64):

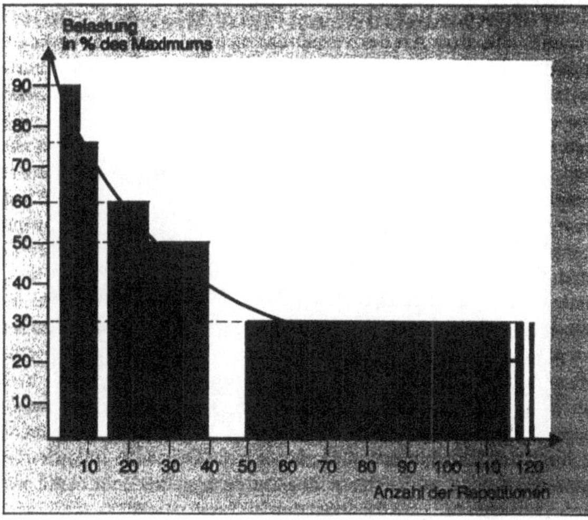

Alle Autoren, die sich für die Verwendung der Kurve aussprechen, räumen gleichzeitig deren Ungenauigkeit ein und sehen darin das Hauptmanko dieser Art der Intensitätsbestimmung. So kritisiert KOVARIK (1991, 49), dass die Reizintensitäts-Reizhäufigkeitskurve keine genau Zuordnung von Wiederholungszahl und Reizintensität ermögliche.
Die Vorbehalte den Maximalkrafttests gegenüber sind aus den zuvor diskutierten Gründen jedoch zum Teil derart ausgeprägt, dass die Nutzung der Reizintensitäts-Reizhäufigkeitskurve oftmals die einzig praktikable Methode zum ungefähren Abschätzen der Maximalkraft darstellt.
ZIMMERMANN (1996, 106), ein weiterer Befürworter der Nutzung der Reizintensitäts-Reizhäufigkeitskurve, räumt ein, diese Methode sei „nicht so zuverlässig und objektiv wie die Maximalkraftmessung“, gleichzeitig sei dies aber „die einzige Möglichkeit der Intensitätsbestimmung“.
MARX (1992, 76-77) zieht sogar das Fazit, dass eine Maximalkraftbestimmung nicht in Frage komme und andere Methoden zur Abschätzung der Maximalkraft derart unzuverlässig seien, dass sie keine Alternativen darstellten. Statt dessen rät er dazu, nach dem Trial-and-Error-Prinzip herauszufinden, mit welchem höchstmöglichen Gewicht zehn Wiederholungen möglich seien. Steigerungen oder Rückschritte seien dann in Relation zu dieser Leistung zu sehen. Diese Vorgehensweise nennt er die „individuelle Leistungsbildmethode.“

Das Problem der Ambivalenz von Maximalkrafttests zieht sich bis heute als roter Faden durch die einschlägige Literatur und konnte bislang nie zufriedenstellend gelöst werden. BREITENSTEIN/HAMM (1996, 85-86) verdeutlichen das Dilemma, mit dem man sich beim Bodybuilding konfrontiert sieht:

„Gegen die Anwendung von Maximal-Wiederholungen spricht auch die Tatsache, dass die Verletzungsgefahr gegenüber Sätzen mit höherer Wiederholungszahl größer ist. Und sie können sich vorstellen, welche schwerwiegenden Folgen beispielsweise ein gerissener Brustmuskel oder ein Bandscheibenvorfall für Ihr Training hat. Bodybuilding soll schließlich der Gesundheit dienen, deswegen Finger weg von diesen Maximal-Wiederholungen! Wie häufig im Leben, bestimmt die Ausnahme die Regel. So auch in diesem Zusammenhang. Wenn Sie Ihre Gewichtsbelastung errechnen möchten, dass heißt, mit welchen Trainingsgewichten Sie innerhalb eines Zyklus arbeiten werden, dann kommen Sie eben doch nicht um die Durchführung von einer Maximalwiederholung pro Übung herum. Das Gewicht, welches einmal korrekt bewegt werden kann, stellt den Ausgangswert (100%) dar, mit dessen Hilfe dann das Trainingsgewicht für die entsprechende Übung prozentual berechnet werden kann.“

Auch SCHMIDTBLEICHER (1985, 112-135) fordert Maximalkrafttests im Verlauf einer Trainingsperiode, um zu überprüfen, ob sie in einer Steigerung der Maximalkraft resultiert.
Bodybuilder sehen sich daher mit dem Problem konfrontiert, dass sie Maximalkrafttests benötigen, um den Erfolg ihrer Trainingsleistungen überprüfen zu können. Andererseits sind maximale Einzelwiederholungen etwas, das Bodybuilder unbedingt vermeiden sollten. Hinzu kommt überdies noch die Gefahr einer Verletzung.

Das Nichtvorhandensein einer praktikablen Testmethode führt häufig dazu, dass in Fitness-Studios vollständig auf Messungen der Kraftwerte verzichtet wird, obwohl diese eigentlich die Grundlage der Trainingsplanung und –gestaltung sein müssten. VOIGT/BÖNING (1998, 60-63) untersuchten die Qualität der Eingangsuntersuchungen in 60 Fitness-Studios und konstatierten dabei ein ausgeprägtes Defizit an Eingangstests. Dabei wurde deutlich, dass „weitergehende Untersuchungen und Tests nur in weniger als der Hälfte der Studios angeboten werden“. Paradoxerweise werden, sofern überhaupt Leistungstests durchgeführt werden, eher Ausdauer- als Krafttests durchgeführt. Und das, obwohl „überwiegend Kraft trainiert wird“ (VOIGT/BÖNING 1998, 63).

Es gilt also nicht nur eine Methode zu finden, die Maximalkrafttests als Eingangsdiagnose ersetzen kann, sondern die es darüber hinaus ermöglicht, die aktuellen Trainingsergebnisse zu bewerten.

Bei einem intensiven Studium der internationalen Kraftsportliteratur, insbesondere der amerikanischen, findet sich erstmals bei LANDERS (1985, 60) der Versuch, die Anzahl der Wiederholungen in Beziehung zu setzen zum entsprechenden Prozentsatz des Maximalgewichts. LANDERS gibt eine an der Universität von Oregon entwickelte Übersicht über das Gewicht, „that you can do based on a certain number of repetitions“. Danach entsprechen:

Wiederholung(en)	1	2	4	6	8	10
Prozent	100	95	90	85	80	75

Auf der Grundlage dieser Zuordnung erstellt er eine Übersicht, in der einem bestimmten Maximalgewicht die entsprechenden Wiederholungsmaxima in Pfund (=0,453 kg) gegenübergestellt sind.
„Maximum based on reps“ nach LANDERS (1985):

1RM	2RM	4RM	6RM	8RM	10RM
400,00	380,00	360,00	340,00	320,00	300,00
395,00	375,25	355,50	335,75	316,00	296,25
390,00	370,50	351,00	331,50	312,00	292,50
385,00	365,75	346,50	327,25	308,00	288,75
380,00	361,00	342,00	323,00	304,00	285,00
375,00	356,25	337,50	318,75	300,00	281,25
370,00	351,50	333,00	314,50	296,00	277,50
365,00	346,75	328,50	310,25	292,00	273,75
360,00	342,00	324,00	306,00	288,00	270,00
355,00	337,25	319,50	301,75	284,00	266,25
350,00	332,50	315,00	279,50	280,00	262,50
345,00	327,75	310,50	293,25	276,00	258,75
340,00	323,00	306,00	289,00	272,00	255,00
335,00	318,25	301,50	284,75	268,00	251,25
330,00	313,50	297,50	280,50	264,00	247,50
325,00	308,75	292,50	276,25	260,00	243,75
320,00	304,00	288,00	272,00	256,00	240,00
315,00	299,25	283,50	267,75	252,00	236,25
310,00	294,50	279,00	263,50	248,00	232,75
305,00	289,75	274,50	259,25	244,00	228,75
300,00	285,00	270,00	255,00	240,00	225,00
295,00	280,25	265,50	250,75	236,00	221,25
290,00	275,50	261,00	246,50	232,00	217,50
285,00	270,75	256,50	242,25	228,00	213,75
280,00	266,00	252,00	238,00	224,00	210,00
270,00	256,50	243,00	229,50	216,00	202,50
265,00	251,75	238,50	225,25	212,00	198,75
260,00	247,00	234,00	221,00	208,00	195,00
255,00	242,25	229,50	216,75	204,00	191,25
250,00	237,50	225,00	212,50	200,00	187,50

Hierbei handelt es sich lediglich um einen kleinen Auszug aus der Tabelle, die insgesamt 720 Gewichtsangaben enthält.

Auch FLECK/KRAEMER (1987) übernehmen die Tabelle, um Athleten, die ihr 1RM kennen, Anhaltspunkte zu liefern, mit welchen Gewichten sie in den verschiedenen Trainingsphasen trainieren sollten.
Abgesehen von dem eher unbedeutenden Problem, dass es sich bei allen Angaben um Pfund handelt und man alle 720 Gewichtsangaben zunächst einmal in Kilogramm umrechnen müsste, wird der praktische Nutzen der LANDERSschen Tabelle durch zwei weitere Umstände begrenzt:
Zum einen werden ausschließlich geraden Wiederholungszahlen bestimmte Gewichtsangaben zugeordnet. Angaben für drei, fünf, sieben, neun Wiederholungen usw. fehlen.
Zum anderen werden nur Reizintensitäten zwischen 75 und 100% aufgelistet. Wiederholungen von mehr als 10RM sind nicht berücksichtigt. Im Muskelaufbautraining sind aber auch Reizintensitäten erforderlich, die mehr als zehn Wiederholungen erfordern.

Auch POLIQUIN (1987, 129-139) formuliert den Zusammenhang zwischen der jeweils maximal möglichen Wiederholungszahl und dem entsprechen Prozentsatz der Maximalleistung. Seine Prozentangaben kommen den Werten von LANDERS sehr nahe:

Prozentwert der Maximalleistung	Mögliche Wiederholungszahl
60,6	20
61,6	19
62,7	18
63,9	17
65,0	16
66,2	15
67,5	14
68,8	13
70,3	12
72,3	11
74,4	10
76,5	9
78,8	8
80,7	7
83,1	6
85,6	5
88,1	4
90,6	3
94,3	2
100,0	1

Aus: POLIQUIN (1987, 129-139).

5.2 Das individuelle hypothetische Maximalgewicht (h1RM)

Die Angaben von LANDERS und insbesondere POLIQUIN ermöglichen die Berechnung des individuellen hypothetischen Maximalgewichts. Verschiedene Untersuchungen haben hohe Übereinstimmungen zwischen der LANDERSchen Tabelle und tatsächlich erreichten Wiederholungszahlen zeigen können (HOEGER/BARETTE et al. 1987, 11-13; HOEGER/HOPKINS et al. 1990, 47-54; MORALES/SOBONYA 1996, 186-189).

Auch auf seine Praxistauglichkeit hin ist das Konzept des individuellen hypothetischen Maximalgewichts bereits überprüft worden. Dabei hat es sich nicht nur als nützliches Mittel zur Erstellung von Trainingsplänen für Anfänger im Kraftsport erwiesen, sondern diente auch zur Evaluierung von Trainingsfortschritten, ohne dass dazu Maximalkrafttests erforderlich waren (GIESSING 1997). In Anlehnung an das „Repetition Maximum“ von DeLORME/WATKINS (1951) für eine maximale Einzelwiederholung, welches als „1RM“ abgekürzt wird, verwende ich für das hypothetische Maximalgewicht analog dazu die Abkürzung „h1RM“.

Als Grundlage für die Berechnungen des hypothetischen Maximalgewichts diente dabei die Intensitätsberechnung nach POLIQUIN.

Mittlerweile existieren noch genauere Methoden zur Berechnung des Maximalgewichts. Nach den Arbeiten von POLIQUIN und LANDERS, die durchaus als brauchbar gelten können, haben sich weitere Autoren an der Berechnung des Maximalgewichts versucht und entsprechende Formeln publiziert. Diese Ergebnisse werden inzwischen auch in der deutschen Literatur diskutiert (BUSKIES/BOECK-BEHRENS 1999, 4-8).
In ausführlichen Testreihen überprüften MAYHEW/PRINSTER/WARE et al. (1995, 108-113) und später noch einmal LeSUER/McCORMICK/MAYHEW et al. (1997, 211-213) die Genauigkeit aller bekannten Formeln zur Berechnung des Maximalgewichts. Dabei stellten sie fest, dass die sog. BRZYCKI-Formel insgesamt die verlässlichste Methode darstellt. Sie brachte höhere Übereinstimmungen mit den Ergebnissen von Maximalkrafttests als alle anderen Berechnungen, einschließlich der von LANDERS sowie der von MAYHEW et al. selbst entwickelten. Besonders auffällig war die Genauigkeit der Berechnungen nach BRZYCKI bei zehn und weniger Wiederholungen, wie MAYHEW/PRINSTER/WARE et al. (1995, 108-113) und LeSUER/McCORMICK/MAYHEW et al. (1997, 211-213) übereinstimmend feststellten.

Die BRZYCKI-Formel berechnet sich wie folgt:

% von 1RM = 102.78-2.78 x Anzahl der Wiederholungen

Umgerechnet in das Verhältnis zwischen möglicher Wiederholungszahl und Pozentanteil der Maximalleistung, ergibt sich diese Tabelle:

Umrechnung der BRZYCKI-Formel in das Verhältnis zwischen möglicher Wiederholungszahl und Pozentanteil der Maximalleistung:

Prozentwert der Maximalleistung	Mögliche Wiederholungszahl
47,18	20
49,96	19
52,74	18
55,52	17
58,30	16
61,08	15
63,86	14
66,64	13
69,42	12
72,20	11
74,98	10
77,76	9
80,54	8
83,32	7
86,10	6
88,10	5
91,66	4
94,44	3
97,22	2
100,0	1

5.3 Möglichkeiten und Grenzen des Konzepts

Hochrechnungen des Maximalgewichts galten lange Zeit als zu ungenau, und damit als völlig unbrauchbar für die Trainingspraxis.
Die Untersuchungen von MAYHEW/PRINSTER/WARE et al. (1995, 108-113) und LeSUER/McCORMICK/MAYHEW et al. (1997, 211-213) haben jedoch gezeigt, dass - bei Verwendung der richtigen Formel – hochsignifikante Übereinstimmungen zwischen dem hypothetischen und dem tatsächlich ermittelten Maximalgewicht vorliegen.
In den Übungen Bankdrücken, Kniebeugen und Kreuzheben fanden sie durchweg sehr hohe Korrelationskoeffizienten von mindestens (r>0.95) bei der Überprüfung der Übereinstimmung zwischen berechnetem und tatsächlichem 1RM. Besonders exakt (r>0.98) ließen sich die Maximalgewichte bei der Übung Bankdrücken berechnen. Die Übereinstimmungen von berechnetem und tatsächlichem 1RM lagen teilweise bei über 99%.

Die Berechnung des h1RM bietet Kraftsportlern verschiedene Möglichkeiten:

1. Maximalkrafttests als Grundlage der Trainingsplanung für Anfänger werden unnötig.

Die Maximalleistung lässt sich auf der Grundlage submaximaler Kraftwerte berechnen. Werden z. B. zehnmal 40 Kilogramm bei einer bestimmten Übung bewältigt, aber eine elfte Wiederholung trotz größtmöglicher Anstrengung nicht, so kennt man das individuelle 10RM dieser Person. Nach der BRZYCKI-Formel entsprechen 10RM einer Belastungsintensität von 74,98%. Das h1RM liegt danach bei 53,35 Kilogramm. Die Gewichtsbelastung wird anschließend auf das jeweilige Trainingsziel ausgerichtet. Für ein Muskelaufbautraining mit Belastungsintensitäten von 70 bis 85% (MARTIN 1979, 14) sollten Gewichte zwischen 37,5 und 45,5 verwendet werden. Ein Kraftausdauertraining würde dagegen zwischen 16 und 27 Kilogramm erfordern. Nach dieser Eingangsdiagnose muss das h1RM dann im weiteren Verlauf der Trainingsphase neu berechnet und die Gewichtsbereiche entsprechend angepasst werden. Diese Möglichkeit der Berechnung der zu verwendenden Widerstände ist besonders sinnvoll bei jenen Trainingsformen, bei denen nicht unbedingt bis zum Muskelversagen trainiert wird, wie dem Schnellkrafttraining und dem Kraftausdauertraining. Beim Bodybuilding ist es üblich, bei einer Verbesserung der Kraftwerte das Gewicht entsprechend zu erhöhen. Wenn ein Bodybuilder z. B. 16RM mit einem Gewicht bewältigt, das vorher nur zwölf Wiederholungen zuließ, so liegt auf der Hand, dass das

Gewicht erhöht werden muss. Das aktualisierte h1RM gibt dann Aufschluss darüber, welche Gewichte nach der Kraftsteigerung angemessen sind.

2. Regelmäßige Berechnungen des hypothetischen Maximalgewichts im Verlauf einer Trainingsreihe geben einen Hinweis darauf, ob das aktuelle Trainingsprogramm noch geeignet ist, Fortschritte zu erzielen. Noch immer gibt es keine gesicherten Erkenntnisse darüber, wie lang eine optimale Ruhephase zwischen zwei Trainingseinheiten beim Muskelaufbautraining sein sollte. Diese Frage wird äußerst kontrovers diskutiert. Studien zeigen außerdem, dass hier offensichtlich enorme individuelle Unterschiede bestehen (FRY/KRAEMER et a. 1994, 1165-1173). CALLISTER/CALLISTER (1990, 816-824) empfehlen als Konsequenz ihrer Untersuchungen zum Übertraining eine regelmäßige Überprüfung der Maximalkraft. Das h1RM bietet auch Bodybuildern die Möglichkeit hierzu.

3. Die Berechnung des h1RM ist eine nützliche Ergänzung der bisherigen Testgrößen TF und FR. Verschiedene Autoren bestimmen die Intensität eines oder mehrerer Trainingssätze als Total Force (TF). Diese berechnet sich einfach aus der Multiplikation des verwendeten Gewichts mit der Anzahl der Wiederholungen (vgl. z. B. SFORZO/TOUEY 1996, 20-24). 50 Wiederholungen mit 40 Kilogramm entsprechen somit einer TF von 2000 Kilogramm, ebenso wie 25 Wiederholungen mit 80 Kilogramm oder 100 Wiederholungen mit 20 Kilogramm oder zwölfeinhalb Wiederholungen mit 160 Kilogramm.
Auch acht Wiederholungen mit einem Gewicht von 250 Kilogramm entsprechen einer TF von 2000 Kilogramm. Ein Vergleich dieser vermeintlich identischen Gesamtbelastungen zeigt, wie problematisch die TF als Richtwert ist. Bezieht man die oben genannten Leistungen auf eine bestimmte Übung, wie z. B. das Bankdrücken, wird deutlich, welche Unterschiede dabei bestehen. 100 Wiederholungen mit 20 Kilogramm im Bankdrücken sind auch für trainierte Freizeitsportler kein Problem. 25 Wiederholungen mit 80 Kilogramm sind für die meisten Breitensportler undenkbar, während acht Wiederholungen mit 250 Kilogramm selbst für die Weltspitze der Kraftdreikämpfer unerreichbar sind.
Beim Vergleich der hypothetischen Maximalkraftwerte der jeweiligen Beispiele zeigen sich diese Unterschiede sehr deutlich: So entsprechen zwölf Wiederholungen mit 160 Kilogramm bereits einem h1RM von 230,5 Kilogramm. Bei acht Wiederholungen mit 250 Kilogramm ergibt sich sogar ein h1RM von 310,4 Kilogramm.

Ähnlich problematisch verhält es sich mit der Fatique Rate (FR), da diese auf der Grundlage der TF berechnet wird. Die FR soll die Ermüdungsrate nach einer bestimmten Belastung berechnen. Werden pro Übung mehrere Sätze ausgeführt, so ist ein kontinuierlicher Rückgang der Kraftwerte zu erwarten, da beim Bodybuilding systematisch eine Ermüdungsaufstockung durch unvollständige Pausen erzielt werden soll. Ein typischer Verlauf bei drei Sätzen einer Übung wären z. B. zehnmal 60 Kilogramm im ersten Satz, dann achtmal 60 und schließlich nur noch zehnmal 50 Kilogramm. Die FR berechnet sich bei diesem Beispiel wie folgt:

10 X 60 = <u>600</u>; 8 X 60 = <u>480</u>; 10 X 50 = <u>500</u>

➔ 600 – 480 = <u>120</u>

Die Ermüdungsrate zwischen dem ersten und dem zweiten Satz beträgt bei diesem Beispiel also 120. Zwischen dem zweiten und dritten Satz ergibt sich paradoxerweise eine FR von Minus 20 (480-500). Eine negative Ermüdungsrate würde bedeuten, dass die Ermüdung rückläufig wäre. Der Vergleich der hypothetischen Maxima verdeutlicht allerdings, dass dies keineswegs der Fall ist:

	Wdh X kg		h1RM
1. Satz	10 X 60	➔	80,02
2. Satz	8 X 60	➔	74,49
3. Satz	10 X 50	➔	66,68

Wie diese Ausführungen zeigen, ist das Konzept des hypothetischen Maximalgewichts eine nützliche Ergänzung etablierter Testmethoden und bietet überdies eine gewisse Alternative zur insbesondere für Bodybuilder problematischen Ausführung von maximalen Einzelwiederholungen.

Das h1RM ist jedoch nur dann brauchbar, wenn auch die Limitationen diese Konzepts berücksichtigt werden:

1) Die Genauigkeit der Hochrechnungen ist nur für die Grundübungen nachgewiesen, bei den sog. Isolationsübungen sind zu große Ungenauigkeiten zu erwarten. Dies zeigen die entsprechenden Untersuchungen (HOEGER/BARETTE et al. 1987, 11-13;

HOEGER/HOPKINS et al. 1990) ebenso wie die Erprobung des Konzepts in der Trainingspraxis (GIESSING 1997).

2) Mit steigender Wiederholungszahl wird die Berechnung des hypothetischen Maximalgewichts zunehmend ungenauer (ARNOLD/MAYHEW/LeSUER et al. 1995, 205-206). Bei mehr als 20 Wiederholungen ist keine verlässliche Berechnung des h1RM mehr möglich. Eingangstests sollten daher auf der Grundlage von 10RM bis 5RM berechnet werden (BRYANT/PETERSON 1999).

3) Das h1RM ermöglicht ausschließlich individuelle Evaluierungen. Das Konzept vom hypothetischen Maximalgewicht eignet sich dagegen kaum zum Vergleich der hypothetischen Maxima *verschiedener* Athleten mit unterschiedlichen Krafteigenschaften (HOEGER/BARETTE 1987, 13). Diese Einschränkung gilt auch für den Vergleich unterschiedlicher Übungen. Vergleichbar sind nur verschiedene Trainingsleitungen desselben Athleten bei der gleichen Übung. So ist es z. B. möglich, anhand des h1RM festzustellen, ob ein bestimmter Sportler sich in den letzten Trainingseinheiten bei einer Übung, etwa dem Bankdrücken, gesteigert hat.

Als Fazit muss somit konstatiert werden: Das Konzept vom individuellen hypothetischen Maximalgewicht kann und soll die bisherigen Testmethoden nicht komplett ersetzen, aber durchaus sinnvoll und nutzbringend ergänzen. Insbesondere Bodybuildern und anderen Athleten, für die Maximalkraftests keine Option darstellen, gibt das hypothetische Maximalgewicht nützliche Hinweise auf die Kraftentwicklung und damit Rückschlüsse auf den Nutzen des aktuellen Trainingsprogramms.

6 Aerobes Training

Bodybuilder nutzen aerobes Training in der Regel aus zwei Gründen. Zum einen dient es dazu, die Fettverbrennung anzuregen, um dadurch die erwünschte Muskeldefinition zu erzielen. Zum anderen ist die Regenerationsfähigkeit des Kraftsportlers direkt abhängig von seiner aeroben Ausdauerleistungsfähigkeit.
Da das maximal ausschöpfende Muskelhypertrophietraining der Bodybuilder auf einer Ermüdungsaufstockung basiert, wird eine vollständige Erholung zwischen den Sätzen nicht angestrebt. Untersuchungen zur Geschwindigkeit der ATP-Resynthese zeigen, dass die verkürzten Pausen, mit denen im Bodybuilding gearbeitet wird, für die erwünschte Ermüdungskumulation auch erforderlich sind. Bei unzureichender aerober Kondition ist dies u. U. nicht möglich.
EHLENZ/GROSSER/ZIMMERMANN (1991, 48) sehen in einer guten aeroben Ausdauerleistungsfähigkeit die Grundlage für ein effektives Krafttraining mit einer Begrenzung der Pausendauer zwischen den Trainingssätzen:

„Damit können diese Athleten noch von der durch die vorhergehende Übung ausgelösten Erniedrigung der Membranschwelle profitieren, die die Ansprechbarkeit des Muskels für die folgende Übung verbessert - vorausgesetzt, die energetischen Möglichkeiten haben den Muskel wieder in den 'arbeitsfähigen' Zustand versetzt. Sind diese Voraussetzungen nicht gegeben, müssen die Pausen verlängert werden - auch wenn die durch die vorhergehende Belastung verbesserte Ansprechbarkeit des Muskels dann nicht mehr genutzt werden kann."

Angesichts der Vorzüge des aeroben Trainings liegt die Vermutung nahe, dass diese Trainingsform als unverzichtbarer Bestandteil des Bodybuildings betrachtet wird.
Dies ist jedoch keineswegs der Fall.
Lange Zeit wurde Bodybuildern geraten, auf aerobes Training vollständig zu verzichten oder es auf ein Mindestmaß zu begrenzen (EVERSON 1989, 12-13).
Als Begründung hierfür wurde auf das „S.A.I.D.-Prinzip" (Specific Adaption to Imposed Demands) verwiesen. Schon bevor die gegensätzlichen Adaptationen des anaeroben Trainings im Vergleich zum aeroben als „spezifische Adaptationen aufgrund von auferlegten Anforderungen" definiert wurden, formulierte man dieses Prinzip bereits während der Anfänge des Bodybuildings in der Aussage: „If you want to

look like a runner, then run; if you want to look like a bodybuilder, then bodybuild“ (LEFAVI 1996, 84).
Aus diesem Grund wurde aerobes Training von vielen Bodybuildern geradezu gemieden (vgl. hierzu: EVERSON 1989, 12-13; MENTZER 1993b, 88-90). BRAINUM (1993b, 60) beschreibt diese Haltung pointiert mit der Aussage „Twenty years ago, the thought of doing any kind of aerobics was anathema to bodybuilders.“
Erst als einige leistungssportliche Wettkampfbodybuilder Ausdauertraining erfolgreich zur Reduzierung des Körperfettanteils nutzten und dadurch ein überlegenes Maß an Muskeldefiniton erzielen konnten, begann ein Umdenken.
Aerobes Training galt unter Bodybuildern nun als ein probates Mittel zur Erlangung der erwünschten Definition (HALL 1992, 68-70; DOBBINS 1990, 77-80).

Die empirische Erkenntnis der Bodybuilder, dass sich durch die Ausführung aeroben Trainings während der Definitionsphase ein höheres Maß an Muskeldefinition erzielen lässt als mit der früher üblichen Vorgehensweise, bei der der Körperfettanteil allein durch anaerobes Training und Kalorienrestriktion gesenkt wurde, lässt sich auch wissenschaftlich belegen. ABE (1997, 1549-1553) untersuchte die Auswirkung aeroben Trainings auf den Körperfettanteil, wobei nach viszeralem und subkutanem Fettgewebe differenziert wurde. Während der 13-wöchigen Untersuchung wurden die weiblichen Probanden in drei Gruppen, zwei Versuchsgruppen und eine Kontrollgruppe, eingeteilt. Die Kontrollgruppe fastete nicht und führte auch kein aerobes Training aus. Folglich war auch keine Änderung des Körperfettanteils zu beobachten.
Die Mitglieder der ersten Versuchsgruppe trainierten nur ein- bis maximal zweimal pro Woche aerob und reduzierten ihre Nahrungsaufnahme um 240 kcal/die.
Die Probanden in der zweiten Versuchsgruppe absolvierten pro Woche drei bis vier halbstündige aerobe Trainingseinheiten bei unveränderter Energiezufuhr.
Die Mitglieder der ersten Gruppe zeigten eine signifikante Reduzierung des viszeralen, aber *keine* signifikante Änderung des subkutanen Fettgewebes. Anders die Versuchsteilnehmer in der zweiten Gruppe. Auch sie verloren viszerales Fettgewebe, und zwar in vergleichbarem Umfang wie die erste Gruppe. Darüber hinaus erzielten sie aber auch eine signifikante Abnahme des Unterhautfettgewebes (ABE 1997, 1549-1553).
Dieses Untersuchungsergebnis erklärt, warum sich durch Kalorienrestriktion allein zwar durchaus eine signifikante Reduzierung des Körperfettanteils erzielen lässt, diese aber nicht unbedingt zu einer

verbesserten Muskeldefinition beiträgt. Hierzu bedarf es offensichtlich mehrerer aerober Trainingseinheiten pro Woche. Eine weitere im Bodybuilding verbreitete empirische Erkenntnis, welche durch die Ergebnisse von ABE (1997) untermauert wird, ist die Faustregel: Man brauche „at least four aerobic sessions of 30 minutes each per week to affect body composition" (BRAINUM 1993b, 62).

Ein aerobes Training mit dieser Häufigkeit zeichnet sich nicht nur durch seine Effektivität zum Abbau subkutanen Fettgewebes aus, sondern eignet sich auch zum Training des Herz-Kreislaufsystems, sofern die dafür nötige Trainingsintensität beachtet wird.

6.1 THR-Training

Zur Nutzung dieser Vorteile entwickelte man im Bodybuilding eine modifizierte Form des „**T**arget-**H**eart-**R**ate-Trainings". Diese Trainingsform unterscheidet sich zunächst nicht von den allgemein üblichen Empfehlungen zur Durchführung eines Herz-Kreislauf-Trainings und sieht vor, dass drei- bis sechsmal pro Woche jeweils 15 bis 60 Minuten mit einer Intensität zwischen 60 und 85 % trainiert wird.
Ob die Intensität eher am unteren oder oberen Niveau der Target Heart Rate anzusiedeln ist, richtet sich nach dem aeroben Trainingszustand des Bodybuilders. Je besser sein Trainingszustand desto höher darf auch die Trainingsintensität sein (YATES/WOLFF 1993, 66).
Die Modifikation besteht darin, dass Häufigkeit und Dauer dieses Trainings sich nicht wie sonst üblich ebenfalls am aeroben Trainingszustand des Athleten orientieren, sondern vielmehr an seinem Körperfettanteil. Bodybuildern, die bislang auf aerobes Training verzichtet haben und deren Körperfettanteil deutlich über dem gewünschten Prozentsatz liegt, wird geraten, mit aerobem Training zu beginnen und möglichst viele Trainingseinheiten pro Woche auszuführen, da dies am effektivsten zur Fettverbrennung sei (CREAVALLE 1991, 44). Bei rückläufigem Körperfettanteil könne dann auch die Anzahl und Dauer der Trainingseinheiten schrittweise reduziert werden.
Bei dieser Vorgehensweise wird völlig außer Acht gelassen, dass ein solches Training zwar durchaus fettverbrennende Eigenschaften haben kann, dies aber nicht das primäre Kriterium für die Trainingsgestaltung sein sollte. Vielmehr gilt es, auch das Volumen und die Frequenz des aeroben Training auf die aktuelle Leistungsfähigkeit auszurichten, da das eigentliche Trainingsziel des THR-Trainings in der Verbesserung der aeroben Ausdauerleistungsfähigkeit besteht.

Die Hinzunahme aeroben Trainings sollte vielmehr schrittweise erfolgen und der Tatsache Rechnung tragen, dass das aerobe Training *zusätzlich* zum Bodybuilding-Training durchgeführt wird, was die Gefahr eines Übertrainings hervorrufen dürfte, wenn nicht auch Dauer und Häufigkeit des Trainings am jeweiligen Trainingszustand orientiert sind.
Die Tatsache, dass das aerobe Training im Bodybuilding nicht nur einer Verbesserung der aeroben Ausdauerleistungsfähigkeit, sondern auch dem Fettabbau dienen soll, hat immer wieder zu kontroversen Diskussionen über die optimale Gestaltung dieser Trainingsform geführt.
Eine dieser Kontroversen besteht in der Auseinandersetzung darüber, welches die optimale Intensität eines aeroben Trainings für Bodybuilder sei. Bei einem häufigen und mit hoher Intensität betriebenen aeroben Training werden unerwünschte Auswirkungen auf den Muskelaufbau befürchtet. So weiß man aus Untersuchungen, dass bei gleichzeitigem Kraft- und Ausdauertraining die Steigerung der Kraftparameter weniger ausgeprägt sind, als wenn ausschließlich ein Krafttraining betrieben wird (CREAVALLE 1991, 44).
Auch die strukturellen Adaptationen infolge eines Ausdauertrainings werden von Bodybuildern häufig kritisch betrachtet. So wird argumentiert, eine verstärkte Bildung von Mitochondrien sei zwar generell wünschenswert, es sei aber seit langem bekannt, dass diese häufig einher gehe mit einer Reduzierung der mikrofilamentalen Dichte (HOLLOSZY 1967, 2278-2282) und daher limitierend auf den Muskelaufbau wirke (LEFAVI 1996, 84).
Um diese unerwünschten Auswirkungen zu vermeiden, ohne auf aerobes Training als ein Mittel zur Verbesserung der Definition verzichten zu müssen, wurde das „Fatburning“ als die optimale Form des aeroben Trainings für Bodybuilder propagiert.

6.2 Fatburning

Beim THR-Training werden zwar viele Kalorien verbrannt, Bodybuilder befürchten aber neben den oben beschriebenen potenziellen Nachteilen, dass bei der relativ hohen Trainingsintensität des THR-Trainings ein zu hoher Anteil des Energieverbrauchs aus Kohlenhydraten und Protein besteht. Beim „Fatburning“ hingegen wird das Training so ausgerichtet, dass freie Fettsäuren zum dominierenden Brennstoff werden sollen. Hierzu sind wesentlich geringere Trainingsintensitäten erforderlich als beim THR-Training. Als Richtwert für ein „Fatburning“ wird eine Intensität von 40-55 % genannt (COLGAN 1996b, 176).

Der Anteil der an der Verbrennung beteiligten Fette und Kohlenhydrate kann ermittelt werden durch den Respiratorischen Quotienten (RQ), welcher den Wert des produzierten Kohlendioxids in Relation zum Verbrauch an Sauerstoff mißt (MAEHLUM 1986, 425-429). Ein Liter Sauerstoff setzt 5 Kcal aus Kohlenhydraten frei, aber nur 4.7 Kcal aus Fett. Daher kann man aus diesen Werten auf die Art des Brennstoffs schließen. Bei einem RQ von 0,7 geht man von einer ausschließlichen Fettverbrennung, bei einem Wert von 1,0 von reiner Kohlenhydratverbrennung aus. Zwischenwerte lassen auf eine mehr oder weniger starke Beteiligung beider Brennstoffe schließen. Grundsätzlich lässt sich nun konstatieren: je höher die Trainingsintensität, desto größer ist der Anteil der Kohlenhydrate an der Energiebereitstellung.

Neben der Trainingsintensität gibt es noch einen weiteren Faktor, von dem der Anteil des herangezogenen Brennstoffs abhängt, nämlich die Menge des im Körper gespeicherten Glykogens. Bei gefüllten Glykogenspeichern werden auch bevorzugt Kohlenhydrate verbrannt, während bei erschöpften Glykogenspeichern wesentlich schneller auf Fett als Brennstoff zurückgegriffen wird (WESTRATE 1990, 91-97). Der höchstmögliche Anteil an freien Fettsäuren als Energielieferanten bei aerobem Training wird bei einem niedrigen Blutzuckerspiegel erreicht (BIELINSKI 1985, 69-82). Auf die Zufuhr von Kohlenhydraten sollte beim „Fatburning" deshalb sowohl unmittelbar vor als auch während der Trainingseinheit verzichtet werden. Der fettverbrennende Effekt lässt sich intensivieren, wenn auch nach Beendigung des Trainings noch eine Weile auf die Zufuhr von Kohlenhydraten verzichtet wird.

Auch die Einnahme koffeinhaltiger Getränke bewirkt eine Steigerung der Fettverbrennung (CREAVALLE 1991, 44). Um diesen Effekt zu erreichen, scheinen allerdings Dosierungen von mindestens 15 Milligramm Koffein pro Kilogramm Körpergewicht erforderlich zu sein (WILLIAMS 1991, 90-92).

6.3 Wahl des optimalen Zeitpunkts für aerobes Training

Aufgrund der Notwendigkeit eines niedrigen Blutzuckerspiegels zur maximalen Effizienz des aeroben Trainings bieten sich zwei Zeitpunkte an:

a) Im direkten Anschluss an das Muskelaufbautraining. Hierbei nutzt man die Tatsache, dass das Hypertrophietraining der Bodybuilder hochausschöpfend wirkt und in einer Reduktion des Blutzuckerspiegels resultiert. Aufgrund der relativ niedrigen Intensität des Fettverbrennungstrainings eignet es sich gleichzeitig zum Abwärmen nach dem hochintensiven Bodybuilding. Keinesfalls sollten Bodybuilder die umgekehrte Reihenfolge wählen und das aerobe Training unmittelbar vor dem Krafttraining durchführen, da LEVERITT/ABERNETHY (1999, 47-51) zeigen konnten, dass diese Vorgehensweise eine messbare Reduzierung der Intensität des Krafttrainings nach sich zieht.

b) Direkt nach dem Aufstehen ohne vorherige Nahrungsaufnahme. Diese Variante bietet eine Reihe von Vorteilen:

Der Stoffwechsel bleibt auch nach Beendigung der Trainingseinheit noch weiterhin erhöht und die Verwendung von Fett als Brennstoff nimmt um rund 300 % zu (BAHR 1992, 1-70). Im günstigsten Fall wird hierdurch sogar mehr Energie verbraucht als während des Trainings selbst. Bis zu zwei Drittel des Gesamtenergieverbrauchs finden nach der Trainingseinheit statt (PAVLOU 1985, 466-471). Entgegen der ursprünglichen Annahme konnte inzwischen nachgewiesen werden, dass dies nicht nur für stark übergewichtige, sondern auch für leicht übergewichtige (NIEMAN 1988, 79-88) und schlanke Personen (TREMBLAY 1986, 511-517) gilt. Die Erhöhung des Stoffwechsels im Anschluss an das Training konnte in einer anderen Untersuchung noch 15 Stunden nach der Trainingseinheit nachgewiesen werden (MAEHLUM 1986, 425-429). Die Erhöhung des Stoffwechsels endet jedoch mit der nächsten Bettruhe. Bei abendlichem Training ist die Stoffwechselaktivität daher nur für die wenigen Stunden bis zum Zubettgehen gegeben. Beim Training am Morgen kann dieser Effekt dagegen in vollem Umfang genutzt werden.
Die im Bodybuilding weitverbreitete Annahme, durch mehrmaliges wöchentliches Training könne der Stoffwechsel dauerhaft auf einem höheren Niveau gehalten werden, stimmt in dieser Form nicht. Bereits nach einem trainingsfreien Tag geht der Ruhestoffwechsel wieder auf das Ausgangsniveau zurück (POEHLMAN 1989, 515-525). Eine permanente Stoffwechselsteigerung lässt sich somit nur bei täglichem Training realisieren.
Ein weiteres Argument, das Fettverbrennungstraining nicht im Anschluss an das Muskelaufbautraining zu absolvieren, liegt in seiner optimalen Dauer. Während der ersten 20 Minuten des aeroben Trainings hat die Fettverbrennung ihr maximales Niveau noch nicht erreicht (CARLSON 1963, 742-729). Bei der Verknüpfung beider Trainingsformen, bei der das aerobe Training im Anschluß an das Hypertrophietraining mit seinem relativ hohen Umfang absolviert wird, ist u. U. zu befürchten, dass die Gesamtdauer der Trainingseinheit einen unerwünscht hohen

Gesamtumfang annimmt. Bei einer solchen Kombination von hochintensivem Hypertrophietraining und extensivem Ausdauertraining werden leicht Trainingsumfänge erreicht, die zu einem Zustand des Übertrainings führen, was wiederum eine Reduzierung des Testosteronspiegels (WHEELER 1991, 422-425) und schließlich einen Abbau von Muskelgewebe zur Folge hätte (DESAI 1989, 1072-1073).

Ein Fettverbrennungstraining bei entleerten Glykogenspeichern ist ohne Zweifel eine sehr effektive Methode zum Abbau von Fettgewebe. Bodybuilder sollten jedoch beachten, dass es dabei nicht selten zu einem Muskelabbau kommt. LEMON/MULLEN (1980, 624-629) konnten zeigen, dass bei einer 60 Minuten dauernden Trainingseinheit auf einem Radergometer mit mittlerer bis hoher Intensität bei entleerten Glykogenspeichern 10,4 % der Energie in Form von Eiweiß geliefert wurden, während bei gefüllten Glykogenspeichern der Eiweißanteil nur 4,4 % betrug. In einer weiteren Studie konnte nachgewiesen werden, dass während eines Laufs über 15 Kilometer bis zu 57 Gramm Protein zur Energiebereitstellung herangezogen wurden (DOHM/WILLIAMS et al. 1982, 27). WILLIAMS (1990, 65) beziffert den Proteinverschleiß während einer durchschnittlichen aeroben Trainingseinheit auf 30 bis 35 Gramm.
Bei unzureichender Energiezufuhr werden sogar bis zu 45 % der während des aeroben Trainings benötigten Energie durch den Abbau von Muskelgewebe gewonnen (OSKAI 1975, 105-123). Hierin liegt der Hauptgrund dafür, dass Bodybuilder während der Wettkampfvorbereitung nicht nur den Körperfettanteil reduzieren, sondern in der Regel auch Muskelgewebe einbüßen. WITHERS/NOELL et al. (1997, 11-16) zeigten anhand von Körperanalysen an leistungssportlich aktiven Bodybuildern in der Wettkampfvorbereitung, dass durch die Reduktionsdiät sowie einer Kombination von fünf bis sechs Trainingseinheiten nach den Bodybuilding-Prinzipien und ebenso vielen aeroben Trainingseinheiten pro Woche die Körperfettanteile der Probanden auf extrem niedrige Niveaus gebracht werden konnten. Allerdings ergaben die Analysen auch, dass nur 65% der Gewichtsreduzierung aufgrund von Fettverlust zustande kamen. Die übrigen 35% waren bedingt durch einen Verlust an fettfreier Körpermasse, also im wesentlichen Muskelgewebe.

Daher ergibt sich für Bodybuilder eine ausgesprochen ambivalente Situation, denn um möglichst viel Fett zu verbrennen, sollte bei entleerten Glykogenspeichern aerob trainiert werden. Diese Vorgehensweise begünstigt jedoch Eiweißkatabolismus, was im Hinblick auf die angestrebte Hypertrophie wiederum kaum in Kauf genommen werden kann.
Darüber hinaus erfordert ein hochintensives Bodybuildingtraining ein möglichst hohes Maß an Muskelglykogen. Neben dem potenziellen, durch

aerobes Training verursachten Eiweißkatabolismus kann darüber hinaus nicht ausgeschlossen werden, dass die Intensität der Bodybuilding-Trainingseinheiten beeinträchtigt wird.

Ein weiteres Problem besteht darin, dass manche Bodybuilder aerobes Training lediglich während der Definitionsphase ausführen und es ansonsten geradezu meiden, in der Annahme, es schade dem Muskelaufbau. Dies führt dazu, dass sie bei Beginn der Definitionsphase nur über eine schlechte aerobe Konditionierung verfügen (BRAINUM 1993b, 207). Wenn dann zur Reduzierung des Körperfettanteils unter Beibehaltung des Bodybuildingtrainings mehrere aerobe Trainingseinheiten pro Woche hinzugenommen werden, entspricht dies nicht selten einer Verdoppelung des Trainingsumfangs. Bei gleichzeitiger Reduzierung der Nahrungszufuhr ist ein Muskelabbau dann mehr als wahrscheinlich. Insbesondere bei unzureichender aerober Konditionierung aufgrund der vorausgegangenen Vermeidung aeroben Trainings überfordert die Kombination von hochintensivem Bodybuilding, „Fatburning" und Kalorienrestriktion während der Definitionsphase häufig die Regenerationsfähigkeit des Athleten.

„Fatburning" mit seiner niedrigen Trainingsintensität wurde lange Zeit als Ausweg aus diesem Dilemma betrachtet, während man die relativ hohe Intensität des THR-Trainings als sehr problematisch ansah (LEFAVI 1996, 84).
Um die Überlegenheit des „Fatburnings" zu belegen, wurde immer wieder darauf verwiesen, dass die eigentliche Funktion des aeroben Trainings im Bodybuilding der Abbau von Körperfett sei (COLGAN 1996b, 40). Und dies werde durch ein „Fatburning" am effektivsten erreicht.
Die Konzentration auf „Fatburning" als die ideale aerobe Trainingsweise für Bodybuilder erscheint jedoch bei genauerer Betrachtung des Gesamtkontextes als überzogen. So wurde z. B. von PUHL/CLARK (1992, 16-18) prinzipiell bestätigt, dass bei den Intensitäten des „Fatburnings" *relativ* mehr Fett verbrannt werde, die Gesamtmenge der verbrauchten Energie dagegen geringer sei als bei einer höheren Trainingsintensität.
Auch die Befürchtung, dass die gleichzeitige Ausführung anaeroben Kraft- und aeroben Ausdauertrainings gegensätzliche Adaptationen nach sich ziehen würde, ist tendenziell zwar zutreffend, wird aber beim Bodybuilding häufig überbewertet. Diese gegensätzlichen Adaptationen führen nämlich keineswegs dazu, dass sich eine Muskelhypertrophie und die gleichzeitige Verbesserung der Ausdauer gegenseitig ausschließen. Dass dies möglich ist, wurde mehrfach bewiesen (COLGAN 1996b, 184). Auch wenn zu erwarten ist, dass die Muskelhypertrophie durch das gleichzeitige Ausdauertraining geringer ausfällt als bei alleiniger Konzentration auf den

Muskelaufbau, bietet das zusätzliche aerobe Training alle der oben aufgeführten Vorteile.
Verschiedene Forschungsarbeiten zeigen außerdem, dass aerobes Training und Bodybuilding sich weitaus weniger stark gegenseitig beeinträchtigen, als aerobes Training und andere Formen des Krafttrainings (HÄKKINEN/ALÉN/KOMI 1984, 97-105).
TESCH (1994, 366-367) begründet dies damit, dass die normalerweise bei einem Krafttraining eintretenden Adaptationen in Form eines reduzierten Mitochondrienvolumens, einer geringeren Kapillarversorgung sowie einer reduzierten Aktivität aerober Enzyme beim Bodybuilding *nicht* zu verzeichnen sind.
Auch wenn Bodybuilder einigen Untersuchungen zufolge durchschnittlich etwas höhere Werte für die maximale Sauerstoffaufnahme aufweisen als Nichtsportler (HÄKKINEN/ALÉN/KOMI 1984, 97-105; COLLIANDER/TESCH 1990, 31-39), so sollte daraus nicht geschlossen werden, dass sie kein aerobes Training benötigen. Andere Studien zeigen nämlich ebenso deutlich, dass die Erhöhung der Körpermasse beim Bodybuilding durchaus eine Reduzierung der maximalen Sauerstoffaufnahme pro Kilogramm Körpergewicht nach sich ziehen kann (URHAUSEN/HÖLPES/ KINDERMANN 1989, 633-640). Auch bei der Messung der maximalen aeroben Leistungsfähigkeit anhand der Laktatwerte zeigten sich weder in Fahrradergometertests (TESCH 1987, 67-89), noch bei Drehkurbelarbeit mit den Armen (TESCH/LINDEBERG 1984, 441-445) bessere Werte als bei körperlich Inaktiven. Gleiches gilt für die anaerob-aerobe Schwelle.
Erinnert sei daher noch einmal an den bei EHLENZ/GROSSER/ZIMMERMANN (1991, 47) formulierten Grundsatz: „Die Zunahme der Muskelmasse erhöht im gleichen Maße den Bedarf an O_2-Versorgung".

6.4 Erneute Trendwende

Bei genauerer Betrachtung wird jedoch schnell deutlich, dass die vermeintliche Überlegenheit des „Fatburnings" gegenüber einem Herz-Kreislauf-Training hinsichtlich des Abbaus von Körperfett *lediglich für den prozentualen, nicht aber den absoluten Anteil* von Fett an der insgesamt verbrauchten Energie zutrifft.
Es bleibt unbestritten, dass bei einem Training von niedriger Intensität wie beim „Fatburning" mit 40 bis 55 % der maximalen Herzfrequenz ein höherer Prozentsatz an Fett verbrannt wird, als bei einem THR-Training mit 60 bis 85 %. Bei letzterem ist jedoch die *absolute* Menge an Fett als Brennstoff eindeutig größer, weil bei einem Training mit höherer Intensität

im gleichen Zeitraum *insgesamt* mehr Energie verbraucht wird als bei einem Training von niedriger Intensität.

Dieser Mehrverbrauch wirkt sich auch günstig auf den Abbau von Körperfett aus. Es kann somit keine Rede davon sein, dass „Fatburning" die ideale aerobe Belastungsform zum Abbau von Körperfett beim Bodybuilding sei. Obwohl dieser Zusammenhang bei genauerer Betrachtung eigentlich klar sein müsste, setzte erst kürzlich ein Umdenken im Bodybuilding ein. Wahrscheinlich war der Auslöser hierfür der Artikel „The effects of exercise intensity on body composition, weight loss, and dietary composition in women" von BRYNER/TOFFLE et al. (1997, 68-73), der im *Journal of the American College of Nutrition* erschien und das eigentlich Offensichtliche noch einmal mit Untersuchungsergebnissen untermauerte: Der insgesamt höhere Kalorienverbrauch von intensivem Training übersteigt den eines Trainings mit niedriger Intensität signifikant. Negative Auswirkungen auf die fettfreie Körpermasse waren hier außerdem nicht zu verzeichnen.

Mittlerweile repräsentieren Ansichten wie die von McROBERTS (1998, 170), der noch immer vom Target-Heart-Rate-Training abrät und die Vorzüge des „Fatburnings" propagiert, nur noch eine Minderheitenposition im Bodybuilding.

Zurückblickend spricht LEFAVI (1999, 134-138) im Zusammenhang mit dem Konzept des „Fatburning" von einer Fehleinschätzung. Diese beruhe im wesentlichen auf einer Überbetonung der Tatsache, dass beim „Fatburning" ein hoher *Prozentsatz* der verbrauchten Energie aus Fett gespeist werde.

6.5 Konsequenzen für die Durchführung aeroben Trainings

Trotz aller Einschränkungen überwiegen die Vorteile des Herz-Kreislauf-Trainings auch für Bodybuilder. Ein völliger Verzicht auf alle Formen aeroben Trainings kann daher keinesfalls als sinnvoll angesehen werden. Ein THR-Training sollte auch nicht nur während der sog. Definitionsphase ausgeführt werden, da es notwendig ist zur permanenten Aufrechterhaltung einer ausreichenden aeroben Konditionierung. Sein Trainingsumfang sollte jedoch auf ein vernünftiges Maß reduziert bleiben und an die jeweilige individuelle Leistungsfähigkeit angepasst sein.
„Fatburning" wird nur dann notwendig, wenn die angestrebte Muskeldefinition durch die Kombination aus Hypertrophietraining, Herz-Kreislauf-Training und Wettkampfdiät nicht erreicht werden konnte.

Daraus folgt, dass vor allem breitensportliche Bodybuilder einem Herz-Kreislauf-Training den Vorzug geben sollten. Dieses kann zwar unter Umständen den Muskelaufbauprozess etwas verlangsamen, die positiven Auswirken des aeroben Trainings dürften diesen Nachteil aber mehr als aufwiegen. Außerdem schwächen sich die negativen Auswirkungen eines aeroben Trainings auf den Muskelaufbau mit steigendem Leistungsvermögen nachweislich ab. So konnten NEUMANN/ STEINBACH (1980, 249) zeigen, dass der Eiweißabbau während aeroben Trainings umso geringer ausfällt, je besser das aerobe Leistungsvermögen des Athleten ist. Die früher übliche Praxis, das aerobe Training während der sog. Aufbauphase zu meiden und es lediglich in der Definitionsphase zur Fettverbrennung einzusetzen (BRAINUM 1993b, 207), muss vor diesem Hintergrund als besonders problematisch angesehen werden. Vielmehr sollte das Training so strukturiert werden, dass während des gesamten Trainingsjahres eine aerobe Grundlagenausdauer aufrechterhalten wird. Dadurch nutzt man nicht nur die günstigen Effekte des aeroben Trainings, sondern erreicht auch, dass der unerwünschte und kontraproduktive Proteinkatabolismus während des aeroben Trainings in einem akzeptablen Rahmen bleibt.
„Fatburning" bietet Breitensportlern keine nennenswerten Vorteile. Sein Nutzen zur aeroben Konditionierung ist eher gering, und auch die Fettverbrennung ist in Relation zum Zeitaufwand weniger als optimal. Die Ausrichtung des aeroben Trainings nach den Kriterien des „Fatburnings" eignet sich allenfalls für die Definitionsphase von Wettkampfbodybuildern mit leistungssportlichen Ambitionen, da sie unter keinen Umständen das Risiko eines Muskelabbaus durch aerobes Training einzugehen bereit sind. Dennoch benötigen sie eine Trainingsform, mit der sie genügend Energie verbrauchen können, um ein Höchstmaß an subkutanem Fettgewebe abzubauen und die bestmögliche „Muskeldefinition" zu präsentieren.

7 Ernährung

7.1 Protein

Die Bedeutung dieses Stoffes für Bodybuilder liegt auf der Hand. Eiweiß ist der Grundbaustein der Zellen aller Lebewesen. Daher stammt auch die Bezeichnung Protein (von griech. protos = der Erste). In jeder einzelnen Zelle gibt es bis zu 5000 verschiedene Eiweißverbindungen. Außerdem sind Proteine notwendig zur Bildung von Enzymen, Blutkörperchen und Hormonen und vielen weiteren Stoffen des Körpers, wie zum Beispiel Antikörpern gegen Krankheitserreger. Neben der Bildung von Muskelmasse hat Eiweiß also noch sehr viele weitere Aufgaben, die für eine Aufrechterhaltung der Körperfunktionen von ungeheuerer Bedeutung sind. Trotz der unvorstellbar großen Verknüpfungsmöglichkeiten (man geht von 10^{130} Verknüpfungsmöglichkeiten aus), besteht jede Eiweißform aus einer Kombination der 22 verschiedenen Aminosäuren. Jede Aminosäure enthält Stickstoff und unterscheidet sich von den anderen Aminosäuren durch die restlichen Bestandteile ihrer Struktur. Man unterscheidet zwischen essenziellen und nichtessenziellen Aminosäuren. Die essenziellen sind diejenigen Aminosäuren, welche der Körper nicht selbst bilden kann, nämlich Leucin, Isoleucin, Lysin, Methionin, Phenylalanin, Threorin, Tryptophan und Valin. Diese Aminosäuren müssen also unbedingt über die tägliche Nahrung aufgenommen werden. Arginin und Histidin bezeichnet man als semi-essenzielle Aminosäuren, weil sie unter bestimmten Stoffwechselumständen nicht gebildet werden können. Histidin zum Beispiel ist für einen Säugling eine essenzielle Aminosäure, für erwachsene Menschen hingegen nicht. Die Bezeichnung „semi-essenzielle Aminosäure“ ist daher etwas irreführend, da sie nicht etwa „halb-essenziell“ ist, sondern in den ersten Lebensmonaten bis -jahren essenziell, später dann nichtessenziell. Arginin hingegen scheint für viele Tiere eine essenzielle, für den Menschen aber nichtessenzielle Aminosäure zu sein.

Nichtessenzielle Aminosäuren kann der Körper selbst herstellen, aber nur dann, wenn er dazu genügend Stickstoff aus anderen Aminosäuren zur Verfügung hat.

Aminosäuren können im Gegensatz zu Kohlenhydraten und Fetten nicht im Körper gespeichert werden und müssen daher täglich zugeführt werden. Es gibt jedoch den sogenannten Aminosäurenpool, in dem sich im Zwischenstoffwechsel rund 600 bis 700 Gramm Aminosäuren befinden, in dieser Menge jedoch nur unter der Voraussetzung, dass die anabolen und katabolen Stoffwechselvorgänge im Körper sich die Waage halten.

Abb. 2: Der Aminosäurenpool

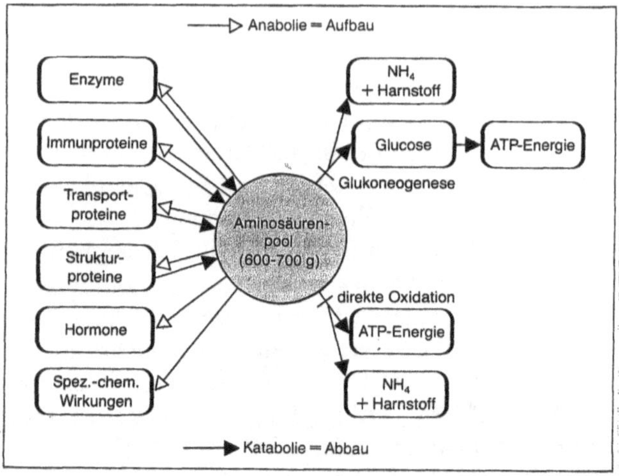

Im Gegensatz zu den Glykogenspeichern kann der Aminosäurenpool oder die Menge der darin enthaltenen Aminosäuren weder durch Überschussernährung noch durch gezielte Trainingsmaßnahmen über das normale Maß hinaus vergrößert werden, weshalb die Notwendigkeit einer ständigen, über den Tag verteilten Eiweißzufuhr in der Literatur betont wird.

DIAMOND/DIAMOND (1992, 110) behaupten, der Mensch brauche auch bei intensiver körperlicher Anstrengung nur kleinste Mengen an Protein. Eine Eiweißzufuhr von mehr als 23 Gramm pro Tag sei bedenklich, da dies unweigerlich zu einem Eiweißüberschuss führe. Die Menge der im Aminosäurenpool gespeicherten Aminosäuren sei so groß, dass jeder Mehrbedarf bequem hieraus gedeckt werden könne (DIAMOND/DIAMOND 1992, 108-118). Diese Argumentation ist in keiner Weise haltbar, da der Aminosäurenpool keineswegs eine Art „Speicher“ darstellt. Die darin enthaltenen Aminosäuren werden für verschiedene im Organismus ablaufende Prozesse dringend benötigt. Bei BEUKER (1987b, 25-26) findet sich eine Erläuterung, welche die Dynamik des ständigen Auf- und Abbaus von Körpersubstanzen nachvollziehbar beschreibt:

„Der Körper hält hierfür einen Aminosäurenpool bereit, der sich aus den gespaltenen und resorbierten Aminosäuren herleitet und etwa 600-700 g beträgt. Der Körper schafft sich über diesen Pool die Grundlage für ständigen Aufbau und die Regeneration abbauwürdiger Eiweiße. Warum diese Regeneration ständig erfolgen muss, ist bisher noch nicht bekannt. Man weiß aber z. B. genau, dass das Alter eines roten Blutkörperchens nur 3-4 Monate beträgt - danach geht es zugrunde und muss durch ein neues ersetzt werden, was wiederum eine Eiweißsynthese erfordert. Auch beim Prozeß der Wundheilung wird deutlich, wie durch ein wucherndes Bindegewebe Lücken geschlossen werden, die durch Risse in den Muskelfasern entstanden sind. Das sich neu-bildende Narbengewebe besteht aus Eiweißen, die vom Körper erst synthetisiert werden müssen. Hormone und Fermente werden ständig von den Drüsen des Körpers gebildet oder in den Zellen im Verlauf chemischer Prozesse synthetisiert und wieder zerstört. Auch hier ist der Bedarf für Baumaterialien in Form von Aminosäuren groß und permanent."

Die Dynamik des ständigen Auf- und Abbaus läßt sich sehr plastisch daran verdeutlichen, dass mehr als 98% der Moleküle des menschlichen Körpers innerhalb eines Jahres erneuert werden (COLGAN 1997b, 38). Schon seit langem wird davon ausgegangen, dass Kraftsportler einen im Vergleich zu körperlich inaktiven Menschen erhöhten Bedarf an Eiweiß aufweisen und mit großer Wahrscheinlichkeit auch einen höheren Bedarf, als Ausdauersportler ihn haben. In diesem Zusammenhang sei daran erinnert, dass Vergleiche des Nährstoffbedarfs nur unter Berücksichtigung der individuellen körperlichen Unterschiede sinnvoll sind. Für Bodybuilder ist auch die Frage, ob Ausdauersportler vielleicht ebenso wie Kraftsportler einen erhöhten Bedarf an Protein haben, von besonderem Interesse, sofern sie neben dem Hypertrophietraining auch noch aerobes Training ausführen, was die Menge des benötigten Proteins noch weiter erhöht (LEMON/MULLAN 1980, 624-629). Zusammenfassend kann man daraus folgern, dass intensiv anaerob und aerob trainierende Bodybuilder den wahrscheinlich größten Eiweißbedarf von allen Sportlern haben, da sie zwei verschiedene Trainingsformen ausüben, welche *beide* in einem gesteigerten Proteinstoffwechsel resultieren. Außerdem sind Bodybuilder - im Gegensatz zu anderen Kraftsportlern - bestrebt, den Körperfettanteil auf das absolute Minimum zu begrenzen, so dass andere, eiweißschonende Makronutrimente nur in begrenztem Umfang konsumiert werden dürfen.
Es kann also keinen Zweifel geben, dass die allgemeinen Richtlinien für den täglichen Bedarf an Protein (0,8 Gramm pro Kilogramm Körpergewicht) für Bodybuilder unzureichend sind. Der Einschätzung von MOCH (1990, 53) muss nach dem aktuellen Stand der Forschung energisch widersprochen werden. Dieser bestreitet einen durch Kraftsport erhöhten Proteinbedarf und postuliert Eiweißgaben von nicht mehr als 0,8 Gramm pro Kilogramm Körpergewicht:

„Zusammenfassend kann festgestellt werden: Der Bedarf des Kraftsportlers, gleich welchen Leistungsniveaus, ist nicht anders als der nicht kraftsporttreibender Personen. Mit der empfohlenen Tagesmenge von 0,8 g/kg wird der Bedarf aller essenziellen Aminosäuren mit Sicherheit gedeckt."

Als Beleg für diese These beruft er sich auf eine Studie von TARNOPOLSKY/McDOUGALL/ATKINSON (1988, 187-193), welche gezeigt habe, dass „der Proteinbedarf von Bodybuildern nicht verschieden war von Personen mit ausschließlich sitzender Tätigkeit ohne körperliches Training“ (MOCH 1990, 53-54). Dabei wird allerdings nicht erwähnt, dass die Forschergruppe um TARNOPOLSKY mehrfach zu dem Ergebnis kam, *dass Bodybuilder einen deutlich gesteigerten Proteinbedarf haben.*
Außerdem sollte in diesem Zusammenhang nicht unberücksichtigt bleiben, dass TARNOPOLSKY/McDOUGALL/ATKINSON et al. in der von MOCH angeführten Studie zwar in der Tat zu dem Ergebnis kamen, dass bereits bei nur einem Gramm Protein pro Kilogramm Körpergewicht eine positive Stickstoffbilanz erzielt werden konnte, bei 2,77 Gramm Protein pro Kilogramm Körpergewicht dagegen eine um 176% höhere Stickstoffretention zu verzeichnen war (TARNOPOLSKY/McDOUGALL/ ATKINSON et al. 1986, S64).
Spätere Untersuchungen derselben Gruppe kamen ebenfalls zu dem Resultat, dass bei einer Proteingabe von 2,6 Gramm pro Kilogramm Körpergewicht eine wesentlich größere Stickstoffretention erfolgte als bei einer Gabe von nur 0,9 Gramm pro Kilogramm Körpergewicht, wenn ein Muskelaufbautraining betrieben wurde (LEMON/MacDOUGALL/TARNOPOLSKY/ATKINSON 1990, 14).
Eine weitere Studie offenbarte, dass 40% der an der Studie beteiligten Kraftsportler, die alle 2,0 Gramm Eiweiß pro Kilogramm Körpergewicht zu sich nahmen, eine negative Stickstoffbilanz aufwiesen (LEMON/TARNOPOLSKY/MacDOUGALL/ATKINSON 1992, 767-775). Das bedeutet, dass diese Bodybuilder an Muskelgewebe verloren, obgleich sie mehr als das Doppelte der von MOCH als ausreichend proklamierten Proteinmenge zu sich nahmen. Ausgerechnet die Arbeiten des Autorenkollektivs um TARNOPOLSKY als Beleg dafür anzuführen, dass bei Bodybuildern kein erhöhter Proteinbedarf festzustellen sei, ist daher ausgesprochen fragwürdig.
SCHEK (1995, 10) schließt sich der Einschätzung MOCHs an und verweist darauf, dass „im Bundesdurchschnitt etwa 1,5 mal mehr Eiweiß mit der Nahrung zugeführt wird als die DGE empfiehlt“, weshalb sich nicht mehr leugnen lasse, dass „selbst Weltklasse-Bodybuilder keine Supplementierung mit Proteinkonzentraten oder Aminosäurengemischen benötigen“.

Es existiert jedoch eine Vielzahl von Untersuchungen, welche zu einem ganz anderen Ergebnis kommen. Bereits DRAGEN/VASILIU/GEORGESCU (1985, 99-103) konnten zeigen, dass Bodybuilder, die ihre tägliche Eiweißmenge von 2,2 auf 3,5 Gramm pro

Kilogramm Körpergewicht steigerten, auch deutlich an Kraft und fettfreier Körpermasse zunehmen konnten. Damit kamen sie zu einem ganz ähnlichen Resultat wie schon CONSOLAZIO/NELSON/MATOUSH et al. (1963, 399-406), die aufzeigen konnten, dass das Muskelwachstum von Kraftsportlern noch gesteigert werden konnte, wenn eine bereits hohe Eiweißaufnahme noch weiter erhöht wurde.
In einer anderen Studie wiesen die Hälften der Kraftsport betreibenden Probanden eine negative Stickstoffbilanz auf, obwohl zwei Gramm Protein pro Kilogramm Körpergewicht und ein Energieüberschuss von mehr als 200 kcal pro Tag zugeführt wurde (CELAJOWA/HOMA 1970, 259-274).

CONSOLAZIO/NELSON/DRAMISE (1975, 29-35) stellten während eines intensiven Trainingsprogramms bei 2,8 Gramm eine höhere Stickstoffretention fest, als bei 1,4 Gramm pro Kilogramm Körpergewicht. Zu vergleichbaren Ergebnissen kamen LARITCHEVA/YALOVAYA/SHUBIN/SMIRNOV (1978, 144-163) ebenso wie LEMON/TARNOPOLSKY/MacDOUGALL/ATKINSON (1992, 767-775), in deren Untersuchung alle zwölf Probanden auch bei 1,35 Protein und 39 kcal Gesamtenergie pro Kilogramm Körpergewicht noch eine negative Stickstoffbilanz aufwiesen. Die Autoren folgerten auf der Grundlage ihrer Messungen, dass mindestens 1,53 Gramm Protein für eine ausgeglichene Bilanz erforderlich gewesen wären. Unter Berücksichtigung statistischer Standardabweichungen inklusive einer Sicherheitsspanne veranschlagten sie den erforderlichen Proteinbedarf schließlich auf 1,63 bis 1,73 Gramm.

Ebenso wie MOCH (1990, 52-54) verweist auch SCHEK (1995, 6-11) ausgerechnet auf eine Arbeit von TARNOPOLSKY und Mitarbeitern als Beleg dafür, dass eine Eiweißzufuhr in einer Größenordnung wie von der DGE empfohlen, auch für Bodybuilder völlig ausreichend sei (TARNOPOLSKY/MacDOUGALL/ATKINSON 1992, 187-193). Dies ignoriert, dass TARNOPOLSKY und seine Mitarbeiter eigens eine Studie durchführten, um genau dies zu überprüfen und zu dem Ergebnis kamen, *dass eine Eiweißzufuhr in dieser Größenordnung für Kraftsportler nicht ausreichend sei.*
Dazu teilten sie ihre Versuchsteilnehmer in drei Gruppen ein. Alle Probanden absolvierten ein Krafttraining an vier Tagen pro Woche. Die Mitglieder der ersten Gruppe erhielten den einschlägigen Empfehlungen entsprechend eine Proteinzufuhr von 0,86 Gramm pro Kilogramm Körpergewicht.
Die beiden anderen Gruppen erhielten 1,4 bzw. 2,8 Gramm Protein pro Kilogramm Körpergewicht. Die Gesamtenergiezufuhr war in allen drei Gruppen mit 43 kcal pro Kilogramm Körpergewicht gleich.

Das Resultat der Studie war eindeutig: Die Probanden in der Gruppe mit der höchsten Proteinzufuhr verzeichneten eine deutlich positive Sticksoffbilanz von 3,8 Gramm Stickstoff pro Kilogramm Körpergewicht und Tag, bei 1,4 Gramm Protein war eine geringfügig positive Sticksoffbilanz zu verzeichnen und die Probanden, die 0,86 Gramm Protein erhalten hatten, verloren durchschnittlich 2,4 Gramm Stickstoff pro Kilogramm Körpergewicht und Tag (TARNOPOLSKY/ATKINSON/ MacDOUGALL/ CHESLEY/PHILLIPS/SCHWARCZ 1992, 1986-1995).
Des Weiteren sollte nicht unberücksichtigt bleiben, dass selbst bei unzureichender Proteinzufuhr ein Muskelwachstum möglich ist, wenn die dafür erforderlichen Aminosäuren aus anderen Organen abgezogen werden (LEMON 1995, S39-S61).

Doch obgleich sie den Proteinbedarf von Bodybuildern offensichtlich unterschätzen, sind die Einwände von MOCH (1990) und SCHEK (1995) nicht gänzlich unbegründet, da sie deutlich machen, dass es erforderlich sei, diesen Bedarf möglichst exakt zu berechnen und nicht wie nach der beim Bodybuilding leider weit verbreiteten Devise „je mehr, desto besser" zu verfahren.

Wie sowjetische und amerikanische Wissenschaftler unabhängig voneinander nachweisen konnten, kann neues Muskelgewebe nur in einer Größenordnung von wenigen Gramm pro Tag gebildet werden (COMERESKI 1987, 80; COLGAN 1993, 149-150). Der bislang höchste wissenschaftlich dokumentierte Muskelaufbau lag bei 8,3 kg innerhalb eines Jahres (COLGAN 1993, 149-150).
Da ein Kilogramm Eiweiß 22 Prozent Protein enthält, entspricht dies rein rechnerisch einem Zuwachs von 22,72 Gramm neugebildetem Muskelgewebe am Tag (COLGAN 1993, 150).

Um die Baustoffe für diese rund 20 Gramm Muskelmasse zu liefern, sind theoretisch nur 5,5 Gramm zusätzliches Protein pro Tag erforderlich (MOCH 1990, 53; MENTZER 1991a, 67-69; SCHEK 1995, 11; BRADLEY-POPOVICH 1999).
DURNIN (1978, 53-60) beziffert diese Menge auf sieben Gramm pro Tag und damit nur geringfügig höher.
Diese Berechnungen setzten allerdings voraus, dass dieses Protein alle notwendigen Aminosäuren enthält und sie auch zu dem Zeitpunkt, zu dem sie benötigt werden, verfügbar sind. DIPASQUALE (1997, 82) nennt dies eine „hit-or-miss-situation". Insbesondere im Anschluss an eine Trainingseinheit wirkt es sich positiv auf die Proteinassimilation aus, wenn alle benötigten Aminosäuren in ausreichendem Maße verfügbar sind

(BRADLEY-POPOVICH 1999). Auch Menge und Zeitpunkt der Kohlenhydrataufnahme nach Trainingseinheiten beeinflusst die Effizienz der Proteinbildung (ROY/TARNOPOLSKY/MacDOUGALL et al. 1997, 1882-1888).

COLGAN kommt in seinen Berechnungen zu Ergebnissen, die mit denen von LEMON und TARNOPOLSKY konform gehen. So benötigen Bodybuilder laut COLGAN (1997b, 32, 42, 90 und 164) etwa 1,3 Gramm Protein pro Kilogramm Körpergewicht für eine neutrale Stickstoffbilanz, also einem Zustand, bei dem Muskulatur weder ab- noch aufgebaut wird. Für den Aufbau zusätzlichen Muskelgewebes seien dann nur noch wenige zusätzliche Gramm erforderlich.

Inzwischen gehen zahlreiche Autoren davon aus, dass die zur Herstellung neuen Muskelgewebes nötige Proteinmenge in der Vergangenheit überschätzt worden ist, z. B. von BROTHERHOOD (1984, 350-389), der hierfür z. T. mehr als 50 Gramm veranschlagte.

Hier ist jedoch unbedingt die Einschränkung zu machen, dass alle diese Berechnungen davon ausgehen, dass kein Kaloriendefizit vorliegt, sondern auch im erforderlichen Umfang Kohlenhydrate und Fette zugeführt werden, so dass keine Neoglukogenese erforderlich ist, bei der ein Großteil des Proteins als Brennstoff dienen würde.

Doch auch bei einem Energiedefizit lässt sich ein aufgrund von Neoglukogenese erhöhter Proteinbedarf berechnen. Laut MUNRO (1964, 1-39) muss bei einem Energiedefizit von 1000 kcal ein Verlust von zwei Gramm Stickstoff einkalkuliert werden. Dies entspricht einem zusätzlichen Proteinbedarf von 1,25 Gramm pro 100 kcal Energiedefizit, was für Bodybuilder insbesondere während der Definitionsphase zu berücksichtigen ist.

Eine übertriebene Steigerung der Proteinzufuhr, wie sie bei Bodybuildern nicht selten zu beobachten ist, muss langfristig sogar als kontraproduktiv bezeichnet werden. Zu *hoher* Eiweißkonsum führt nämlich zu den gleichen unerwünschten Auswirkungen wie ein zu niedriger Eiweißkonsum. Die Praxis vieler Bodybuilder, Tag für Tag ein Maximum an Eiweiß zuzuführen in der Annahme, ein Überschuss werde lediglich wieder ausgeschieden und könne sich auf keinen Fall leistungsmindernd auswirken, ist definitiv falsch. Die übertriebene Proteinzufuhr einiger Profi-Bodybuilder nimmt mitunter groteske Formen an. So beschreibt ZULAK (1997, 126-127) die Praxis diverser professioneller Bodybuilder, täglich bis zu 800 Gramm Eiweiß zuzuführen. Um diese absurde Menge zu erreichen, wird im Abstand von jeweils zwei bis zweieinhalb Stunden entweder eine Mahlzeit oder Nahrungskonzentrat verzehrt. Einige Bodybuilder behaupten gar, diese Praxis auch während der Nacht beizubehalten, indem sie alle zweieinhalb bis drei Stunden den Schlaf unterbrechen, um ein Proteinkonzentrat zu trinken. Wie absurd diese Vorgehensweise ist, zeigt sich in dem Umstand, dass dazu die für die Erholung so wichtige Tiefschlafphase unterbrochen werden muss. Dies ist für ein Muskelwachstum ganz sicher nachteiliger, als wenn es zur Unterbrechung einer permanenten und ohnehin viel zu hohen Proteinzufuhr käme.

FELICIANO (1992a, 124-126; 1992b, 187-188) weist völlig zu recht darauf hin, dass bei einer übermäßigen Eiweißzufuhr die Zahl der eiweißabbauenden Enzyme ansteigt, da das Überangebot an Protein eine Störung der Homöostase darstellt. Hinzu kommt eine reduzierte Effektivität bei der Verwertung des Proteins (WALBER/LEEDY/STURGILL et al. 1988, 261-266).
Bei einer anschließenden Drosselung der Proteinzufuhr kann es dann, aufgrund reduzierter Proteinverwertung, sogar zu einem Mangel kommen. VOLEK (1999, 92-93) gibt zu bedenken, dass bereits bei Proteinmengen von mehr als zwei Gramm pro Kilogramm Körpergewicht und Tag mehrfach eine erhöhte Aminosäurenoxidation nachgewiesen werden konnte. Auch JEBB/PRENTICE/GOLDBERG et al. (1996, 259-266) berichten von einer vermehrten Proteinoxidation als Folge einer zu stark erhöhten Proteinaufnahme. Als die Proteinaufnahme der sportlich nicht aktiven Probanden von 47 auf 122 Gramm pro Tag gesteigert wurde, zeigte sich eine Zunahme der Proteinoxidation um zwölf Prozent.

Ein weiteres Problem, welches unweigerlich mit einer gesteigerten Eiweißaufnahme einher geht, ist die Bildung von Ammoniak. Ammoniak entsteht bei der Zerlegung überschüssiger Aminosäuren und muss über Urin und Schweiß wieder abgegeben werden. Dieser Abbauprozess führt zur Abgabe großer Mengen Flüssigkeit. Als Faustregel kann man davon ausgehen, dass sich die Wasserabgabe durch den Konsum bodybuildingtypischer Proteinmengen um den Faktor vier bis fünf erhöht (LEMON 1996, 116). Um den gleichen Faktor muss daher die Flüssigkeitszufuhr erhöht werden. Dies gilt umso mehr, als der Wasserverlust durch die Erhöhung der Körpertemperatur während des Trainings dabei noch nicht eingerechnet ist.
Die These, dass Nierenschädigungen durch überhöhten Proteinkonsum ausgelöst werden können, fand sich bei gesunden Probanden bislang nicht

betätigt. Bereits bestehende Nierenerkrankungen hingegen können sich durch einen Überkonsum an Protein verstärken (HÖHLER/DECHER-SPLIETHOFF/KERSTING et al. 1994, 92-100).

Zusammenfassend kann konstatiert werden, dass Kraftsportler zwar sicher einen höheren Proteinbedarf aufweisen als körperlich Inaktive, dieser aber deutlich unter den Mengen liegt, die man früher als notwendig erachtete. Dies gilt insbesondere für das zusätzliche Quantum an Protein, das nötig ist, um über eine ausgeglichene Stickstoffbilanz heraus einen Muskelzuwachs zu erzielen. So kann man inzwischen davon ausgehen, dass Ausdauersportler zwischen 1,2 und 1,4 Gramm Protein pro Kilogramm Körpergewicht benötigen, während der Bedarf von Kraftsportlern auf 1,6 bis 1,8 Gramm beziffert wird (LEMON 1995, 39-61). In der Untersuchung von LEMON (1998, 426-447) benötigten die Kraftsportler durchschnittlich 1,54 Gramm Protein pro Kilogramm Körpergewicht und Trainingstag zur Aufrechterhaltung einer positiven Stickstoffbilanz. Wird zusätzlich zum Muskelaufbautraining noch aerob trainiert, muss sogar von 1,8 Gramm pro Kilogramm Körpergewicht ausgegangen werden. Doch selbst in diesem Fall sind Praktiken wie die Zufuhr von täglich zwei bis drei Gramm Protein pro Kilogramm Körpergewicht oder sogar noch mehr definitiv nicht erforderlich und langfristig sogar kontraproduktiv.

Damit sehen sich Bodybuilder mit der Problematik konfrontiert, dass sie zwar nachweislich einen erhöhten Proteinbedarf haben, die permanente Aufnahme großer Mengen aber eine reduzierte Proteinverwertung nach sich ziehen kann. Als möglichen Ausweg aus diesem Dilemma schlägt BRADLEY-POPOVICH (1999) vor, die Proteinaufnahme zu periodisieren und Phasen einzulegen, in denen bewusst weniger Eiweiß verzehrt wird.

7.2 Proteinqualität

Für den Kraftsportler stellt sich nun die Frage, wie er seinen erhöhten Proteinbedarf am sinnvollsten deckt. Dazu ist es zunächst wichtig, den Proteingehalt verschiedener Nahrungsmittel zu kennen. Dieser kann der einschlägigen Literatur entnommen werden. Doch neben dem Gehalt an Protein ist die Qualität des jeweiligen Proteins von ganz entscheidender Bedeutung. Zur Messung der Proteinqualität existieren diverse Messmethoden. Mit NPU (Net Protein Utilisation Index) wird gemessen, in welchem Umfang das jeweilige Protein die essenziellen Aminosäuren enthält. Das gleiche gilt für PER (Protein Eqivalency Ratio). Eine sehr umstrittene Methode ist die PDCAAS (Protein Digestibility Corrected Amino Acid Score), bei der nicht nur der Gehalt an essenziellen Aminosäuren, sondern auch deren Verhältnis und Verfügbarkeit berücksichtigt werden. Dennoch ist diese Methode Gegenstand kontroverser Auseinandersetzungen. Ein Hauptkritikpunkt ist dabei, dass einige Pflanzenproteine nach dieser Messmethode ganz offenkundig zu hoch eingestuft werden. Den höchsten PDCAAS hat zum Beispiel Sojaprotein. Bei genauerer Betrachtung der Wirkungsweise der verschiedenen Aminoäuren kann diese Einstufung unter keinen Umständen aufrecht erhalten werden (LEIBOVITZ 1995b, 202). Um wirklich verlässliche Aussagen über die Qualität eines bestimmten Proteins machen zu können, muss man unter allen Umständen seine biologische Wertigkeit als Kriterium heranziehen.

7.3 Die biologische Wertigkeit des Proteins

Die biologische Wertigkeit (b.W.) gibt an, wieviel Gramm Körpersubstanz ein Mensch aus 100 Gramm des Nahrungsproteins aufzubauen in der Lage ist.

Jedes Eiweiß hat sein eigenes charakteristisches Aminosäurenmuster. Die Mengen der verschiedenen Aminosäuren sowie ihre Relation zueinander unterscheiden sich dabei z. T. erheblich. Je ähnlicher die Struktur des Proteins dem menschlichen Körpereiweiß ist, desto höher liegt auch die biologische Wertigkeit. Dies ist einer der Gründe dafür, dass tierische Proteine in der Regel eine höhere biologische Wertigkeit haben als pflanzliche. Diejenige Aminosäure, die in Relation zum menschlichen Körpereiweiß in einem bestimmten Nahrungsprotein am geringsten vorhanden ist, bildet den limitierenden Faktor der biologischen Wertigkeit dieses Proteins. Bei den meisten pflanzlichen Proteinen ist Lysin die limitierende Aminosäure, während die biologische Wertigkeit tierischer Proteine in der Regel durch das relativ geringe Vorkommen der Aminosäure Methionin begrenzt wird (SKOBANEK 1985, 99). Fehlt einem bestimmten Nahrungseiweiß nur eine der essenziellen Aminosäuren, so kann allein anhand dieses Proteins kein Körpereiweiß aufgebaut werden.

7.4 Ergänzungswirkung der Aminosäuren

Die Angaben zur biologischen Wertigkeit beziehen sich allerdings immer nur auf die Menge an Körpereiweiß, die durch den ausschließlichen Verzehr des jeweiligen Proteins möglich ist. Kombiniert man mehrere

Proteine verschiedenen Ursprungs, so kommt es immer zu einer Verbesserung der biolgischen Wertigkeit. In diesem Zusammenhang muss deshalb auch auf die Werbeaussagen einiger Hersteller von kommerziellen Eiweißpräparaten eingegangen werden. Häufig wird damit geworben, dass ein bestimmtes Eiweißkonzentrat keine Proteine von geringer biologischer Wertigkeit enthalte und daher besonders hochwertig sei (vgl. z. B. Werbeprospekt „Hi-Tec-Nutition Supplement Ratgeber" 1995, 111). Diese Aussage sollte mit einer gewissen Skepsis betrachtet werden. Es ist zwar durchaus zutreffend, dass kollagene Proteine eine biologische Wertigkeit von Null haben. Dies bedeutet jedoch lediglich, dass diesem Eiweiß eine der essenziellen Aminosäuren fehlt und deshalb beim ausschließlichen Verzehr dieses Proteins keinerlei Körpereiweiß synthetisiert werden kann. Fügt man zu einer weiteren Proteinquelle Gelatine hinzu, so kommt es sogar zu einer *Erhöhung* der biologischen Wertigkeit. Ein Beispiel für die Ergänzungswirkung verschiedener Proteine ist die Wurst. Die biologische Wertigkeit tierischen Muskelfleischs liegt bei etwa 92. Die in der Pelle enthaltenen kollagenen Proteine haben zwar selbst eine biologische Wertigkeit von Null, erhöhen aber die Wertigkeit der Wurst auf insgesamt 99. Die günstigste bislang bekannte Kombination ist eine Mischung aus Vollei- und Kartoffelprotein, die im besten Mischungsverhältnis eine Wertigkeit von 136 hat. Bei einem körperlich inaktiven Erwachsenen reichen 0,346 Gramm dieser Nahrungskombination pro Kilogramm Körpergewicht zur Aufrechterhaltung einer ausgeglichenen Stickstoffbilanz (SKOBANEK 1985, 100-101).

Verschiedene Autoren nehmen Bezug auf diese Möglichkeit, weisen jedoch gleichzeitig darauf hin, dass es ungemein kompliziert sei, vegetarische Proteinquellen so zu kombinieren, dass alle essenziellen Aminosäuren auch gleichzeitig zur Verfügung stünden. BURGERSTEIN (1991, 58) betont noch einmal ausdrücklich: „Getrenntes Essen der vegetabilen Proteine nützt aber nichts, sie müssen gleichzeitig genommen werden." COMERESKI (1987, 42) warnt Bodybuilder davor, dass Proteinmangel drohe, wenn nicht bei jeder Mahlzeit alle acht essenziellen Aminosäuren aufgenommen werden. Diese Befürchtungen sind jedoch völlig unbegründet. Inzwischen kann als gesichert gelten, dass eine Zufuhr der essenziellen Aminosäuren innerhalb eines Tages für eine Kombination zu vollwertigem Protein ausreichend ist. Wie lang die Zeitspanne, innerhalb derer die Ergänzung fehlender Aminosäuren erfolgen muss, maximal sein darf, ist noch nicht abschließend geklärt. Es konnte aber nachgewiesen werden, dass Aminosäuren, die im Abstand von 24 Stunden getrennt voneinander zugeführt wurden, sich noch zu komplettem Protein ergänzten (YOUNG/PELLET 1987, 1323-1343).

7.5 Kohlenhydrate

Das Wissen um die Bedeutung einer ausreichenden Proteinzufuhr führte dazu, dass zahlreiche Bodybuilder eine einseitige Ernährungsweise verfolgten. Welche absurden Formen das Streben nach einer möglichst hohen Proteinzufuhr annehmen kann, kritisierte schon SCHWARZENEGGER (1982, 235), der davon berichtet, dass einige Bodybuilder den Eiweißanteil ihrer Nahrung auf 50-70 % der gesamten Nahrungsaufnahme schrauben, in der fälschlichen Annahme, das Muskelwachstum steige proportional zur Menge des konsumierten Proteins.

Abgesehen davon, dass eine solch extreme Proteinzufuhr sich sogar negativ auf den Muskelaufbau auswirkt, führt eine Fehlernährung dieser Art auch zwangsläufig dazu, dass nicht genügend Kohlenhydrate zugeführt werden. In der Ernährung von Bodybuildern ist die Zufuhr von Kohlenhydraten eine entscheidende Steuerungsgröße. Da die Aufnahme von Protein mit ca. 1,3 bis 1,8 Gramm pro Kilogramm Körpergewicht aus den zuvor diskutierten Gründen relativ konstant gehalten werden muss und der Konsum von Fetten ohnehin auf ein Mindestmaß begrenzt bleibt, stellen Kohlenhydrate den größten Anteil der Nahrung.

Wie hoch dieser Anteil ist, hängt letztlich davon ab, in welcher Trainingsphase sich der Athlet gerade befindet. In der sog. Aufbauphase wird die Zufuhr von Kohlenhydraten so weit erhöht, dass eine Gewichtszunahme stattfinden kann, während in der Definitionsphase die Kohlenhydrate so weit reduziert werden, bis ein leichtes Energiedefizit erzielt wird.

HAFF (1999, 94) beziffert den täglichen Bedarf an Kohlenhydraten für Bodybuilder während der Aufbauphase auf acht bis zehn Gramm pro Kilogramm Körpergewicht. Im Fall von Bodybuildern, die auf aerobes Training verzichten, hält er neun Gramm für ausreichend. Bei zusätzlichem aeroben Training empfiehlt er zehn Gramm. Umgerechnet in kcal entspricht dies einem Energiewert von 37 bis 41 kcal pro Kilogramm Körpergewicht in Form von Kohlenhydraten. Bei circa 44 kcal Gesamtnahrungsaufnahme pro Kilogramm Körpergewicht ist weder eine Gewichtsabnahme noch -zunahme zu erwarten. Bei weiblichen Athleten wird von 38 bis 40 kcal pro Kilogramm Körpergewicht ausgegangen (HAFF 1999, 91). Für die Definitionsphase empfehlen KIRKSEY/HAFF (1999, 86-89) 32 kcal pro Kilogramm Körpergewicht und weisen darauf hin, dass es während einer hypokalorischen Energiezufuhr zu einer verstärkten Verbrennung von Aminosäuren kommen könne, weshalb dann bis zu zwei Gramm Protein pro Kilogramm Körpergewicht zugeführt

werden sollten. Kohlenhydrate sollten während dieser Phase 55 bis 65% der Gesamtenergiemenge ausmachen.
Damit entsprechen KIRKSEY/HAFF (1999) den Angaben von WALBERG-RANKIN (1995, 116-124), in dessen „review of nutritional practices and needs of bodybuilders“ die folgende prozentuale Nahrungszusammensetzung empfohlen wird:

Kohlenhydrate	**Protein**	**Fett**
55 bis 65	20 bis 25	zehn bis 20

Durch diese relativ genauen Angaben wird eine alte häufiggebrauchte Faustregel des Bodybuildings überflüssig, bei der der Bedarf an Kohlenhydraten an die Proteinzufuhr gekoppelt war und die folgende Einteilung vorsah: „one gram of protein per pound of bodyweight and (...) between two and four grams of carbohydrate per gram of protein“ (FELICIANO 1993, 122). Abgesehen von der Ungenauigkeit dieser Angabe, birgt diese Faustregel noch eine weitere Schwachstelle: Der Bedarf an Kohlenhydraten ist dabei proportional abhängig von der Menge des konsumierten Proteins, was auf den ersten Blick auch plausibel erscheint, da eine Person mit einem hohen Proteinbedarf in der Regel auch einen entsprechenden Bedarf an Kohlenhydraten hat. Was hierbei aber gänzlich unberücksichtigt bleibt, ist die Tatsache, dass bei einer sehr hohen Proteinzufuhr ein Teil des Proteins oxidiert wird, was den Bedarf an Kohlenhydraten nicht erhöht, sondern eher reduziert (VOLEK 1999, 92-93). Ein Energieüberschuss wäre die Folge.
Umgekehrt verhält es sich während der Wettkampfdiät, wenn weniger Kohlenhydrate zugeführt werden, als zur Aufrechterhaltung des Körpergewichts notwendig wären, und ein Teil der Aminosäuren zur Neoglukogenese herangezogen werden und somit dem Muskelaufbau nicht zur Verfügung stehen. Wenn während dieser Trainingsphase Kohlenhydrate und Protein proportional zueinander reduziert werden, droht eine negative Sticksoffbilanz. Sinnvoller wäre es dann vielmehr, die Proteinzufuhr leicht zu erhöhen, wie von KIRKSEY/HAFF (1999) gefordert.

Während eines hochintensiven Krafttrainings sind Kohlenhydrate der dominierende Energielieferant. Welche Bedeutung ihnen in dieser Rolle zukommt, zeigen verschiedene Untersuchungen sehr deutlich. ESSEN-GUSTAVSON/TESCH (1990, 5-10) z. B. ließen eine Gruppe von Bodybuildern ein bodybuildingtypisches Beintraining mit insgesamt 20 Sätzen ausführen und stellten fest, dass die Muskelglykogenspeicher anschließend um ein Drittel erschöpft waren. Zu vergleichbaren

Ergebnissen kamen die Arbeiten von LAMBERT/FLYNN/BOONE et al. (1991, 192-197), ROBERGS/PEARSON/COSTILL (1991, 1700-1706) ebenso wie schon zuvor TESCH/COLLIANDER/KAISER (1986, 362-366).
TESCH et al. (1998) konnten überdies zeigen, dass bei einem Bodybuilding-Training die zusätzliche Aufnahme von Kohlenhydraten eine Leistungsverbesserung bewirken kann (TESCH/PLOUTZ-SNYDER/YSTRÖM et al. (1998, 67-73). CONLEY/STONE (1996, 7-17) plädieren daher für die permanente Aufrechterhaltung einer ausreichenden Kohlenhydratzufuhr, wobei sie den Gebrauch entsprechender Konzentrate ausdrücklich befürworten.

7.6 Das Kohlenhydratladen

Wie die oben erwähnten Untersuchungen verdeutlichen, kann sich der Konsum von Kohlenhydraten während einer Trainingseinheit positiv auf die Leistungsfähigkeit auswirken. Daraus wird mitunter die Schlussfolgerung abgeleitet, dass die Zufuhr von Kohlenhydraten *während* der Belastungsphasen, die länger als 20 Minuten dauern, der für das Leistungsvermögen entscheidende Zeitpunkt der Aufnahme sei. Dies ist jedoch keineswegs der Fall. Richtig ist vielmehr, dass die Menge des zu Beginn der Belastung in der Muskulatur vorhandenen Glykogens den im Hinblick auf die Energiebereitstellung begrenzenden Faktor darstellt (HULTMANN 1967, 1-63). Je unzureichender die anfängliche Füllung der Glykogenspeicher allerdings ist, desto größer ist die potenzielle Verbesserung der Leistungsfähigkeit durch den Konsum von Kohlenhydraten während der Belastungsphase (VALERIANI 1991, 349-358). Dennoch ist dieser Zeitpunkt der Zufuhr immer nur suboptimal, da Glukose aus dem Blutstrom erst noch phosphorylisiert werden muss, wobei das Enzym Hexokinase erforderlich ist, während Muskelglykogen sofort als Energiequelle zur Verfügung steht. Aus den dargelegten Gründen ergibt sich also die Notwendigkeit, die Glykogenspeicher vor wichtigen Anstrengungen möglichst komplett aufzufüllen. Dabei gibt es mehrere Methoden, welche allesamt die Tatsache nutzen, dass der Organismus im Bestreben, die Homöostase zu erhalten, auf einen zwischenzeitlichen Kohlenhydratmangel mit anschließender Superkompensation reagiert.

7.7 Die ÅSTRAND-Methode

Diese Methode zur superkompensatorischen Aufladung der Glykogenspeicher wurde von BERGSTRÖM und HULTMAN entwickelt und nach ÅSTRAND benannt (BERGSTRÖM 1967, 140-150;

HERMANSEN/HULTMANN/SALTIN 1967, 334-346). Die Anwendung beginnt sechs bis sieben Tage vor dem Wettkampf. Bei dieser 3-Phasen-Methode wird am ersten Tag bis zur Erschöpfung der Glykogenspeicher trainiert, gefolgt von ein bis zwei Tagen, an denen mit moderater Intensität trainiert wird. Im Anschluss an diese Phase der geringeren Ausschöpfung wird noch einmal, wie schon während der ersten Phase, ein Training bis zur maximalen Erschöpfung durchgeführt. Während dieser Zeit wird die Kohlenhydratzufuhr auf maximal 10% der Gesamtkalorien beschränkt, so dass keine Wiederauffüllung der Glykogenspeicher stattfinden kann. An den letzten drei Tagen wird nur leicht oder überhaupt nicht trainiert, während der Verzehr von Kohlenhydraten auf mindestens 80% der gesamten Kalorienmenge gesteigert wird. Austrainierte Athleten können durch die Anwendung dieser Methode den Glykogengehalt der Muskulatur von einen Ausgangswert von circa 150 mmol pro Kilogramm Feuchtgewicht auf 225 mmol steigern (BERGSTRÖM 1967, 148-150; KARLSSON/SALTIN 1971, 203). Einige Athleten schaffen es sogar, auf diese Weise den Ausgangsgehalt des Glykogens in der Muskulatur zu verdoppeln. Trotz ihrer offenkundigen Effizienz hat diese von BERGSTRÖM und HULTMAN konzipierte Vorgehensweise jedoch auch einen Nachteil, der darin besteht, dass die Phase des Kohlenhydratentzugs bei gleichzeitig forcierter Trainingsintensität den Athleten derart schwächen kann, dass im ungünstigsten Fall bis zum Wettkampf keine vollständige Erholung mehr möglich ist. Eine Ursache hierfür ist in dem Umstand begründet, dass der Organismus während der Phase der Kohlenhydratrestriktion in den Zustand der Ketose gerät, bei der neben subkutanem Fettgewebe auch Muskeleiweiß abgebaut wird.

7.8 Die Methode nach COSTILL

Die Glykogeneinlagerung ist in etwa proportional zum Ausmaß der vorausgegangenen Entleerung (ZACHWIEJA/COSTILL 1991, 44-48). Darüber besteht Konsens. Doch auch wenn die nach ÅSTRAND benannte Methode ohne Zweifel das größte Aufladungspotenzial beinhaltet, konnte in einer Forschungsreihe von COSTILL, SHERMAN und Mitarbeitern gezeigt werden, dass ein vorübergehendes Entleeren der Glykogenspeicher bis zum Eintreten der Ketose nicht unbedingt notwendig ist, um eine superkompensatorische Aufladung der Muskelglykogenspeicher herbeizuführen (SHERMAN 1981, 114-118; SHERMAN/COSTILL 1984, 44). Die Vorteile der Methode nach COSTILL sind darin zu sehen, dass es dem Athleten bei ihrer Anwendung in der Regel keine Probleme bereiten dürfte, sein Trainingsprogramm bis hin zum Wettkampftag durchzuführen. Im Gegensatz zur ÅSTRAND-Methode handelt es sich bei der von

COSTILL entwickelten um eine 2-Phasen-Methode. Auch sie sieht es vor, dass der Sportler sechs Tage vor dem Wettkampf mit dem Reduzieren der Kohlenhydrate beginnt. Während der ersten Tage wird die übliche Trainingsintensität geringfügig reduziert, während der Verzehr von Kohlenhydraten auf 50-60% der Gesamtkalorienzahl begrenzt wird. Vom drittletzten Tag an wird das Training auf ein Minimum beschränkt, und die Kohlenhydrate machen mindestens 70% der Nahrungsenergie aus (SHERMAN/COSTILL 1984, 44). Mit dieser gemäßigteren Form des Kohlenhydratentzugs können durch die Vermeidung zu starker körperlicher Erschöpfung während der Phase des Entladens am Wettkampftag Leistungssteigerungen erzielt werden, die mit der ÅSTRAND-Methode vergleichbar sind (WILLIAMS 1985, 58).

7.9 Die Bodybuilding-Methode nach COLGAN

Die Glykogenspeicher-Methode der Bodybuilder unterscheidet sich von denen anderer Sportler in einigen wesentlichen Aspekten. Im Gegensatz zu Sportlern anderer Disziplinen werden Bodybuilder nicht nach ihrer Leistungsfähigkeit am Wettkampftag beurteilt, sondern nach dem äußeren Erscheinungsbild ihrer Muskulatur. Aufgrund dieser Tatsache ist es den Bodybuildern möglich, selbst vorübergehende Leistungseinbußen in Kauf zu nehmen, um alle Möglichkeiten des Aufladens bis zum Maximum auszuschöpfen. Nach der von COLGAN entwickelten Methode beginnt der Bodybuilder sechs Tage vor dem Wettkampf damit, die Kohlenhydrate auf 20% der Gesamtenergiemenge zu reduzieren (COLGAN 1993, 117-122). Bis zum einschließlich sechsten Tag kann das wettkampfvorbereitende Krafttraining durchgeführt werden. Auf aerobes Training muss aus Gründen, die im Folgenden noch dargelegt werden, von diesem Tag an verzichtet werden. Am fünften Tag vor dem Wettkampf bleibt die Aufnahme von Kohlenhydraten auf 20% beschränkt, und es wird eine weitere Modifikation des Trainingsprogrammes erforderlich. Anstelle des Hypertrophietrainings nach den Bodybuiling-Prinzipien wird nun eine möglichst vollständige Erschöpfung der Glykogenspeicher angestrebt. Eine Aufteilung des Trainings der verschiedenen Muskelgruppen in jeweils andere Trainingseinheiten nach dem Split-Trainings-Prinzip findet in dieser Phase der Wettkampfvorbereitung nicht mehr statt. Vielmehr wird die gesamte Körpermuskulatur an einem Trainingstag trainiert. Das Trainingsvolumen für jede Muskelgruppe steigt um mehrere hundert Prozent, d. h. es werden so viele verschiedene Übungen, Sätze und Wiederholungen ausgeführt, wie dem Athleten nur möglich sind. Nach dem gleichen Prinzip wird auch am viertletzten Tag vor dem Wettkampf verfahren. Um einem möglichen Muskelverschleiß bei dieser ausschöpfenden Trainingsweise entgegen zu wirken, wird die Zufuhr von Protein derart gesteigert, dass sie beinahe die verbleibenden 80% der Energiezufuhr ausmacht. Der Fettkonsum bleibt auf das Mindestmaß der notwendigen essenziellen Fettsäuren beschränkt. Auch am drittletzten Tag der Vorbereitung wird dann noch einmal die gesamte Körpermuskulatur mit einem möglichst großen Trainingsvolumen trainiert. Unmittelbar im Anschluss an diese Trainingseinheit beginnt dann die Phase des Aufladens. Direkt nach Beendigung des Trainings wird dem Athleten geraten, etwa 800 bis 900 kcal in Form eines flüssigen Kohlenhydratkonzentrats zuzuführen. Danach werden im Abstand von zwei Stunden jeweils 100 Gramm Kohlenhydrate aufgenommen. An den beiden letzten Tagen ist das Training auf ein Minimum zu reduzieren, während die Kohlenhydrataufnahme bei 70 bis 80% liegt. Neben der Ernährung ist auch die angemessene Durchführung der Trainingseinheiten für die Wirksamkeit dieser Superkompensationsmethode von entscheidender Bedeutung. Wie an anderer Stelle bereits diskutiert, besteht die übliche Form des Fettabbaus vor Wettkämpfen darin, dass der Bodybuilder lange aerobe Trainingseinheiten bei geringer Intensität ausführt. Im Hinblick auf die Fettverbrennung hat sich diese Methode ohne Frage als effektiv erwiesen, für das Training, welches die Glykogenspeicher aufbrauchen soll, ist sie jedoch völlig ungeeignet. Daraus ergibt sich zwingend die Notwendigkeit, dass die angestrebte Verringerung des Körperfettanteils vor einem Wettkampf bis zum Beginn der Phase des Kohlenhydratentzugs erreicht sein muss, um nicht die unmittelbare Wettkampfvorbereitung zu beeinträchtigen. Dafür gibt es mehrere Gründe. Zum einen muss die Intensität des Trainings, welches die Erschöpfung der Glykogenspeicher zum Ziel hat, hoch genug sein, um die Produktion des Enzyms Glykogensynthase zu stimulieren. Wie der Name des Enzyms bereits impliziert, ist das Vorhandensein des Enzyms Glykogensynthase erforderlich, damit Glykogen in die Muskulatur eingelagert werden kann (SODERLING/PARK 1974, 283-333). Zum anderen wird dieses Enzym ausschließlich in den jeweils trainierten Muskelfasern aktiviert (BERGSTRÖM/HULTMAN 1967, 309-310). Es liegt daher nahe, nicht nur so viele Wiederholungen und Sätze wie möglich auszuführen, sondern dabei auch auf ein Vielzahl verschiedener Übungen zurückzugreifen, damit die Grundlage für die sich anschließende Einlagerung von Glykogen in so vielen Muskelfasern wie möglich geschaffen wird. In diesem Zusammenhang gilt es auf eine neuere Erkenntnis der Sportmedizin hinzuweisen, die bislang noch keine Berücksichtigung in der Literatur der Bodybuilder gefunden hat. DOYLE/SHERMAN/STRAUSS (1993, 1848-1855) konnten zeigen, dass exzentrische Muskelkontraktionen die Aktivität des Enzyms Glykogensynthase noch drei Tage nach der Trainingseinheit reduzieren. Die beabsichtigte Wiederauffüllung der Glykogenspeicher wird somit durch die Ausführung exzentrischer Kontraktionen nachweislich erschwert (O'REILLY/WARHOL/ FIELDING et al. 252-256). Die angestrebte superkompensatorische Wirkung ist daher nicht mehr wahrscheinlich. Den Empfehlungen von COLGAN muss konsequenterweise noch hinzugefügt werden, dass konzentrische Muskelkontraktionen die Grundlage der Trainingseinheiten bilden müssen, die zur Stimulierung der Glykogensynthase dienen.

7.10 Zusätzliche Elektrolytmanipulation

Um die Wirksamkeit des „carbohydrate depleting/carbohydrate loading" noch weiter zu steigern, wenden einige Bodybuilder zusätzlich die ausgesprochen komplizierte Technik des „sodium depletion/potassium loading" an. Hierdurch soll durch die vorübergehende Inkaufnahme einer Störung des Elektrolythaushalts die Wassereinlagerung in die mit Glykogen aufgeladenen Muskelzellen verstärkt werden. Diese Methode sieht vor, dass vom sechsten bis zum einschließlich vierten Tag vor dem Wettkampf der Potassiumgehalt der Nahrung so niedrig wie möglich gehalten wird, während die Natriumaufnahme im üblichen Rahmen bleibt. Eine gezielte Erhöhung der Natrium-Zufuhr ist für diese Methode nicht erforderlich. Am drittletzten Tag vor dem Wettkampf erfolgt die Zäsur, und es wird bis zum Wettkampftag dazu übergegangen, die Zufuhr von Potassium zu erhöhen und natriumhaltige Nahrungsmittel so weit wie möglich vom Speisezettel zu streichen. Für die Anwendung dieser Methode benötigt der Athlet eine genaue Auflistung des Potassiumgehalts derjenigen Nahrungsmittel, die für die Phasen des Entzugs bzw. Ladens von Kohlenhydraten jeweils in Frage kommen. Eine solche für die Wettkampfvorbereitung von Bodybuildern brauchbare Auflistung findet sich zum Beispiel bei LEIBOVITZ (1996, 206). Bei richtiger Anwendung des „sodium depletion/potassium loading" wird der Effekt des Kohlenhydratladens noch verstärkt (COLGAN 1993, 118-122). Dabei macht man sich den Umstand zunutze, dass bei einer Unterversorgung mit Potassium die Verwertung von Kohlenhydraten behindert wird, was während der Phase des Entladens von Vorteil ist (LEFAVI 1994a, 203). Allerdings beeinhaltet diese Methode auch diverse Probleme. Ein niedriger Potassium-Spiegel wirkt sich zum Beispiel negativ auf die Leistungsfähigkeit aus, was die ebenfalls negativen Auswirkungen des Kohlenhydratenzugs noch weiter verstärkt (FRIEDLAND/PATERSON 1988, 961-962). Zum anderen erweist sich die richtige Wahl der Nahrungsmittel als in mehrfacher Hinsicht schwierig, da sie nicht nur nach ihrem Natrium- und ihrem Potassiumgehalt, sondern auch unter Berücksichtigung ihres Gehalts an Kohlenhydraten und Fetten ausgewählt werden müssen. Eine weitere Problematik bei der Anwendung dieser Technik besteht darin, dass bei Elektrolyten die Verwendung der Maßeinheit „milliequivalents“ üblich ist. Der tägliche Bedarf des menschlichen Organismus an Potassium wird auf etwa 50 mEq geschätzt (LEIBOVITZ 1996, 207). In Nährwerttabellen, auch in denen für Bodybuilder, wird jedoch in aller Regel der Nährwertgehalt in Milligramm angegeben. Während die Umrechnung von internationalen Einheiten (I. E.) in Milligramm nicht immer notwendig ist, da diese beiden Maßeinheiten einander in etwa entsprechen (COLGAN 1993, 216), kann die richtige Potassium-Zufuhr nur korrekt errechnet werden, wenn man weiß, dass ein mEq circa 39 mg entspricht (LEIBOVITZ, 176). Diese Tatsache muss unter allen Umständen bei der Anwendung des „sodium depletion/potassium loading“ berücksichtigt werden.

7.11 Der glykämische Index

Zur Messung der Geschwindigkeit, mit der der Blutzuckerspiegel nach der Gabe bestimmter Kohlenhydratquellen ansteigt, wurde der sogenannte glykämische Index eingeführt. Dieses Maß wurde ursprünglich von der Forschungsgruppe um JENKINS für Diabetiker entwickelt, um diesen eine Orientierungshilfe über die Auswirkungen verschiedener Kohlenhydratquellen auf den Blutzuckerspiegel und die damit zusammenhängende Insulinreaktion zu geben (JENKINS 1982, 634-639). Der glykämische Index von 100 ist definiert als die Blutzuckerreaktion, die durch den alleinigen Verzehr von 50 Gramm Glukose ausgelöst wird (FELICIANO 1996, 72). An dieser Reaktion werden die glykämischen Indizes anderer kohlenhydrathaltiger Nahrungsmittel gemessen. Grundsätzlich kann konstatiert werden, dass, je niedriger der glykämische Index eines Nahrungsmittels ist, desto langsamer und damit gleichmäßiger die Energie ins Blut abgegeben wird und desto stabiler der Blutzuckerspiegel nach dem Genuss dieser Speisen bleibt. Für die Ernährung von Diabetikern und anderen Personen mit einer mangelnden Glukosetoleranz hat sich die Berücksichtigung des glykämischen Index bei der Zusammenstellung der Mahlzeiten seit langem bewährt (JENKINS/TAYLOR/WOLEVER 1982, 477-484). Doch auch für den Sportler stellt er ein hilfreiches Mittel dar, dessen er sich bedienen kann, um die jeweils günstigsten Nahrungsmittel für seinen Ernährungsplan zusammenzustellen. Unter anderem in den Untersuchungen von THOMAS/BROTHERHOOD/BRAND (1991, 180-186) konnte gezeigt werden, dass der Konsum von Nahrungsmitteln mit niedrigem glykämischem Index den Punkt der Ermüdung im Training hinauszögern kann und darüber hinaus sowohl Hypoglykämien als auch Hyperglykämien unwahrscheinlicher werden, als nach dem Konsum von Speisen mit höherem glykämischen Index. Die Testpersonen hatten jeweils ein Gramm Kohlenhydrate pro Kilogramm Körpergewicht konsumiert und exakt 60 Minuten später einen Fahrradergometertest ausgeführt und zwar so lange, bis die vorgegebene Intensität von 65 bis 70% der VO_{2max} nicht mehr beibehalten werden konnte. Wie die Autoren ausführlich darlegen, war eine eindeutig negativ proportionale Beziehung zwischen dem glykämischen Index der vorausgegangenen Mahlzeit und der Dauer der Belastbarkeit bei der zuvor beschriebenen Intensität zu konstatieren, d. h. im Umkehrschluss, dass, je niedriger der glykämische Index der zugeführten Kohlenhydrate war, desto länger die Belastung durchgehalten werden konnte (THOMAS/BROTHERHOOD/BRAND 1991, 180-186). Als Ursache hierfür ist die Stabilisierung des Blutzuckerspiegels nach Mahlzeiten, die nur eine vergleichsweise geringe glykämische Reaktion auslösen, zu sehen. Neben den positiven Auswirkungen auf die sportliche Belastbarkeit nutzen Bodybuilder das Wissen um die unterschiedlichen glykämischen Indizes verschiedener Nahrungsmittel vor allem dazu, den Körperfettanteil zu senken (PEARSON/SHAW 1988, 48-54 und 121-123). Der Verzehr von Kohlenhydraten mit einem hohen glykämischen Index verursacht Fluktuationen des Insulinspiegels, was wiederum dazu führt, dass die Wirkungsweise des Enzyms Glykogensynthase beeinträchtigt wird. Dadurch kann weniger Glykogen in Leber und Muskelgewebe gespeichert werden, was die Einlagerung von Körperfettgewebe begünstigt (YOUNG 1988, 231-236). Bei mehreren Autoren finden sich ausführliche Auflistungen der glykämischen Indizes verschiedener kohlenhydratreicher Nahrungsmittel mit Werten zwischen 20 (reine Fruktose) und 110 (reine Maltose).

Obwohl sich Auflistungen des glykämischen Index in zahlreichen Arbeiten finden, werden immer wieder die gleichen Nahrungsmittel aufgeführt. Darüber hinaus sind keinerlei widersprüchliche Werte zu konstatieren, was auf den ersten Blick überaus erstaunlich erscheint. Bei einem eingehenden Studium dieser Artikel stellte sich allerdings heraus, dass in allen Fällen die Untersuchungen von TRUSWELL (1992, 91-101) als Quelle diente. Dieser hatte am Institut für Human Nutrition an der Universität Sydney die glykämischen Indizes verschiedener Nahrungsmittel analysiert und anschließend die Ergebnisse im *European Journal of Clinical Nutrition* publiziert. Die Arbeit TRUSWELLs ist die bislang umfangreichste und genaueste zu dieser Thematik. Um die Tabelle zur sinnvollen Auswahl der jeweils günstigsten Kohlenhydratquelle nutzen zu können, sind jedoch einige weitere Erläuterungen notwendig, welche weder bei HATFIELD (1987a, 96-99) noch bei PEARSON/SHAW (1988, 48-54 und 121-123) oder HATFIELD/ZUCKER (1991, 134-136) Berücksichtigung fanden. Zum einen bleibt unerwähnt, dass die Temperatur des jeweiligen Nahrungsmittels den glykämischen Index beeinflusst. Warme Speisen werden in der Regel schneller verwertet als kalte. Auch die Art der Zubereitung spielt eine Rolle. Durch Zerkleinerung werden die Nahrungsmittel aufgrund einer geringeren Verdauungszeit schneller verwertet. Zum anderen entsprechen die aufgeführten Werte der glykämischen Reaktion beim ausschließlichen Verzehr des jeweiligen Nahrungsmittels zum gegebenen Zeitpunkt. Werden mehrere Nahrungsmittel in einer Mahlzeit zusammen konsumiert, was eher dem Regelfall entsprechen dürfte, so ändert sich der glykämische Index der gesamten Mahlzeit entsprechend. Bei gleichzeitiger Aufnahme gleicher Mengen zweier Kohlenhydratquellen, entspricht der glykämische Index in etwa dem arithmetischen Mittelwert der beiden Einzelwerte. Werden mit den Kohlenhydraten auch Proteine verzehrt, so kommt es bei Kohlenhydraten mit einem niedrigen glykämischen Index zu keiner signifikanten Änderung desselben, während die Zugabe von Protein zu Speisen mit einem hohen glykämischen Index sich mindernd auf die glykämische Reaktion auswirkt. Bei einer oberflächlichen Betrachtung der Werte könnte leicht der Eindruck entstehen, dass Speiseeis mit einem Wert von 36 oder andere fetthaltige Nahrungsmittel aufgrund eines ausgesprochen niedrigen glykämischen Indexes ein sinnvoller Bestandteil des Ernährungsplans von Sportlern sein könnten. Dies ist jedoch ein Trugschluss. FELICIANO (1996, 62-72) gibt zu bedenken, dass der glykämische Index einer Mahlzeit umso niedriger ist, je höher der Fettanteil liegt. Die Ursache hierfür liegt in einer längeren Magenverweildauer und der daraus resultierenden verlängerten Verdauungsarbeit. Der ausgesprochen niedrige glykämische Index von Fruktose zeigt, dass diese weitaus geringere glykämische Reaktionen hervorruft als zum Beispiel Saccharose (mit einem glykämischen Index von 59), Glukose oder gar Maltose. Allerdings sollte dieser Umstand nicht zum Anlass genommen werden, den größten Teil der benötigten Kohlenhydrate in Form von Fruktose zuzuführen, da sie zur Wiederauffüllung der Glykogenspeicher nur halb so effektiv ist wie Maltodextrin oder diverse weitere Formen komplexer Kohlenhydrate, wie an anderer Stelle gezeigt werden konnte (BLOM 1987, 491-496). Abgesehen davon kommt es bei einem zu hohen Fruktosegehalt der Nahrung zu einem unerwünschten Anstieg der Harnsäurewerte (EMMERSON 1974, 276).

Zusammenfassend kann also konstatiert werden, dass der glykämische Index *ein* sehr nützliches Kriterium für die Auswahl von Kohlenhydratquellen sein kann. Als alleiniges Kriterium sollte er jedoch nicht dienen, da auch die übrigen Inhaltsstoffe und deren Auswirkungen eines jeden Nahrungsmittels berücksichtigt werden müssen.

7.12 Fett

Ebenso wie unter den Befürwortern der Pritikin-Diät galt im Bodybuilding jahrelang das Prinzip, dass der Fettgehalt der Nahrung nicht niedrig genug sein könne, was prinzipiell auch zutreffend und durch wissenschaftliche Erkenntnisse zu belegen ist. Für große Irritation sorgten daher Artikel wie der von HALL (1995, 134-137), aus denen unzweifelhaft hervorgeht, dass die Diät leistungssportlicher Bodybuilder eventuell *zu wenig* Fett enthalten könnte. Die Tatsache, dass fettlösliche Vitamine nur in Anwesenheit von Fetten resorbiert werden können und deshalb ein völliger Verzicht auf Fett auch die Aufnahme dieser lebenswichtigen Vitamine unmöglich macht, ist nur eine der Ursachen für die Erforderlichkeit, eine gewisse Menge an Fett zu verzehren.
Bei genauerer Betrachtung kann nämlich nicht mehr von Fett als nur *einer* Substanz gesprochen werden, da unter der Stoffgruppe der Lipide eine ganze Reihe unterschiedlicher Substanzen zusammengefasst werden. Man unterscheidet zwischen Neutralfetten (Triglyceriden) und fettähnlichen Substanzen (Lipoiden). Die Fettsäuren, aus denen die Neutralfette gebildet werden, unterscheidet man noch einmal nach der Länge ihrer jeweiligen Molekülketten in kurz-, mittel- und langkettige Fettsäuren.
Ein weiteres sehr wichtiges Unterscheidungsmerkmal (für die Interessen von Sportlern genaugenommen das wichtigste Unterscheidungsmerkmal) ist der Grad der Sättigung der Kohlenstoffatome mit Wasserstoffmolekülen. Daraus ergibt sich die Aufteilung der Fettsäuren in:
a) gesättigte Fettsäuren,
b) einfach ungesättigte Fettsäuren,
c) mehrfach ungesättigte Fettsäuren,

7.13 Gesättigte Fettsäuren

Die Kohlenstoffatome gesättigter Fettsäuren sind - wie der Name bereits impliziert - vollständig mit Wasserstoffatomen gesättigt und können daher keine weiteren aufnehmen. Gesättigte Fettsäuren sind im menschlichen Organismus im Übermaß vorhanden. Darüber hinaus kann der Körper sie aus ungesättigten Fettsäuren bilden. Wie riesig der Vorrat an gesättigten

Fettsäuren im Körper ist, läßt sich exemplarisch daran illustrieren, dass selbst im Fettgewebe idealgewichtiger Personen ohne sichtbares subkutanes Fettgewebe noch ca. 75.000 Fettkalorien gespeichert sind. Somit besteht keinerlei Notwendigkeit für eine Zufuhr gesättigter Fettsäuren über die Nahrung. Aus Gründen, die noch ausführlich diskutiert werden, sollten Sportler vielmehr bestrebt sein, die Aufnahme gesättigter Fettsäuren auf ein absolutes Minimum zu begrenzen.

7.14 Essenzielle Fettsäuren

Die mehrfach ungesättigten Fettsäuren werden auch als essenzielle Fettsäuren bezeichnet, da sie im Organismus nicht hergestellt werden können. Zwar ist der Organismus in der Lage, langkettige Fette von mehr als 16 Kohlenstoffmolekülen in ungesättigte Fettsäuren umzuwandeln und bereits ungesättigte Fettsäuren noch weiter zu verlängern. Dadurch können fast alle Formen von Fetten, welche der Körper benötigt, gebildet werden. Lediglich die beiden aus 18 Kohlenstoffmolekülen bestehenden Fettsäuren Linolsäure (HAAS 1996, 206) und Linolensäure, auch ALA (alpha-linolenic acid) genannt, müssen über die Nahrung aufgenommen werden und werden daher als essenzielle Fettsäuren bezeichnet. Über den täglichen Bedarf an essenziellen Fettsäuren finden sich bei genauem Recherchieren divergierende Angaben. HAAS (1996, 206) beziffert den Bedarf auf drei Gramm am Tag. RIECKERT (1992, 123) geht von fünf Gramm aus, und GÜNSTER/FRÖLEKE/SEBASTIAN (1991, 33) nennen zehn Gramm als die pro Tag benötigte Menge. Wird weniger als diese Menge an Linolsäure zugeführt, kommt es zu einer Behinderung des Transports der Lipide, der Aufbau von Membranen, vor allem der Mitochondrien wird behindert und die Bildung von Gewebshormonen wie den Prostaglandinen wird unmöglich gemacht. Bei einem schwerwiegenderen Mangel kann es sogar zu Hautkrankheiten, vorübergehender Unfruchtbarkeit bzw. Zeugungsunfähigkeit, einem gestörten Wasserhaushalt und sogar Organveränderungen kommen.

Verschiedentlich werden auch EPA (eicosapentanoic acid) und DHA (docosahexanoic acid) als essenzielle Fettsäuren bezeichnet, was jedoch nicht ganz korrekt ist. EPA und DHA können durchaus im Körper selbst produziert werden. Dies ist allerdings nur möglich, solange die essenzielle Fettsäure ALA in ausreichender Menge vorhanden ist, da sowohl EPA als auch DHA aus ALA gebildet werden. Bei einem Mangel an ALA kommt es daher auch zwangsläufig zu einem Mangel an EPA und DHA. Die Zufuhr dieser beiden Fettsäuren über die Nahrung wird dann essenziell. Bestimmte Fischarten wie Lachs und Sardinen sind sehr reichhaltig an EPA und DHA, werden aufgrund ihres hohen Fettgehalts jedoch häufig von

Sportlern gemieden. Die von Bodybuildern in der Regel bevorzugten fettarmen Fischarten enthalten hingegen nur Spuren dieser wichtigen Fettsäuren. LUPPA (1993, 60) warnt trotz vorausgehender ausführlicher Betonung der Bedeutung essenzieller Fettsäuren vor einer erhöhten Zufuhr, etwa in Form von Konzentraten. Als eine von mehreren Begründungen hierfür verweist er auf die sogenannten Mediatoren, die in den Körperzellen aus den verschiedenen Fettsäuren gebildet werden und deren Erforschung erst am Anfang steht (LUPPA 1993, 55).

7.15 Bedarfsangemessene Fettzufuhr

Für Sportler, die daran interessiert sind, ihren Körperfettanteil auf ein Minimum zu reduzieren, ist es unabdingbar, um die Ambivalenz einer extrem fettreduzierten Diät zu wissen. Das Argument, eine annähernd fettfreie Diät sei zwar potenziell gesundheitsschädlich, aber im Hinblick auf die Reduzierung des Körperfettanteils ideal, entbehrt jeder Grundlage. GERENT (1996, 134-137) proklamiert eine Ernährungsweise als ideale Reduktionsdiät, bei der ausschließlich Nahrungsmittel verzehrt werden dürfen, deren Fettanteil 1% oder weniger beträgt. Als überaus problematisch könnte es sich dabei erweisen, dass der Autor in keiner Weise zwischen den verschiedenen Fettformen differenziert. Bei einem derart geringen Fettgehalt der Nahrung besteht daher die Gefahr, dass nicht genügend essenzielle Fettsäuren aufgenommen werden. Selbst bei Reduktionsdiäten muss eine Unterversorgung mit essenziellen Fettsäuren unbedingt als kontraproduktiv eingestuft werden. Bereits bei einem Mangel an einer der beiden essenziellen Fettsäuren kommt es zu einer Beeinträchtigung der Lipolyse (KONOPKA 1991, 63), so dass selbst bei einem deutlichen Kaloriendefizit der Fettabbau stagnieren und statt dessen Muskelprotein verbrannt werden würde. Bei einem derart geringen Fettanteil der Nahrung ist überdies fraglich, ob die fettlöslichen Vitamine noch in ausreichender Quantität resorbiert werden können. Aus diesen Gründen ist es absolut unerläßlich, täglich zwischen fünf und zehn Gramm essenzieller Fettsäuren zuzuführen. Eine noch stärkere Reduzierung der Fettaufnahme wäre nicht nur unnötig, sondern definitiv kontraproduktiv. Der Artikel von GERENT (1996, 134-137) ist jedoch exemplarisch für die nach wie vor im Bodybuilding vorherrschende Maxime, derzufolge der Fettgehalt der Nahrung gar nicht niedrig genug sein könne, wenn eine Reduzierung des Körperfettanteils angestrebt werde. Eine solche Haltung kann nur durch eine mangelnde Kenntnis der einschlägigen Fachliteratur erklärt werden. Bereits 1991 publizierte der renommierte Hormonforscher CRIST einen Artikel, in dem er die zum Teil abnorm fettreduzierten Diäten der Bodybuilder im Hinblick auf einen effizienten Abbau von Körperfettsubstanz als untauglich bezeichnet. Dieser Umstand hatte sich bereits zuvor durch die Ergebnisse von Tierversuchen angedeutet. CRIST (1991, 102) konstatiert daher:

„ [...] that dietary fat is actually important to the regulation of fat breakdown (lipolysis), and that high levels of dietary fat enhance exercise-induced fat loss in experimental animals. These dietary and body composition findings are consistant with the view that a certain amount of dietary fat might be needed to promote fat loss in response to exercise and dieting."

Wie groß diese Menge an Nahrungsfett sein sollte, wird nicht ausgeführt. Man kann jedoch davon ausgehen, dass die an anderer Stelle ermittelten Größenordnungen von drei bis zehn Gramm essenzieller Fettsäuren pro Tag als ausreichend zu betrachten sind.

Bei der Beurteilung der Frage, wie hoch die Fettzufuhr im Idealfall sein sollte, muss ein weiterer Aspekt berücksichtigt werden. Es gilt nicht nur, eine Diät zu planen, die zu einer sinnvollen Reduktion des Körperfettanteils führt und Muskelmasse möglichst unversehrt läßt. Auch die mittel- und langfristigen Auswirkungen einer Reduktionsdiät sind dabei zu beachten. Ist die Fettreduktion nämlich zu extrem, ist ein Reboundeffekt überaus wahrscheinlich. Dies liegt zum größten Teil an der Aktivität des Enzyms Lipoproteinlipase. Dieses Enzym ist verantwortlich für die Umwandlung von Nahrungsfett in Körperfett. Bei einer strengen Reduktionsdiät, insbesondere bei einem extrem reduzierten Gehalt an Nahrungsfett, wird dieses Enzym vermehrt gebildet (LEVAFI 1993, K11). Nach Beendigung der Diät kann es dann bei einem nun wieder erhöhten Angebot an Nahrungsenergie durch die nach wie vor verstärkte Aktivität der Lipoproteinlipase zu einer verstärkten, superkompensatorisch bedingten Einlagerung von Körperfett kommen. Daraus leiten sich zwangsläufig zwei Schlussfolgerungen ab. Zum einen muss die Bedeutung der Zeitspanne, die sich unmittelbar an die Reduktionsdiät anschließt, bei der Planung der Diät berücksichtigt werden. Zum anderen kann aus den zuvor diskutierten Gründen davon ausgegangen werden, dass eine moderate Diät letztlich eine dauerhafte Reduzierung des Körperfettanteils wahrscheinlich eher herbeiführt, als eine sogenannte „Crash-Diät". Diese Tatsachen sind sowohl bei der Kalkulation der Kalorienaufnahme insgesamt als auch bei der Zufuhr essenzieller Fette zu berücksichtigen.

Der Konsum *gesättigter* Fettsäuren hingegen muss unter allen Umständen so weit wie irgend möglich eingeschränkt werden, wenn ein Abbau von Körperfettgewebe angestrebt wird. Ein völliger Verzicht auf gesättigte

Fette ist zwar in der Praxis nicht möglich, wäre aber unter ernährungsphysiologischen Gesichtspunkten nicht nur unbedenklich, sondern gar wünschenswert. Zum einen lässt sich ein Zusammenhang nachweisen zwischen einem übermäßigen Konsum gesättigter Fette und dem Auftreten von Herz- Kreislauferkrankungen (WILLET/SACKS 1991, 121-123). Zum anderen tragen gesättigte Fettsäuren mehr als alle anderen Nährstoffe zur Akkumulation von Körperfettgewebe bei. Es besteht kein Zweifel daran, dass es zur Einlagerung von Körperfett kommt, wenn der Brennwert der zugeführten Nahrung deutlich höher liegt als der Gesamtenergieverbrauch. Schon allein dieser wohlbekannte Zusammenhang macht einen zu hohen Fettkonsum problematisch, da ein Gramm Fett 39 KJ bzw. 9,3 kcal enthält. Protein oder Kohlenhydrate enthalten hingegen nur jeweils 17 KJ bzw. 4,1 kcal pro Gramm (GÜNSTER/FRÖLEKE/SEBASTIAN 1991, 14). Was diesen Umstand noch problematischer macht, ist die Tatsache, dass eine bestimmte Anzahl an Fettkalorien weniger sättigt als die exakt gleiche Kalorienzahl in Form von Kohlenhydraten oder Eiweiß (BLUNDELL/GREEN/BURLEY 1994, 728-734). Wenn Versuchspersonen gestattet wird, ad libitum zu essen, so nehmen diejenigen die meisten Kalorien zu sich, denen fettreiche Nahrungsmittel zur Verfügung gestellt werden (STUBBS/HARBRON et al. 1995, 316-329). Doch selbst wenn die exakt gleiche Kalorienzahl verzehrt wird, ist es von entscheidender Bedeutung, wie hoch der Fettanteil der Nahrung ist. Man kann davon ausgehen, dass ein Athlet, der etwa 3000 kcal pro Tag benötigt, an Körperfett zunimmt, wenn er 2500 dieser 3000 Kalorien in Form von Fett zuführt. Wenn er die gleiche Kalorienzahl in Form von Kohlenhydraten zu sich nimmt, ist hingegen kein Fettzuwachs zu erwarten. Dies erklärt sich daraus, dass der Prozess, bei dem Kohlenhydrate bei einem Energieüberschuss in Fett umgewandelt werden, Energie benötigt. Wenn Kohlenhydrate über das benötigte Maß hinaus konsumiert und folglich in Form von Körperfettgewebe gespeichert werden, so werden circa 30% der Kalorien dieser Kohlenhydrate bei der Umwandlung in Fettgewebe verbrannt (LEFAVI 1995b, 150).

LEFAVI (1995b, 144) nennt dies die metabolischen Kosten der Umwandlung von Kohlenhydraten in Körperfett. LEIBEL (1992, 12-16) schlägt aufgrund dieser Zusammenhänge vor, nicht länger davon auszugehen, dass der Energiewert von Fett im Vergleich zu Kohlenhydraten bei neun zu vier liegt, wie man aufgrund der jeweiligen Kalorienzahl pro Gramm annehmen müsste. Vielmehr sei der Brennwert von Fett auf das Zweieinviertelfache des Wertes von Kohlenhydraten oder Protein zu beziffern. LEFAVI (1995a, 139) postuliert daher, den Brennwert eines Gramms Fett nicht mit neun, sondern mit elf kcal zu veranschlagen.

Lediglich die mittelkettigen Fettsäuren bilden hier eine Aussnahme. Sie enthalten circa 8,3 kcal pro Gramm (BRAINUM 1996b, 101).

7.16 Mittelkettige Fettsäuren

Seit kurzem wird den sogenannten mittelkettigen Fettsäuren (MCT = Medium Chain Triglycerides) besondere Aufmerksamkeit entgegengebracht. Diese aus sechs bis zwölf Kohlenstoffatomen bestehenden Fettsäuren haben die Eigenschaft, dass sie keine Verdauungsenzyme benötigen, um verwertet zu werden, sondern unter Umgehung der Verarbeitung durch die Bauchspeicheldrüse direkt ins Blut gelangen. MCTs werden also verstoffwechselt, wie es normalerweise bei Kohlenhydraten und nicht bei Fettsäuren der Fall ist. Gleichzeitig werden die Prozesse umgangen, die üblicherweise bei der Speicherung von Fetten im Körper ablaufen. Dies macht sie auch so interessant für Sportler, denn durch die direkte Aufnahme der MTCs ins Blut hemmen sie die Lipolyse, was wiederum in einer Senkung des Blutfettspiegel und Schonung der Glykogenreserven resultiert. Die Berichte, denen zufolge MCTs zur Reduzierung des Körperfettanteils beitragen können, erklären sich durch Untersuchungen, bei denen Diabetikern bzw. übergewichtigen Testpersonen MCTs *anstelle* konventioneller Fette verabreicht wurden. Im Rahmen kalorienreduzierter Diäten nahmen die Probanden, denen MCTs verabreicht wurden, stärker an Körpergewicht ab als diejenigen Testpersonen, deren Nahrungsfette aus konventionellen Fettsäuren bestanden (COLGAN 1993, 93). Bei diesen beiden Untersuchungen gilt es jedoch unbedingt auf zwei Umstände hinzuweisen:

1. Der Fettgehalt der Nahrung lag in beiden Studien bei knapp mehr als 50%, was aus den zuvor diskutierten Gründen als bedenklich einzustufen ist.
2. Die Probanden verloren in nicht näher dokumentiertem Umfang an Muskelsubstanz.

Somit können diese Untersuchungen trotz der eindeutig belegten Abnahme des durchschnittlichen Körpergewichts der Probanden nicht als Beleg für eine fettabbauende Wirkung der MCTs gelten. Es existiert allerdings auch eine Studie, die an gesunden, normalgewichtigen Versuchspersonen durchgeführt wurde und zu dem Ergebnis kam, dass MCTs zwar keine Gewichtsabnahme herbeiführten, aber durch einen verminderten Proteinkatabolismus zum Erhalt von Muskelgewebe beitragen können (DIAS 1990, 887-891). Auch hier lag der Anteil der MCTs bei über 50% der Gesamtnahrungsenergie. Es konnte daher nicht geklärt werden, ob es nicht der hohe Kalorienanteil selbst war, der in dem proteinsparenden Effekt resultierte. Zumindest kann konstatiert werden, dass bislang keine Studie vorliegt, welche die oft behauptete eiweißschonende und gleichzeitig fettabbauende Wirkung der MCTs belegen könnte, ohne dass dabei der Fettanteil der Nahrung auf ein unvertretbar hohes Maß angehoben werden müsste.

7.17 Die Bedeutung der Ballaststoffzufuhr

Unter der Bezeichnung „Ballaststoffe" fasst man alle Nahrungsbestandteile zusammen, die während des Verdauungsvorgangs nicht von menschlichen Verdauungsenzymen hydrolysiert werden. Zwar können tierische Proteine und Fett auch ein geringes Maß an Ballaststoffen enthalten, doch diese Mengen sind kaum relevant. Ballaststoffe sind fast ausschließlich in pflanzlichen Nahrungsmitteln zu finden. Durch ihre wasserbindende Eigenschaft quellen sie im Verdauungstrakt und bewirken daher eine Vergrößerung des Volumens und Gewichts des Darminhalts, was wiederum eine verkürzte Passagezeit nach sich zieht. Diesem Umstand wird in jüngster Zeit vermehrte Aufmerksamkeit geschenkt, da verschiedene Autoren nachweisen konnten, dass eine suboptimale Ballaststoffzufuhr mit entsprechend verlängerter Passagezeit ein signifikantes Krebsrisiko birgt (WYNDER 1987, 451-459; SLATERY 1988, 1474; REDDY 1989, 4629-4635; ROSS 1990, 365-370). Wie der aktuelle Stand der Forschung zeigt, ist die Regelung von Verdauung und Darmtätigkeit bei weitem nicht die einzige wichtige Eigenschaft von Ballaststoffen. Darüber hinaus existieren andere Eigenschaften, die es für Sportler lohnenswert machen, die Auswirkungen hoher oder niedriger Ballaststoffzufuhr zu kennen. Dass eine hohe Ballaststoffaufnahme zu einer Reduktion des Körperfettanteils beitragen kann, gilt laut ALBRINK (1978, 277-279) als zweifelsfrei erwiesen. Sportlern wird daher aus verständlichen Gründen zu einer hohen Ballaststoffzufuhr geraten. Nachteile einer solchen Ernährung wurden allenfalls darin gesehen, dass durch eine erhöhte Zufuhr an Ballaststoffen das Nahrungsvolumen so sehr ansteigen könnte, dass Hochleistungssportler ihren immensen Energiebedarf nicht mehr ohne Nahrungskonzentrate decken könnten (KONOPKA 1991, 104-105). Bei einem auf Muskelhypertrophie ausgerichteten Training ist noch eine weitere Eigenschaft der Ballaststoffe zu berücksichtigen: Sie beeinträchtigen die Resorption von Nahrungsprotein und verhindern unter Umständen die vollständige Resorption von Mineralstoffen. Dies gilt vor allem für den Mineralstoff Calcium sowie für verschiedene Spurenelemente (SKOBRANEK 1985, 131). Andererseits sind einige

Nahrungsmittel mit hohen Ballaststoffanteil, wie zum Beispiel Grünkohl, gleichzeitig quantitativ gute Calciumquellen (GÜNSTER/FRÖLEKE/ SEBASTIAN 1991, 150). Anhand der folgenden Tabelle kann verdeutlicht werden, in welcher Weise die Höhe der Ballaststoffzufuhr die Absorption anderer Nährstoffe beeinflusst:

Tabelle 3: Resorptionsverluste in Abhängigkeit vom Ballaststoffanteil verschiedener Nahrungsmittel:

Nicht resorbiert werden können:

Nahrungsmittel	Energie (% der Zufuhr)	Stickstoff (% der Zufuhr)
Hühnerei	4,1	2,6
Roggen	13,5	40,3
Grüne Erbsen	20,9	28,8
Blumenkohl	21,3	28,0
Wirsingkohl	29,7	25,3

(verändert nach SKOBRANEK 1985, 130)

Während beim ballaststoffarmen Hühnerei 95,9% der Nahrungsenergie und sogar 97,4% des darin enthaltenen Stickstoffs resorbiert werden können, werden beim Roggen wegen seines hohen Ballaststoffanteils nur 86,5% des Brennwertes und sogar nur ganze 59,7% des in ihm enthaltenen Stickstoffs verwertet. Anhand dieser Werte zeigt sich deutlich, in welcher Weise Kraftsportler ihre Ballaststoffzufuhr auf ihre jeweilige Trainingsphase abstimmen müssen. Während des Muskelmasseaufbaus ist auf eine bedarfsangepasste Ballaststoffzufuhr zu achten. Wenn hingegen eine maximale muskuläre Definition angestrebt wird, kann eine bewusste Erhöhung der Ballaststoffaufnahme sehr nützlich sein, allerdings unter der Prämisse, dass der Stickstoffbedarf des Trainierenden gedeckt ist. Die Bedeutung der Ballaststoffe wird in jüngster Zeit darüber hinaus unter dem folgenden Aspekt diskutiert, der im Zusammenhang mit vegetarischer Ernährung steht.

7.18 Muskelaufbau und Vegetarismus

Wie bei der Diskussion der Eiweißzufuhr gezeigt werden konnte, ist es durch eine gezielte Kombination pflanzlicher Proteinquellen durchaus möglich, eine Aminosäurenbilanz zu erzielen, welche die von Fleisch übertrifft. Dem gegenüber stehen jedoch empirische Erfahrungswerte von

Kraftsportlern, die darauf hindeuten, dass sich Fleischkonsum positiv auf die Erhöhung der Muskelmasse auswirkt (vgl. hierzu LEVAFI/DETERS 1995). Nach den Untersuchungen von HANNE/OLIN/ROTSTEIN (1986, 180-185), BISHOP/MEIKLE/ROTSTEIN et al. (1988, 43-49), ADLERCREUTZ/HAMALAINEN/GORBACH (1989, 422-433) sowie RABEN/KIENS/RICHTER (1992, 1290-1297) kann als erwiesen gelten, dass sowohl Sportler als auch Nichtsportler bei einer rein vegatarischen Ernährung niedrigere Sexualhormonspiegel aufweisen, als Konntrollgruppen mit omnivorer Nahrung. Bereits im Jahr 1980 berichten HILL/WYNDER/GARBACZEWSKI davon, dass bei einer Umstellung der Ernährung auf reinen Vegetarismus die Auswertung der Blutproben der an der Untersuchung beteiligten Person ergab: „plasma testosterone levels dropped significantly“ (HILL/WYNDER/GARBACZEWSKI 1980, 1010). Zu dem gleichen Ergebnis kamen HAMALAINEN/ADLERCREUTZ/PUSKA (1983, 369-370). Die genauen Ursachen hierfür waren nicht bekannt. Verschiedene Arbeitshypothesen konnten nicht bestätigt werden. HILL et al. (1980, 1010-1080) vermuteten die Ursachen in einer verminderten Testosteronproduktion in den Hoden, was sich schließlich ebensowenig bestätigte wie die Hypothese, dass der relativ geringere Fettanteil vegetarischer Ernährung in einer Reduzierung des Testosteronspiegels resultiere (BISHOP/MEIKLE/SLATTERY et al. 1988, 43-599). Diese Mutmaßung war eine Konsequenz aus der Untersuchung von HAMALAINEN et al. (1983, 369-370). Diese hatten die Auswirkungen einer fettarmen und ballaststoffreichen Ernährungsweise untersucht mit dem Ergebnis, dass die fettarme Ernährungsweise in einem gesenkten Testosteronspiegel resultierte. Dieses Untersuchungsergebnis veranlasste HALL (1995) zu der Fehlinterpretation, dass es für Bodybuilder sinnvoller sei, eine *fettreiche* Ernährung zu konsumieren, um dadurch den Testosteronspiegel zu erhöhen. Dies ist jedoch eine falsche Schlussfolgerung, da zum einen Bodybuilder aus zuvor dargelegten Gründen sehr wohl auf die Fettzufuhr achten müssen, und zum anderen konnten WHITTEN/SHULTZ (1988, 1223-1235) die Verwirrung um die Ursachen des geringeren Testosteronspiegels bei vegetarischer Ernährungsweise aufklären, da sie zeigen konnten, dass dies nicht durch die vegatarische Ernährung *per se* begründet ist, sondern freies Testosteron durch Ballaststoffe gebunden wird. Daher führt Vegetarismus ebenso wie jede andere Ernährungsform, die reich an Ballaststoffen ist, zu einem niedrigeren Anteil an zirkulierendem Testosteron. Aus diesem Grund wird eine vegetarische Ernährung von einigen Autoren als für Bodybuilder problematisch beurteilt. LEFAVI/DETERS (1995, 144) begründen dies zum Beispiel wie folgt: „Bodybuilders seem to be in a less anabolic environment when on a vegetarian diet, even when calories are controlled for.“ Unter Berücksichtigung der zuvor beschriebenen Auswirkungen von Ballaststoffen auf die Stickstoffretention sowie ihrer Relevanz für die Konzentration ungebundenen Testosterons erscheint es plausibel, warum sich eine fleischlose, ballaststoffreiche Ernährungsweise in einem subotimalen Muskelaufbau resultieren könnte.

7.19 Die Bedeutung der Bildung freier Radikale

Die Bezeichnung „freies Radikal“ entstand bereits im 19. Jahrhundert. Damals diente der Begriff als Bezeichnung für eine Gruppe von Atomen, die ein Molekül bilden. Dass ein freies Radikal tatsächlich frei, d. h. in nichtgebundenem Zustand existieren könnte, galt als ausgeschlossen. Dies änderte sich mit der Entdeckung von Triphenylmethyl, dem ersten unabhängigen freien Radikal in einem in-vitro-Versuch durch GOMBERG im Jahr 1900 (COOPER 1995, 27). Der Terminus „freies Radikal“ wurde anschließend aktualisiert und steht seither für ein instabiles Molekül mit einem oder mehreren ungepaarten Elektronen. Freie Radikale üben eine erhebliche Anziehungskraft auf benachbarte Moleküle aus. Auch wenn die Mehrzahl aller freien Radikale äußerst instabil ist und nur für Bruchteile von Sekunden existieren, bewirken sie jedoch dramatische Veränderungen an allen Molekülen, mit denen sie aufgrund ihres großen Bindungsbestrebens reagieren. Welche Schädigungen durch diese freien Sauerstoffradikale entstehen können, wurde jedoch erst Mitte dieses Jahrhunderts entdeckt. Dass das Einatmen großer Sauerstoffkonzentrationen körperliche Beschwerden und sogar Gewebeschädigungen hervorrufen kann, war bekannt, die Ursache hierfür hingegen nicht. Eine wichtige Rolle bei der Entdeckung dieses Zusammenhangs spielte die „retrolentale Fibroplasie“, eine Sehstörung, welche unter anderem durch die Neubildung von Fasergewebe hinter der Augenlinse entsteht. Diese Erkrankung war vor allem in den vierziger Jahren bei Neugeborenen aufgetreten, die im Brutkasten Sauerstoffkonzentrationen ausgesetzt waren, welche den üblichen Sauerstoffanteil der Luft von 21% deutlich überstiegen. GERSHMA/GILBERT (1954) gelang es, eine Verbindung zu freien Sauerstoffradikalen herzustellen (COOPER 1995, 28). Inzwischen haben verschiedene umfangreiche Arbeiten zu einer gründlichen, wenn auch nicht abschließenden Erforschung dieser Problematik beigetragen. Heute ist bekannt, dass das Hydroxidradikal ebenso wie das Superoxidradikal mit jeweils nur einem ungebundenen Elektron auf einer molekularen Umlaufbahn freie Radikale sind, welche durch Bindungen an andere Moleküle das Körpergewebe schädigen können. Darüber hinaus existieren

noch zwei weitere Formen von Sauerstoff, nämlich Singulett-Sauerstoff und Wasserstoffperoxid. Diese werden als „non-radical reactive oxygen species" bezeichnet. Singulett-Sauerstoff und Wasserstoffperoxid sind folglich keine wirklich freien Radikale, können aufgrund ihrer reaktiven Eigenschaften jedoch ebenfalls zu Körpergewebeschädigungen führen. Laut PACKER (1991, 1050-1055) wirken freie Radikale im Hinblick auf eine gute körperliche Verfassung ausgesprochen ambivalent. Einerseits sind sie lebensnotwendig, weil sie innerhalb des Immunsystems zur Beseitigung von Krankheitserregern beitragen und sich durch eine Regulierung der Kontraktionsaktivität der Muskulatur der Blutgefäße positiv auf die Durchblutung auswirken können. Andererseits beinhalten die freien Radikale ein ungeheures Zerstörungspotenzial. Inzwischen kommen immer mehr Untersuchungen zu dem Ergebnis, dass eine vermehrte Produktion von freien Radikalen schwerste gesundheitliche Probleme hervorrufen kann. CACCIUTTOLO (1991), CHEN (1992) und LIEBMAN (1992) sprechen davon, dass es deutliche Hinweise gebe, die auf einen Zusammenhang zwischen einer vermehrten Radikalproduktion bzw. einem reduzierten Schutz vor ihnen und der Entstehung von Krebserkrankungen hindeuten. FERRARI (1991, 3-95) sowie HARRIS (1992, 636-640) und HEARSE (1991, 3-118) berichten von Arteriosklerose und koronaren Herzerkrankungen durch freie Radikale, wobei laut JIALAL/GRUNDY (1991, 579-601) die Ursache hierfür in einer negativen Auswirkung von freien Radikalen auf den LDL-Cholesterienspiegel des Blutes zu vermuten ist, was ebenfalls von STEINBERG (1991) und ESTERBAUER (1992, 341-390) als Ursache angenommen wird.
Für Sportler im Allgemeinen und Kraftsportler im Besonderen ist es wichtig, die Auswirkungen vermehrter Radikalfreisetzung zu kennen. Dies gilt umsomehr, als der gegenwärtige Stand der Forschung keinen Zweifel daran läßt, dass intensive sportliche Tätigkeiten die Freisetzung freier Radikale forciert. Lediglich DERNBACH (1993, 2140) findet „no evidence of oxidation stress" während eines hochintensiven Trainings, welches er am Beispiel des Rudertrainings untersuchte. Dieses Ergebnis steht im Widerspruch zu denen von ALESSIO (1993, 218-218-224), LOVLIN (1987, 313-316), SJODIN (1990, 236-254) sowie SINGH (1992, 760-765), welche übereinstimmend von einer vermehrten Produktion freier Radikale bei intensivem körperlichem Training ausgehen. OHNO (1992, 301-303) berichtet sogar von vermehrter Schädigung durch freie Radikale bei Trainingseinheiten von wenigen Minuten. Diese Tatsache sowie die Ergebnisse der übrigen Untersuchungen deuten darauf hin, dass nicht allein die Dauer von Trainingseinheiten eine Rolle für das Ausmaß der Schädigungen durch freie Radikale spielt, sondern sprechen auch für die Richtigkeit der von LOVLIN (1987, 313) formulierten These, die

Schädigung durch freie Radikale sei „related to exercise intensity". Gerade beim Krafttraining zeigt sich das folgende Paradoxon: Trainierte Muskeln sind laut COOPER (1995, 58) oxidativem Stress gegenüber unempfindlich. Werden jedoch die Vorräte an Muskelglykogen durch ein Training von langer Dauer oder hoher Intensität erschöpft, kommt es auch in der austrainierten Muskulatur zur vermehrten Radikalfreisetzung (JI 1993, 792). Insbesondere die im Bodybuilding notwendige Überlastung des Muskels, bei der nicht nur bis zum Punkt der momentanen Erschöpfung, sondern durch Anwendung von Intensitätstechniken auch darüber hinaus trainiert wird, erweist sich dabei als problematisch (COOPER 1995, 58):

„In einzelnen Muskelfasern, die einem Maximum an Belastung ausgesetzt sind, schnellt der Sauerstoffverbrauch eventuell sogar auf das Einhundert- bis Zweihundertfache des Normwertes hoch. Dieser gewaltige Sauerstofftransport durch den Organismus löst die Freisetzung von freien Radikalen in die Gewebe aus. Überdies kann unter einer derartigen Belastung die Produktion freier Radikale -insbesondere von Peroxiden - in den Mitochondrien, den intrazellulären Energiezentren, ansteigen."

Der zweite bei körperlicher Anstrengung ablaufende Prozess, der in einer gesteigerten Radikalproduktion resultiert, ist die sog. „ischämische Reperfusion". Hierbei kommt es in den inneren Organen wie Leber, Magen und Darm zu einer vermehrten Freisetzung freier Sauerstoffradikale im Anschluss an die Belastung. Dies kommt daher, dass während der intensiven Anstrengung Blut aus diesen inneren Organen abgezogen und der arbeitenden Muskulatur zur Verfügung gestellt wird. Dadurch kommt es zunächst zu einer ausgeprägten Hypoxie in den Organen, denen Blut entzogen wird. Nach Beendigung der Anstrengung strömt das Blut in diese Organe zurück, was mit einer verstärkten Radikalfreisetzung einher geht. Bodybuilder betrifft die Problematik der ischämischen Reperfusion in besonderem Maße, da sich inzwischen herausgestellt hat, dass es auch in der arbeitenden Muskulatur zu einer solchen Reperfusion kommt, wenn mit hoher Intensität trainiert wird. Auch bei isometrischen Kontraktionen der Oberschenkelmuskulatur konnte eine erhöhte Konzentration an Thioarbitursäure, und damit freien Radikalen, gemessen werden, und zwar nicht nur in der beanspruchten Muskulatur, sondern darüber hinaus auch im Kniegelenk (MERRY/GROOTVELD et al. 1991, 204). Aus den dargelegten Zusammenhängen ergibt sich das Paradoxon, dass ein Hypertrophietraining Intensitäten erfordert, welche eine vermehrte Produktion freier Radikale unausweichlich nach sich ziehen, gleichzeitig aber regelmäßiges Muskeltraining das einzige Mittel ist, das die Muskulatur vor einer Schädigung durch diese freien Radikale schützen kann (COOPER 1995, 58), da die körpereigenen Antioxidantien für einen solchen Schutz nicht ausreichen.

7.20 Endogene Antioxidantien

Zum Schutz vor freien Sauerstoffradikalen verfügt der Körper über die Antioxidantien Superoxiddismutase, Katalase und Glutathion-Sulfhydryl (JI 1992, 549-554). Bei einer Erhöhung der Produktion freier Radikale reichen diese körpereigenen Antioxidantien jedoch nicht mehr aus um Schädigungen zu verhindern. Der Nachweis einer solchen Schädigung durch freie Radikale erwies sich lange Zeit als ausgesprochen schwierig, da man die freien Radikale selbst aufgrund ihrer enormen Instabilität und der damit verbundenen kurzen Lebensdauer nicht nachweisen kann. Inzwischen ist es jedoch möglich, diejenigen Stoffe zu bestimmen, die bei der Produktion freier Radikale als Rückstände anfallen, wie das in der Ausatmungsluft nachweisbare Pentan. Außerdem weiß man, dass freie Radikale zu Lipidoxidation führen. Dabei wiederum entstehen Substanzen, welche auf einen Stoff namens Thioarbitursäure reagieren. Damit dient der Nachweis dieser Substanzen gleichzeitig als Nachweis für die Aktivität freier Radikale. Diese Nachweisbarkeit ermöglicht daher einen quantitativen Nachweis für diese Aktivität. Des Weiteren wird es durch sie möglich, zu erforschen, welche Faktoren die Konzentration der freien Radikale positiv oder negativ beeinflussen. So wurde zum Beispiel die Schädlichkeit verschiedener Trainingsintensitäten im Verhältnis zum jeweiligen individuellen Leistungsvermögen überprüft. Dabei konnte festgestellt werden, dass umso mehr freie Radikale während eines bis zur Erschöpfung betriebenen Trainings produziert werden, je größer das Leistungsvermögen des Athleten ist. Leistungssportler produzieren daher bei einer Trainingseinheit mit maximaler Intensität mehr schädliche freie Radikale als untrainierte Personen. Aktivitäten hingegen, die mit submaximaler Intensität ausgeführt werden, führen bei untrainierten Personen eher zu einer Schädigung durch Radikaltätigkeit als bei trainierten. Doch auch für hochaustrainierte Athleten gibt es Möglichkeiten, die körpereigenen Antioxidantien zu unterstützen.

7.21 Exogene Antioxidantien

Über den Nachweis der Konzentrationen von Pentan bzw. Thioarbitursäure gelang es ebenfalls, die Auswirkungen der Gaben exogener Antioxidantien zu überprüfen. Dass die Zufuhr exogener Antioxidantien die Wirkung freier Radikale eindämmen konnte, wurde schon vor geraumer Zeit vermutet. Bereits 1983 versuchte ZIDENBERG-CHER (1983, 5) durch Gaben von Superoxiddismutase als orales Nahrungssupplement, die

Aktivität freier Radikale zu reduzieren. Dies scheiterte jedoch daran, dass Superoxiddismutase im Verdauungstrakt zerstört wird und somit nicht über die Nahrung aufgenommen werden kann. Das köpereigene Antioxidantium Glutathion kann zwar selbst über die Nahrung zugeführt werden. Da es aber im Organismus hauptsächlich aus der Aminosäure Cystein synthetisiert wird, hält man bereits eine ausreichende Aufnahme dieser Aminosäure für die Bildung von Glutathion für vorteilhaft (MEISTER 1983, 472-477), wobei Cysteingaben laut DROGE (1991) positive Auswirkungen auf die Immunfunktionen des Körpers haben. COLGAN (1993, 239) gibt jedoch zu bedenken, diese Versuche mit der Supplementierung von Cystein seien noch „highly experimental". Dennoch existieren deutliche Anhaltspunkte, die auf die Wirksamkeit exogener Antioxidantien hindeuten. COOPER (1995, 65) berichtet von einer amerikanischen Studie, bei der eine Test- und eine Kontrollgruppe jeweils 35 Minuten pro Tag auf einem Laufband liefen. Die Mitglieder der Kontrollgruppe erhielten keinerlei Supplemente, die der Testgruppe erhielten sechs Monate lang 600 I. E. Vitamin E, 1000 mg Vitamin C sowie 30 mg Beta-Carotin pro Tag. Die Mitglieder der Testgruppe produzierten während des 35minütigen Lauftrainings zwischen 17 und 36% weniger freie Radikale als die Personen, die keine Antioxidantien zugeführt hatten. Inzwischen bestätigen immer mehr Untersuchungen diese Wirkung der Antioxidantien Vitamin C, Vitamin E sowie Beta-Carotin (vgl. hierzu GOHIL 1986, 1986-1991; SINGH 1992; 760-765; GOLDFARB 1993, 232-236). Zur Gruppe der Antioxidantien muss auch das Spurenelement Selen sowie das Coenzym Q10 gezählt werden. Vom Selen ist bekannt, dass es für die Bildung des körpereigenen Antioxidantiums Gluthation-Sulfhydryl notwendig ist (KONOPKA 1991, 94). Mangelt es dem Organismus an Selen, produziert er auch zu wenig Gluthation-Sulfhydryl. Am besten erforscht ist allerdings das Vitamin E. Von diesem Vitamin weiß man, dass es die Pentan-Bildung bei intensiver sportlicher Aktivität deutlich verringern kann (COOPER 1995, 66-67). Auch der Umkehrschluss trifft dabei zu. Personen, die unter Vitamin-E-Mangel leiden, weisen in der Regel auch überdurchschnittlich erhöhte Pentan-Konzentrationen auf, wenn sie ein intensives Training betreiben. Die Frage, ob die Supplementierung mit exogenen Antioxidantien die sportliche Leistungsfähigkeit zu steigern vermag, wird in der Literatur ausgesprochen kontrovers diskutiert. In verschiedenen Doppelblind-Versuchen konnte keine signifikante Leistungssteigerung bei Athleten unter Antioxidantien-Gaben verzeichnet werden (COOPER 1995, 66). Diese Schlussfolgerung läßt sich jedoch dann nicht mehr aufrechterhalten, wenn die Auswirkungen der Antioxidantien auf die Regeneration der Sportler mit in Betracht gezogen wurden. Dabei konnte nämlich gezeigt werden, dass sich die

Athleten unter dem Einfluss der Antioxidantien nicht nur besser erholten, sondern auch über weniger Muskelschmerzen berichteten als die Kontrollgruppen, was auf geringere Schädigungen an Muskelzellmembranen zurückgeführt wird (COOPER 1995, 84-86). Ebenso eindrucksvoll waren die Abnahme des mit Übertraining assoziierten Enzyms Laktatdehydrogenase und der überdurchschnittlich hohe Testosteronspiegel bei einer Supplementierung mit Antioxidantien. Alle diese Befunde deuten darauf hin, dass trainingsbedingte Schädigungen der Muskelzellen und deren Regeneration unter dem Einfluss exogener Antioxidantien günstiger verlaufen und ein Übertraining weniger wahrscheinlich wird.
Inzwischen liegt auch eine Studie vor, die sich mit der Bildung von freien Radikalen bei einem Bodybuilding-Training befasst. Dabei konnte McBRIDE (1998, 67-72) nicht nur bestätigen, dass es bei einem intensiven Bodybuilding zu einer deutlichen Erhöhung der Produktion von freien Radikalen kommt. Überdies konnte gezeigt werden, dass Schädigungen der Muskelzellmembranen in der Gruppe, die 1200 mg Vitamin E pro Tag erhielt, signifikant geringer ausfielen als in der Kontrollgruppe, die das gleiche Trainingsprogramm absolvierte, aber keine Antioxidantien bekam.

7.22 Dosierung

Was die Dosierungen betrifft, in denen exogene Antioxidantien zugeführt werden sollten, gibt es in der Fachliteratur geringfügig divergierende Empfehlungen, welche sich je nach Autor innerhalb der folgenden Konzentrationen bewegen (vgl. hierzu: COLGAN 1993, 234-246; COOPER 1995, 184-185; KINADETER 1995, 80-82):

Vitamin	**Dosierung/die**
Vitamin C:	500-12000 mg
Vitamin E:	200-2000 I. E.
Beta-Carotin:	10000-50000 I. E.
Coenzym Q 10:	0-60 mg
Selen:	50-400 mcg

Ganz besonders wichtig ist der Hinweis darauf, dass es sich im Fall von Selen bei der Mengenangabe nicht um Milligramm, sondern um **Micro**gramm handelt, also den tausendsten Teil eines Milligramms. In der deutschen Übersetzung der Monographie von COOPER (1995, 184) ist die „empfohlene Tagesdosis nach COOPER“ für Selen mit 50-100 **Milli**gramm angegeben worden. Dieser Druck- oder Übersetzungsfehler könnte sich als ausgesprochen problematisch erweisen, wenn er befolgt wird, da Selen bereits ab einer Dosierung von einigen hundert Microgramm pro Tag ausgesprochen toxisch wirkt. Die „chronisch toxische Dosis“ von Selen liegt bei einem Milligramm (GÜNSTER/FRÖLEKE/SEBASTIAN 1991, 17). COLGAN (1993, 245) rät dazu, die tägliche Selenzufuhr auf *maximal* 400 Microgramm zu begrenzen, mit der Begründung: „Selenium can become very toxic beyond 800 mcg per day“. Befolgte man also die bei COOPER angegebene Empfehlung, so würde man jeden Tag *das Tausendfache des tatsächlichen Bedarfs* und damit das Hundertfache der chronisch toxischen Dosis einnehmen.

8 Supplemente

8.1 Proteinkonzentrate

Wie zuvor gezeigt werden konnte, existieren zahlreiche Belege dafür, dass Kraftsportler im Allgemeinen und Bodybuilder im Besonderen einen erhöhten Proteinbedarf aufweisen. Für den Bereich des Bodybuildings besteht eine besondere Problematik darin, dass neben dem Aufbau zusätzlicher Muskelmasse der Körperfettanteil auf ein außergewöhnlich niedriges Niveau gebracht werden muss, um die geforderte Muskeldefinition zu erreichen. Dies zieht die Notwendigkeit nach sich, den Verzehr von Proteinquellen mit hohem Fettanteil so gering wie möglich zu halten. Die Verwendung von Proteinkonzentraten ist daher unter Bodybuildern weit verbreitet. Der bedarfsadäquate Einsatz solcher Konzentrate wird von zahlreichen Autoren als sinnvoll bezeichnet. KONOPKA (1991, 165) hebt hier vor allem die Tatsache hervor, dass die Konzentrate eine große Menge Protein liefern, ohne dass gleichzeitig unerwünschte Substanzen wie Purine, Fette oder Kohlenhydrate mit aufgenommen werden müssen, was bei einer vermehrten Eiweißzufuhr über die normale Nahrung kaum zu gewährleisten ist. Auch wenn ein weitgehender Konsens darüber besteht, dass die Verwendung von Proteinkonzentraten aus den zuvor diskutierten Gründen für Bodybuilder sehr sinnvoll sein kann, so wird doch eine ausgesprochen kontroverse Diskussion darüber geführt, in welcher Form diese Konzentrate zugeführt werden sollten.

Bei Proteinkonzentraten unterscheidet man drei grundlegende Kategorien:

- intakte Proteine (Polypeptide),
- Hydrolysate (Di- und Tripeptide),
- freie Aminosäuren.

Konzentrate aus intakten Proteinen bestehen aus den Aminosäuren des jeweils verwendeten Proteins. So enthält ein Konzentrat aus Milchprotein eine andere Aminosäurenaufteilung als etwa ein Konzentrat aus Eiprotein. Konzentrate aus intakten Proteinen sind daher Nahrungskonzentrate im elementarsten Wortsinn, nämlich ein bestimmter Nährstoff (z.B. Milchprotein) in konzentrierter Form. Da das Eiweiß der normalen Nahrung aus Polypeptiden besteht, liegen auch Konzentrate aus intakten Proteinen als Polypeptide vor und müssen den Verdauungstrakt durchlaufen, bis sie den Muskelzellen zur Verfügung stehen.
Hydrolysate hingegen sind bereits enzymatisch in Dipeptide und Tripeptide aufgespalten.

Freie Aminosäuren erhält man durch einen aufwendigen und teuren Fermentierungsprozess, bei dem die Aminosäuren schließlich einzeln vorliegen.
Aufgrund der verschiedenen Herstellungsverfahren sind auch die Kosten für Proteinkonzentrate der jeweiligen Kategorie höchst unterschiedlich. Je aufwendiger das Hydrolyseverfahren, desto teurer ist in der Regel auch das entsprechende Konzentrat. Hydrolysate in Form von Di- und Tripeptiden sind teurer als Polypeptide, und freie Aminosäuren sind die teuerste Form von Proteinkonzentraten. Diese preisliche Abstufung wird sehr häufig auch als Qualitätsmaßstab angesehen. So gelten Hydrolysate als qualitativ hochwertiger als intakte Proteine, während freie Aminosäuren häufig als ideale Proteinquelle bezeichnet werden. Diese Qualitative Abstufung wird vielfach durch die Werbung von Firmen suggeriert, die freie Aminosäuren als Proteinkonzentrate vertreiben. So wurden freie Aminosäuren lange Zeit als das Nonplusultra der Proteinsupplementierung gehandelt. Dabei wurden u.a. die folgenden Argumente angeführt:

- Freie Aminosäuren sind sofort verfügbar und müssen nicht erst aufgespalten werden.
- Freie Aminosäuren können jederzeit in der erforderlichen Zusammenstellung gegeben werden.
- Man kann gezielt essenzielle Aminosäuren supplementieren, ohne gleichzeitig nichtessenzielle Aminosäuren zuführen zu müssen.
- Es kann verstärkt auf solche Aminosäuren zurückgegriffen werden, denen eine antikatabole Wirkung zugeschrieben wird.

In Anbetracht dieser Argumente kann es kaum verwundern, dass beachtliche Summen für freie Aminosäuren als die vermeintlich hochwertigste Form von Proteinkonzentraten von Kraftsportlern ausgegeben wurden und noch werden.
Die Frage, ob freie Aminosäuren tatsächlich die sinnvollste Form der Proteinsupplementierung sind, war jedoch lange Zeit umstritten. Auch wenn hin und wieder Zweifel an der Richtigkeit dieser Hypothese geäußert wurden, ging man zunächst davon aus, dass Nahrungsprotein erst in einzelne Aminosäuren aufgespalten werden müsse bevor eine Absorption stattfinden könne. 1968 konnte dann erstmals am Beispiel der Aminosäure Glyzin nachgewiesen werden, dass Di- und Tripeptide schneller resorbiert werden können, als die gleiche Menge der Aminosäure in freier Form (CRAFT/GEDDES/HYDE et al. 1968, 425-437). Dieses Ergebnis gab den Anstoß für weitere Studien, in denen schließlich nachgewiesen werden konnte, dass unterschiedliche Aminosäuren in freier Form sich gegenseitig bei der Resorption behindern. Diese Behinderung fand jedoch nicht statt,

wenn die jeweiligen Aminosäuren (nachgewiesen am Beispiel von Methionin und Glyzin) als Di- und Tripeptide vorlagen (CHENG/MATTHEWS 1970, 37-38P). Aufgrund dieser Ergebnisse wurde erstmals davon ausgegangen, dass Transportmechanismen für Peptide unabhängig von denen für freie Aminosäuren bestehen.
Die Untersuchungen auf diesem Gebiet stammen in der Regel aus der medizinischen Forschung. Aufgrund des oben dargelegten Forschungsstands war es naheliegend, Patienten, die an Proteinmangel litten, mit freien Aminosäuren zu behandeln. Als Probleme der Verabreichung freier Aminosäuren werden wiederholt ihre negativen Geschmackseigenschaften sowie die hohen Herstellungskosten angeführt. Aus diesem Grund überprüfte eine Londoner Forschergruppe, ob Proteinhydrolysate anstelle freier Aminosäuren gegeben werden könnten. In einer mehrjährigen Testreihe gelang es nachzuweisen, dass Di- und Tripeptide unter bestimmten Umständen schneller absorbiert werden können als freie Aminosäuren. Weitere Versuche schlossen sich an, in denen die Aminosäurenbilanz des verwendeten Proteins sowie die Proteinmenge insgesamt genau gleich gewählt wurde. SILK/HEGARTY/FAIRCLOUGH/CLARK (1982, 344-348) stellten durch Fermentierung Hydrolysate von Lactalbumin und Fischprotein her und verglichen deren Absorption mit einer exakt gleichen Zusammenstellung freier Aminosäuren. Dabei waren zwei bemerkenswerte Resultate zu konstatieren:

- 30 Minuten nach der oralen Einnahme sind 11 von 16 Aminosäuren des Lactalbuminhydrolysats zu einem signifikant höheren Prozentanteil absorbiert als bei den freien Aminosäuren.

- Die Aminosäuren des Hydrolysats gelangen deutlich schneller in den Blutkreislauf als die der freien Aminosäuren. Die Aminosäurenkonzentration im Blut ist sowohl 30 als auch 60 Minuten nach der Einnahme des Hydrolysats signifikant höher als bei freien Aminosäuren. Erst zwei Stunden nach der Einnahme ist der Aminosäurenspiegel im Blut bei beiden Proteinquellen etwa gleich.

Damit stand nicht nur fest, dass für Di- und Tripeptide unterschiedliche Transportmechanismen bestehen als für freie Aminosäuren, sondern es gab erstmals Belege für die Annahme, dass Proteinhydrolysate gegenüber freien Aminosäuren u. U. als eine überlegenere Proteinquelle angesehen werden müssen. Angedeutet hatte sich diese Schlussfolgerung bereits in früheren Versuchen der Testreihe, bei denen die Absorption hydrolysierter Aminosäuren deutlich gleichmäßiger war als die freier Aminosäuren

(SILK/CLARK/MARRS et al. 1975, 95-100). Bemerkenswert war außerdem, dass insbesondere jene Aminosäuren, die in freier Form nur zu einem geringen Prozentsatz absorbiert wurden, als Di- und Tripeptide eine deutlich bessere Absorption zeigten (FAIRCLOUGH/HEGARTY/ SILK/CLARK 1980, 347). SILK/HEGARTY/FAIRCLOUGH/CLARK (1982, 347) räumen allerdings ein, dass der sogenannte „kinetische Vorteil", also die bessere Absorption der hydrolysierten Aminosäuren gegenüber den freien ein „concentration-dependent phenomenon" sein könnte. HEGARTY (1982, 304-309) befasste sich speziell mit dieser Frage und fand heraus, dass bei Proteinmengen von bis zu zwölf Gramm freie Aminosäuren ebenso gut verwertet werden wie hydrolysierte. Mengen, die zwölf Gramm überschreiten, können in hydrolysierter Form besser absorbiert werden.

Diese Erkenntnisse deuten bereits darauf hin, dass bei den Proteinmengen, die von Bodybuildern benötigt werden, Hydrolysate gleichmäßiger und in höherer Konzentration in den Blutstrom gelangen.

Die Frage, ob sich dies auch positiv auf die Stickstoffbilanz auswirke, war Gegenstand diverser Untersuchungen, in denen die Überlegenheit der Hydrolysate zunächst nicht zweifelsfrei bestätigt werden konnte. Die Ursache für das Zustandekommen uneinheitlicher Ergebnisse wurde in den höchst unterschiedlichen Versuchsanordnungen vermutet. Die Versuche unterschieden sich zum Teil erheblich hinsichtlich der Qualität und Quantität der Makro- und Mikronutrimente sowie der Art der Nahrungsaufnahme und des Ernährungsstatus (vgl. hierzu: ANDERSON/HEINDEL/LINKWILE 1969, 2-86; SMITH/ARTEAGA/ HEYMSFIELD 1982,. 1013-1018; KEOHANE/GRIMBLE/BROWN 1985, 907-913; GRIMBLE/KEOHANE/HIGGINS 1986, 65-69; GRIMBLE/ REES/KEOHANE 1987, 136-142).

Aus diesem Grund entwarfen POULLAIN et al. (1989, 382-386) einen Versuchsaufbau, in dem sich die Nahrung der Versuchstiere lediglich in einem einzigen Punkt unterschied, nämlich in der Art des Proteins. Alle anderen Faktoren (Gesamtkalorienaufnahme, Menge des aufgenommenen Proteins, Art und Menge der Kohlenhydrate, Fette, Vitamine und Spurenelemente) wurden exakt identisch gehalten. Die Versuchstiere erhielten 900 mg Protein/die, und zwar entweder in Form von Laktalbumin, eines Laktalbuminhydrolysates oder der entsprechenden Mischung freier Aminosäuren.

Die Resultate belegen eindeutig, dass Protein in hydrolysierter Form eine stärkere Stickstoffretention nach sich zieht als intakte Proteine oder freie Aminosäuren.

Ursache hierfür ist eine bessere Proteinsynthese bei gleichzeitig geringerer Proteinausscheidung. Dies gilt unabhängig von Ausgangsernährungsstatus.

Die Versuchstiere, denen vor dem Verabreichen der Nahrung drei Tage lang Nahrung vorenthalten worden war, nahmen signifikant schneller wieder an Körpergewicht zu, wenn sie ein Hydrolysat erhielten (neun von 13% Gewichtsverlust waren nach 96 Stunden bereits wiedererlangt) als bei intaktem Protein (fünf von 13%) oder freien Aminosäuren (zwei von 13%). Wie sehr die Stickstoffretention infolge der Aufnahme hydrolysierten Proteins den beiden anderen Proteinformen überlegen ist, verdeutlicht die nachfolgende Tabelle, in der das prozentuale Verhältnis zwischen Stickstoffaufnahme und -ausscheidung als Quotient dargestellt ist:

Tabelle 4: Stickstoffretention unterschiedlicher Proteinquellen nach einer Fastenperiode

Proteinquelle	**24 Stunden später**	**48 Stunden später**	**72 Stunden später**	**96 Stunden später**
Laktalbumin	63,0%	57,4	31,6	50,9
Laktalbumin-hydrolysat	92,4	90,9	88,1	82,7
freie Aminosäuren	64,1	51,4	21,1	23,2

(modifiziert nach POULAIN et al. 1989)

Ähnliche Werte waren auch in der Kontrollgruppe zu verzeichnen, bei der auf eine Fastenphase verzichtet worden war, woraus die Autoren die Schlussfolgerung ableiten konnten, dass die Ergebnisse nicht durch den Ernährungsstatus beeinflusst wurden POULLAIN et al. 1989, 385).
Wie verschiedene weitere Untersuchungen zeigen (vgl. z. B. MEREDITH/ DITESHEIM/ZALOGA 1990, 325-328), sind die Ergebnisse von POULLAIN et al. (1989) auch auf den Menschen übertragbar. Dies gilt auch für gesunde Personen (GRIMBLE/REES/KEOHANE 1987, 136-142), was die ursprüngliche Annahme widerlegt, dass die Vorteile der Hydrolysate einzig bei Patienten zu erwarten seien, deren Proteinverwertung krankheitsbedingt beeinträchtigt ist.

Hieraus lassen sich verschiedene Schlussfolgerungen im Hinblick auf ein Muskelaufbautraining ziehen:

1. Die erwünschte Stimulierung der Proteinsynthese mit entsprechend positiver Stickstoffretention wird am effektivsten durch die Aufnahme von Protein in hydrolysierter Form erzielt.

2. Die Annahme, freie Aminosäuren seien hierfür am geeignesten, ist eindeutig widerlegt. In Werbeanzeigen werden als Beleg für die angebliche Überlegenheit der freien Aminosäuren anderen Proteinsupplementen gegenüber häufig wissenschaftliche Arbeiten älteren Datums angeführt. Hierbei ist zu beachten, dass die damaligen Erkenntnisse inzwischen als überholt anzusehen sind. Die ursprünglichen Befürworter der Theorie von der Überlegenheit freier Aminosäuren revidierten diese Ansicht später mit dem Hinweis auf die inzwischen vorliegenden eindeutigen Ergebnisse einschlägiger Untersuchungen (vgl. hierzu: COLGAN 1993, 160-161 im Gegensatz zu COLGAN 1988, 68-70 und 221-222).

3. Konzentrate aus intaktem Nahrungsprotein eignen sich ohne weiteres zur Deckung eines erhöhten Proteinbedarfs. Eine bessere Stickstoffretention, insbesondere bei großen Mengen an zugeführtem Protein, erzielen jedoch die Hydrolysate.

8.2 Aminosäurenpräparate

Von den verzweigtkettigen Aminosäuren, auch „Branced Chain Amino Acids" (BCAA) oder ketoplastische Aminosäuren genannt (HATFIELD 1987b, 49), werden immer wieder positive Auswirkungen auf den Muskelanabolismus berichtet. Dies sind die Aminosäuren Valin, Leucin und Isoleucin, welche unter allen Aminosäuren eine Sonderstellung einnehmen, da die Körpermuskulatur zu ca. 35% aus diesen drei Aminosäuren besteht (COLGAN 1988, 68-70). Außerdem weiß man, dass beim Training mit erschöpften Glykogenspeichern diese drei Aminosäuren in zum Teil erheblichem Maße zur Energiebereitstellung herangezogen werden (KAUFMANN 1990, 142-143). Die Bedeutung dieser Aminosäuren für die Energieversorgung ist in der Vergangenheit erheblich unterschätzt worden. Inzwischen herrscht ein Konsens darüber, dass eine Supplementierung dieser Aminosäuren vor einem Verlust an Muskelmasse schützen kann, insbesondere bei kalorienreduzierter Diät oder sportlicher Aktivität, die in einer Erschöpfung der Glykogenspeicher resultiert. WAGENMAKERS konnte 1992 in seinen Untersuchungen die Richtigkeit der Theorie belegen, derzufolge der Verlust von Muskelmasse bei einem erhöhten Verschleiß an den BCAAs nicht durch einen Abbau dieser drei

Aminosäuren selbst aus dem Muskelgewebe stattfindet, sondern durch eine infolge der BCAA-Verbrennung eintretende Störung des Glutamin-Haushalts. Ein Mangel an Glutamin war lange Zeit als äußerst unwahrscheinlich angesehen worden, da es sich um eine nichtessenzielle Aminosäure handelt. Darüber hinaus ist Glutamin die mengenmäßig am häufigsten im Körper vorkommende Aminosäure. Die Rolle der BCAAs zur Verhinderung eines Verschleißes von Muskelgewebe erklärt WAGENMAKERS (1992, 111) wie folgt:

„Only a small proportion of the BCAA is used for protein synthesis and the reminder is metabolised in muscle. Alanine and especially Glutamine are released by human skeletal muscle in exchange for the uptake of BCAA. [...] The carbon-skeletons for the synthesis of alanine most likely are derived from muscle glycogen or glucose taken up from the circulation. The carbon-skeletons for the synthesis of glutamine not only may be derived from muscle glycogen and blood glucose, but also from complete degradation of valine and isoleucine to TCA cycle intermediates. In the postabsorbtive state muscle protein synthesis rates are reduced and net protein breakdown will occur. This also results in a release of substantial amounts of glutamine and alanine in excess of their occurence in muscle protein, whereas only small amounts of the BCAA are released. This must imply that BCAA are metabolised in muscle in the post-absorptive state under formation of alanine and glutamine."

Die Vertreiber von BCAA-Supplementen verweisen gern auf eine Untersuchung, bei der den Probanden jeweils zehn Gramm der verzweigtkettigen Aminosäuren gegeben wurden, was in einer signifikanten Verlängerung der Ausdauerleistungsfähigkeit der Probanden resultierte (WAGENMAKERS/COAKLEY/EDWARDS 1990, 101-113). Dabei muss jedoch berücksichtigt werden, dass es sich bei den Versuchspersonen um Patienten handelte, die an der sogenannten „McArdle's Disease" litten, einer Erkrankung, die es verhindert, Muskelglykogen als Energiequelle während Ausdauerbelastungen zu verbrennen. Aus dem Umstand, dass BCAAs zur Energiegewinnung herangezogen werden, wenn Kohlenhydrate nicht verfügbar sind, ziehen viele Bodybuilder den Schluss, dass sie am besten auf nüchternen Magen eingenommen werden sollten, was im übrigen auch von einigen Herstellern dieser Aminosäurenkonzentrate geraten wird. Doch bei einer solchen Vorgehensweise können BCAAs nicht optimal absorbiert werden, denn dabei wird außer Acht gelassen, dass die verzweigtkettigen Aminosäuren nur dann resorbiert werden können, wenn der Insulinspiegel im Blut ein gewisses Niveau erreicht hat (FELICIANO 1992a, 124-126, FELICIANO

1992b, 187-188 sowie PARILLO 1993, 233). Es empfiehlt sich daher der gleichzeitige Verzehr eines kohlenhydrathaltigen Nahrungsmittels.

Die Supplementierung von BCAAs hat sich insbesondere bei hypokalorischen Diäten als sinnvoll erwiesen. MOURIER/BIGARD/KERVILER et al. (1997, 47-55) überprüften dies an 25 leistungssportlichen Ringern während des „Gewichtmachens", also der gezielten Gewichtsreduktion durch hypokalorische Energiezufuhr in der Vorwettkampfphase. Dazu wurden die Probanden in drei Gruppen aufgeteilt und erhielten eine Nahrungszufuhr mit hoher Proteinzufuhr, niedriger Proteinzufuhr oder einer hohen Zufuhr von BCAAs. Nach 19 Tagen war in der BCAA-supplementierten Gruppe nicht nur ein signifikant größerer Abbau von Körperfett zu verzeichnen als in den beiden anderen Gruppen, sondern auch eine unveränderte aerobe und anaerobe Leistungsfähigkeit. Die Autoren schließen aus ihren Ergebnissen, dass die konzentrierte Zufuhr von verzweigtkettigen Aminosäuren zu einem effektiven Fettabbau bei gleichzeitiger Erhaltung von Muskelsubstanz und damit athletischem Leistungsvermögen beitragen kann.
Im Gegensatz zur Praxis zahlreicher Bodybuilder, die BCAAs vor allem als zusätzliche Proteinquelle während der Aufbauphase zu sich nehmen, sprechen die Beobachtungen von MOURIER/BIGARD/KERVILER et al. (1997, 47-55) vielmehr dafür, dass die verzweigtkettigen Aminosäuren eher ein nützliches Proteinsupplement in Trainingsphasen mit reduzierter Kalorienaufnahme, wie der Definitionsphase darstellen.

8.3 L-Arginin

Für großes Aufsehen im Bodybuilding sorgte die Diskussion der Untersuchungsergebnisse von KNOPF/CONN/FALANS/FLOYD/GUNTSCHE (1965), dass durch konzentrierte Gaben der essenziellen Aminosäure L-Arginin die Menge des in der Blutbahn zirkulierenden Wachstumshormons gesteigert werden kann (KNOPF/CONN/FALANS et al. 1965, 1140). Diese Erkenntnis wird von den Herstellern von L-Argininkonzentraten häufig als Beleg für die Wirksamkeit ihrer Präparate im Hinblick auf die Induzierung von Anabolismus angeführt. Was die Steigerung des Wachstumshormonspiegels durch die gezielte Zufuhr von L-Arginin betrifft, ist jedoch eine sehr viel differenziertere Betrachtung erforderlich. Dass ein solches Ansteigen von Wachstumshormon im Blut der Probanden der oben angesprochenen Untersuchung zu verzeichnen war, ist zutreffend. Die Dosierung lag allerdings zwischen 20.000 und 50.000 Milligramm, und die Zufuhr erfolgte intravenös. Wenn L-Arginin auf diese Weise appliziert wird, ist der anschließende Anstieg von Wachstumshormon im Blut sogar derart verläßlich, dass die intravenöse Applikation dieser Aminosäure in der Medizin zum Testen somatotroper Reaktion bei bestimmten Erkrankungen angewandt wird (MERIMEE/RABINOWITZ/RIGGS et al. 1967, 434). Die umstrittene Behauptung, dass die *orale* Aufnahme größerer Mengen L-Arginins einen durch Wachstumshormon bedingten Einfluss auf Wohlbefinden und Lebenserwartung habe, wurde erstmals in dem Bestseller „Life Extension“ von PEARSON/SHAW (1982, 192) aufgestellt. Beim damaligen Stand der Forschung war die These in keiner Weise durch wissenschaftliche Versuche zu belegen. Ganz im Gegenteil waren mehrere Autoren unabhängig voneinander zu der Schlussfolgerung gelangt, dass selbst höhere Dosen an L-Arginin diesen Effekt nicht haben, solange sie oral aufgenommen werden. Das verstärkte Interesse an dieser Substanz führte aber dazu, dass immer mehr Forschungsarbeiten zu diesem Problem durchgeführt wurden, wobei sich ein unerwartetes, aber sehr interessantes Ergebnis zeigte, nämlich dass die orale Aufnahme mehrerer Gramm zwar keinen erhöhten HGH-Spiegel nach sich zog, aber dennoch dazu führte, dass die durch andere Stimuli bedingte Erhöhung des Wachstumshormonspiegels maximiert wurde (ISODORI/LoMONACO/ CAPPA 1981, 475; BESSET 1982, 18). Spätere Studien konnten ebenfalls nur insignifikante somatotrope Reaktionen als Konsequenz oraler L-Arginin-Supplementierung feststellen, obwohl Dosierungen von bis zu 375000 Milligramm gegeben wurden (BRAVERMAN/PFEIFFER 1987, 182). ISODORI und Mitarbeiter konstatierten zwar einen Anstieg an Wachstumshormon bei allen ihren Probanden, doch auch diese Untersuchung kann nicht zweifelsfrei als Beleg der Wirksamkeit oraler L-Argininsupplementierung gewertet werden, da in diesem Fall nicht L-Arginin verwandt wurde, sondern Argininpyroglutamat in Verbindung mit L-Lysin (ISODORI/LoMONACO/CAPPA 1981, 475). Eine Kombination von L-Arginin und L-Lysin zeigte in einer anderen Studie eine signifikant erhöhte Menge ausgeschütteten Wachstumshormons bei drei von sieben Bodybuildern, während die übrigen vier Athleten keinerlei somatotrope Reaktion infolge der oralen AminosäurenSupplementierung zeigten (LAMBERT/HEFER/MILAR/MACFARLANE 1993, 298). Bei einem weiteren Versuch aus demselben Jahr von FOGELHOLM/ NAVERI/KIILAVUORI (1993) zeigten L-Arginin und L-Lysin in Verbindung mit L-Ornithin keinerlei Wirkung. Ob eine Kombination mehrerer Aminosäuren wie L-Arginin mit L-Lysin und L-Ornithin vielleicht eher die gewünschte Reaktion hervorruft, wird wahrscheinlich Gegenstand zukünftiger Untersuchungen sein. Zum gegenwärtigen Zeitpunkt kann als gesichert gelten, dass es sehr hoher Dosen (ca. 6.000 Milligramm) bedarf, damit überhaupt eine somatotrope Reaktion möglich

ist, und dass selbst in den Studien, in denen es zu einer solchen Reaktion kam, diese nicht bei allen Testpersonen zu verzeichnen war.
Gegen eine Supplementierung großer Mengen an L-Arginin spricht außerdem, dass eine erhöhte Konzentration dieser Aminosäure im Blut mit dem Auftreten von Herpes in Verbindung gebracht wird (BURGERSTEIN 1991, 129; KENNEDY 1991, 4).

8.4 L-Ornithin

L-Ornithin ist im Gegensatz zu L-Arginin eine nicht-essenzielle Aminosäure. Diese Bezeichnung implizert jedoch keineswegs, dass L-Ornithin keine unbedingt lebensnotwendige Substanz sei. Für die Aufrechterhaltung normaler Stoffwechselfunktionen ist L-Ornithin absolut essenziell. Die Klassifizierung als nicht-essenzielle Aminosäure sagt lediglich aus, dass L-Ornithin nicht über die Nahrung zugeführt werden muss, sondern auch aus anderen, essenziellen Aminosäuren synthetisiert werden kann. In seiner Molekülstruktur ist L-Ornithin den Aminosäuren L-Arginin und L-Lysin sehr ähnlich. Auch was die Auswirkung von L-Ornithin auf Somatotropin betrifft, zeigen sich ähnliche Zusammenhänge wie bei L-Arginin. So konnte auch für L-Onithin nachgewiesen werden, dass intravenöse Gaben dieser Aminosäure zu einem Anstieg der Konzentration der Wachstumshormonwerte führen (GOURMELEN/ DONNADIEU/SCHIMPFF et al. 1972, 526). Hinsichtlich der Wirksamkeit einer oralen Zufuhr von L-Ornithin besteht eine ähnliche Kontroverse wie im Fall von L-Arginin. Während BUCCI/HICKSONPIVARNIK et al. (1990, 239) und LAMBERT/HEFER et al. (1993, 298) einen Anstieg der Plasmakonzentrationen menschlichen Wachstumshormons beobachteten, fanden sowohl CYNOBER/ VAUBOURDOLLE et al. (1984, 514) als auch BRAVERMANN/PFEIFFER (1986, 186) und FOGELHOLM/NAVERI et al. (1993, 290) keine Hinweise auf eine solche Reaktion infolge oraler L-Ornitin-Supplementierung. In allen diesen Untersuchungen wurde L-Ornithin gegeben, außer bei FOGELHOLM/NAVERI et al., die eine Kombination aus L-Arginin, L-Ornithin und L-Lysin verwandten, welche bereits bei der Diskussion der Wirksamkeit von L-Arginin angesprochen wurde. BUCCI/HICKSON/ PIVARNIK et al. (1990, 239) berichten von einem Anstieg des Wachstumshormonspiegels bei einem Viertel der an der Untersuchung beteiligten Bodybuilder nach L-Ornithin-Gaben von 7.000 bis 12.000 Milligramm. Bei der höchsten Dosis von 20.000 bis 25.000 Milligramm zeigte sich eine somatotrope Reaktion bei der Hälfte aller Probanden. Von Dosierungen einzelner Aminosäuren in dieser Größenordnung muss auf jeden Fall abgeraten werden, da die eventuell möglichen leistungssteigernden Effekte von den sicher zu erwartenden Nebenwirkungen aufgewogen werden. Dies war auch in der Studie von BUCCI/HICKSON/PIVARNIK et al. (1990) der Fall. Nur sechs von zwölf Versuchspersonen zeigten die erwünschte Reaktion, aber alle zwölf litten unter Diarrhöe. Aus diesem Grund bezeichnet einer der Autoren L-Ornithin in einem späteren Artikel auch als ein für Bodybuilder wenig erfolgversprechendes Supplement (BUCCI 1996, 207).

8.5 Ornithin Alphaketogluterat

Von der Behandlung rekonvaleszenter Patienten (HAMMARQUIST/WENNERMAN et al. 1990, 28-36) sowie aus Tierversuchen (MacLENNAN/BROWN/RENNIE 1987, 187-191) ist bekannt, dass Ornithin Alphaketogluterat positiv auf die Stickstoffbilanz wirken und die verstärkte Bildung anaboler Hormone wie Insulin, HGH und IGF-1 begünstigen kann (CLEMONS/UNDERWOOD 1991, 393, 412). Dies hat laut FELICIANO (1995a, 115) dazu geführt, dass von einigen Vertreibern von Nahrungskonzentraten versucht wird, Ornithin Alphaketogluterat als eine muskelaufbauende Substanz darzustellen. Dafür gibt es jedoch keinerlei wissenschaftlich zu belegende Anhaltspunkte. Hin und wieder wird die Veröffentlichung von ORTEGO (1995, 34-43) als Beleg für die leistungssteigernde Wirkung von Ornithin Alphaketogluterat angeführt. Dabei wurde von einer Muskelzunahme bei gleichzeitiger Senkung des Körperfettanteils berichtet. Außerdem sei eine Steigerung der Kraftleistung der Bodybuilder um 67% eingetreten. Diese Resultate mögen auf den ersten Blick dramatisch scheinen. Doch als Indiz für die Wirksamkeit von Ornithin Alphaketoglutarat können sie dennoch aus zwei Gründen nicht gewertet werden. Zum einen betrug der Kraftzuwachs der Bodybuilder zwar tatsächlich 67%. Das heißt jedoch nicht, dass die Maximalkraft um diesen Prozentwert gestiegen wäre, sondern innerhalb des Untersuchungszeitraums von zehn Tagen konnte die durchschnittliche Wiederholungszahl mit einem Maximalgewicht für drei Wiederholungen von ursprünglich drei auf fünf Wiederholungen gesteigert werden. Eine Kontrollgruppe gab es nicht, so dass nicht geklärt werden kann, ob die gleiche Leistungssteigerung nicht auch ohne das Nahrungskonzentrat zu erwarten gewesen wäre. Zum anderen wurde in diesem Versuch überhaupt kein Ornithin Alphaketoglutarat verwendet, sondern Alpha Ketoisokaproat (ORTEGO 1995. 34-36). Es existiert nur eine einzige Untersuchung, in der Ornithin Alphaketogluterat an gesunden Menschen getestet wurde (CYNOBER 1990, 2-12), an Sportlern allerdings noch nicht. Einer Studie zufolge ist die wachstumshormonstimulierende Wirkung von Ornithin

Alphaketogluterat etwas größer als die, die zu erwarten ist, wenn Ornithin bzw. Alphaketogluterat ohne die jeweils andere Substanz eingenommen werden (ORTEGO 1995, 34-36). Abgesehen davon gibt es keine Veranlassung, das teure Ornithin Alphaketogluterat einzunehmen, wenn bereits in ausreichender Menge sowohl Ornithin als auch Alphaketogluterat über die Nahrung zugeführt werden, da Ornithin Alphaketogluterat im Verdauungsprozeß in seine Bestandteile Ornithin und Alphaketogluterat zerlegt wird. Alphaketogluterat besteht hauptsächlich aus der Aminosäure L-Glutamin. Neuere Untersuchungsergebnisse bestätigen, was sich bereits bei der Betrachtung der Wirkungsweise der ketoplastischen Aminosäuren Valin, Leucin und Isoleucin gezeigt hat, nämlich dass die Bedeutung der Aminosäure L-Glutamin für die Aufrechterhaltung einer positiven Stickstoffbilanz enorm ist. Es gilt als ausreichend belegt, dass ein Proteinkatabolismus dadurch eintreten kann, dass der Glutaminverlust innerer Organe durch einen Entzug des in der Muskulatur angelagerten Glutamins kompensiert wird. Durch seinen positiven Einfluss auf den Glutaminspiegel erklärt sich auch die potenziell antikatabole Wirkungsweise des Ornithin Alphaketogluterats. Gleichzeitig macht dieser Zusammenhang deutlich, warum Ornithin Alphaketogluterat zwar durchaus zur Abwendung eines Proteinkatabolismus in der Muskulatur beitragen kann, aber als Nahrungsergänzungspräparat absolut überflüssig ist, solange sowohl L-Ornithin als auch Alphaketogluterat in adäquaten Mengen zugeführt werden. Auch die potenziell günstige Wirkung des Ornithin Alphaketogluterats hinsichtlich der Bildung der oben angesprochenen anabolen Hormone erklärt sich wahrscheinlich aus der molekularen Ähnlichkeit zwischen Ornithin Alphaketogluterat und L-Glutamin (WENNERMAN/HAMMERQUIST et al. 1989, 63-66).

8.6 L-Glutamin

Die Erforschung der Aminosäuren im Hinblick auf ihre Relevanz bei anabolen oder katabolen Stoffwechselvorgängen war lange Zeit auf die essenziellen Aminosäuren konzentriert, insbesondere auf die ketoplastischen. Dafür gab es gute Gründe, und die Bedeutung der essenziellen Aminosäuren für den Muskelaufbau ist hinreichend dokumentiert, einschließlich der besonderen Wirkungsweise der ketoplastischen oder verzweigtkettigen Aminosäuren zur Verhinderung des Abbaus von Muskelgewebe. Als eine Art Nebeneffekt dieser Untersuchungen zeigte sich, dass die nichtessenzielle Aminosäure L-Glutamin dabei eine größere Rolle spielt als bislang angenommen wurde. Wie die Untersuchungen zu den verzweigtkettigen Aminosäuren von WAGENMAKERS demonstrierten, kommt der Verlust von Muskelmasse

bei einem erhöhten Verschleiß an den BCAAs nicht durch einen Abbau dieser drei Aminosäuren selbst zustande, sondern durch eine infolge der BCAA-Verbrennung eintretende Störung des Glutamin-Haushalts (WAGENMAKLERS 1992, 110-113).
Dies legt auch die Untersuchung von WELBOURNE (1995, 1058-1061) nahe, bei der neun gesunden Probanden im Alter zwischen 32 und 64 Jahren 45 Minuten nach der ersten Mahlzeit des Tages 2000 Milligramm L-Glutamin gegeben wurde. 90 Minuten nach der Einnahme war bei allen Testpersonen mit nur einer Ausnahme eine signifikante Erhöhung des zirkulierenden Wachstumshormons sowie des Wachstumshormonspiegels im Plasma zu verzeichnen. Über die Ursache dafür, dass bei einer Testperson keine Reaktion zu verzeichnen war, werden keine Angaben gemacht. Auch die genaue Wirkungsweise, durch die das L-Glutamin zur Erhöhung des HGH-Spiegels beiträgt, ist noch nicht geklärt. Der Autor selbst vermutet eine durch L-Glutamingaben gesteigerte Argininsynthese als Ursache für die Wachstumshormon-stimulierende Wirkung des Glutamins. Diese Ergebnisse deuten darauf hin, dass sich die Stimulierung der Ausschüttung von Wachstumshormon durch keine andere Aminosäure bereits in vergleichsweise geringen Dosierungen derart effektiv realisieren lässt, wie durch L-Glutamin.
Was eine Supplementierung mit L-Glutamin sinnvoll erscheinen lässt, ist die Erkenntnis, dass intensives Training einen signifikanten Abfall des Plasma-Glutaminspiegels nach sich zieht. Im Gegensatz zu anderen Aminosäuren lässt sich dieser Versschleiß jedoch nicht durch die Gabe von Kohlenhydraten abschwächen, wie VANHALL/SARIS/WAGENMAKERS (1998, 82-86) zeigen konnten.
Hersteller von Glutaminpräparaten begründen die Bedeutung dieser nichtessenziellen Aminosäure häufig mit ihrem hohen Vorkommen im menschlichen Körper. In der Tat bestehen 60 Prozent des Aminosäurenpools in den Körperzellen aus Glutamin (KREIDER 1999b, 108). Der Flüssigkeitshaushalt der Zelle und somit das Zellvolumen werden direkt beeinflusst von der Menge des vorhandenen Glutamins (LOW/TAYLOR/RENNIE 1996, 877-885). Die Zunahme des Zellvolumens widerum ist ein wichtiger Faktor bei der Protein- und Kohlenhydratsynthese (VARNIER/LEESE/THOMPSON/RENNIE 1995, E309-E315). Eine erhöhte Verfügbarkeit von Glutamin wirke daher stimulierend auf die Protein- und Kohlenhydratsynthese in den Muskelzellen.
Als ein weiteres Argument für eine Glutamin-Supplementierung wird der Verschleiß dieser Aminosäure während eines intensiven Trainings angeführt. Dass Glutamin ebenso wie die BCAAs bei intensiven Belastungen als Energiequelle genutzt wird, gilt inzwischen als sicher. Ihr

Anteil an der Energiebereitstellung beträgt dabei z. T. zehn bis 20 Prozent (vgl. hierzu: KREIDER 1998, 309-331). Berücksichtigt man dann noch die Tatsache, dass zahlreiche Studien einen Zusammenhang zwischen niedrigen Glutaminspiegeln und einem Übertraining konstatierten, erscheint die Forderung nach einer Glutamin-Supplementierung durchaus angemessen. Einige Studien konnten überdies zeigen, dass Glutamingaben ebenso wie die BCAAs einen trainingsbedingten Katabolismus abschwächen (KREIDER 1999a, 97-110) und zur Verbesserung des Immunstatus bei Marathonläufern beitragen können (CASTELL/NEWSHOLME 1998, 524-532).
Dem stehen andere Untersuchungen gegenüber, bei denen die erwartete positive Auswirkung auf das Immunsystem ausblieb (CASTELL/POORTMANS/LECLERQ/ BRASSEUR 1995, 47-53). Im Tierversuch brachte eine konzentrierte Glutaminzufuhr keine messbare Vergrößerung der Muskelzellen von Ratten (NEWSHOLME/CALDER 1997, 728-730).
Auch wenn kein Zweifel daran bestehen kann, dass Glutamin eine derjenigen Aminosäuren ist, denen eine Hauptbedeutung bei der Proteinsynthese in den Muskelzellen zukommt (KREIDER 1999b, 108), gibt es bislang keine überzeugenden Hinweise darauf, dass dazu Glutamin als einzelne Aminosäure zugeführt werden müsse und der unbestreitbar vorhandene Mehrbedarf bei intensivem Training nicht über die insgesamt erhöhte Proteinzufuhr abgedeckt werden könne. Für diese Alternative spricht die nachgewiesene glutaminschonende Wirkung einer vermehrten BCAA-Zufuhr. Auch der von VARNIER/LEESE/THOMPSON/RENNIE (1995 E 309-315) geschilderte stimulierende Effekt von Glutamin auf die Glykogensynthese korrespondiert durchaus mit Forschungsergebnissen, die diesen Effekt auch für andere Aminosäuren oder Protein allgemein nachweisen konnten (ROY/TARNOPOLSKY 1998, 1854-1859; IVY 1998, 142-145; TARNOPOLSKY/MACDONALD/VANDEPUTTE et al. 1997, 1877-1883).

8.7 Kohlenhydratkonzentrate

Nach Berechnungen von HAFF (1999, 91) kann davon ausgegangen werden, dass ein Bodybuilder ca. 44 kcal pro Kilogramm Körpergewicht benötigt, um nicht an Gewicht zu verlieren. Während der Aufbauphase werden teilweise zwischen 52 bis 60 kcal zugeführt. Bei einem 100 Kilogramm schweren Bodybuilder sind das beachtliche 4400 bis 6000 kcal pro Tag. Mit 55 bis 65 Prozent stellen Kohlenhydrate dabei den weitaus größten Anteil der zugeführten Energie. Natürlich lässt sich selbst ein solch

hoher Bedarf durch die Nahrung abdecken. Der Gebrauch von Konzentraten bietet jedoch einige nicht zu unterschätzende Vorteile.
Eine Energiezufuhr in dieser Größenordnung stellt sehr hohe Ansprüche an den Verdauungsapparat. Außerdem muss die Nahrungszufuhr zeitlich so abgestimmt werden, dass die Verdauungsarbeit nicht die Effizienz der Trainingseinheiten beeinträchtigt.
Durch den Gebrauch von Konzentraten ist es relativ einfach, die erforderliche Menge an Kohlenhydraten zuzuführen, ohne dabei andere, unerwünschte Substanzen aufzunehmen.

Eine weit verbreitete Praxis im Bodybuilding ist die konzentrierte Zufuhr von Kohlenhydraten unmittelbar nach Beendigung der Trainingseinheiten.

Verschiedene Untersuchungen haben gezeigt, dass eine möglichst frühzeitige Zufuhr von Kohlenhydraten nach Trainingseinheiten sich positiv auf die Resyntheserate auswirkt (IVY/KATZ/CUTLER et al. 1988, 1480-1485). Bei einer um zwei Stunden verzögerten Zufuhr fällt die Glykogenresynthese signifikant geringer aus (IVY/LEE/BROZINICK/ REED 1988, 2918-2023). Das gleiche gilt, wenn der Flüssigkeitsverlust zwar ausgeglichen wird, aber diese Flüssigkeit keine Kohlenhydrate enthält (PASCOE/COSTILL/FINK et al. 1993, 349-354).
Von verschiedenen Autoren im Bodybuilding wird diese Zeitspanne auch als „Window of Opportunity" bezeichnet (DETERS/LEFAVI 1992, 50-53), was die Bedeutung dieser Zeitspanne unterstreichen soll.
Anfänglich riet man Bodybuildern, zur Wiederauffüllung der Glykogenspeicher bis zur nächsten Trainingseinheit 9-16 Gramm Kohlenhydrate pro Kilogramm Körpergewicht zu konsumieren, wobei direkt nach dem Training mit 250 Gramm begonnen werden sollte. Diese Angaben orientierten sich jedoch an den Bedürfnissen von Ausdauersportlern mit hohen Trainingsumfängen und sind daher nicht ohne weiteres auf das Bodybuilding übertragbar (AHLBORG/BERGSTRÖM et al. 1967, 129-142).
Bodybuilder sollten sich eher an fünf Gramm Kohlenhydraten pro Kilogramm Körpergewicht orientieren, da gezeigt werden konnte, dass eine Kohlenhydratzufuhr in dieser Größenordnung geeignet ist, eine Wiederauffüllung der Glykogenspeicher innerhalb von 24 Stunden nach einem hochintensiven Intervalltraining zu gewährleisten (MacDOUGALL/WARD/SUTTON 1977, 129-132).
Auch der Bedarf unmittelbar nach Trainingsende liegt wohl unter der ursprünglich angenommenen Menge von 250 Gramm. So konnten COYLE/COYLE (1993, 111-123) zeigen, dass bereits 50 Gramm Kohlenhydrate ausreichen, um direkt nach einer Trainingseinheit die maximale Resyntheserate zu induzieren. Größere Portionen brachten keine meßbaren Vorteile.

In anderen Arbeiten wird der Bedarf auf 0,7 bis höchstens 2,0 Gramm Kohlenhydrate pro Kilogramm Körpergewicht beziffert und liegt damit ebenfalls deutlich unter der ursprünglich vermuteten Menge von 250 Gramm (KEIZER/KUIPERS/ VANKRANENBURG/GEURTEN 1987, 99-104). Auch LEIBOVITZ (1993a, 80) bezieht sich auf diese Erkenntnisse und rät Bodybuildern, unmittelbar nach dem Training sowie alle zwei Stunden bis zur nächsten Mahlzeit 50 Gramm Kohlenhydrate zuzuführen.

Doch nicht nur die Menge der zugeführten Kohlenhydrate ist hier von Bedeutung, sondern auch ihre Qualität. Wie KIENS/RABEN/VALEUS/RICHTER (1990, 88) nachweisen konnten, führt der Konsum von Kohlenhydraten mit einem hohen glykämischen Index in den ersten sechs Stunden nach der Anstrengung zu einer signifikant höheren Resyntheserate, als wenn Kohlenhydrate mit einem niedrigeren glykämischen Index gegeben werden. Dieser Vorteil verliert sich allerdings im weiteren Verlauf. 20 Stunden nach Belastungsende ist kein Vorteil von Kohlenhydraten mit hohem Index mehr festzustellen. Ebensowenig nach 32 und 44 Stunden.

Ein weiterer Vorteil der konzentrierten Kohlenhydratzufuhr ist ihr günstiger Einfluss auf den Proteinstoffwechsel. Wenn Kohlenhydrate unmittelbar nach dem Training sowie eine Stunde später gegeben werden, zeigt sich ein verminderter Proteinabbau sowie eine ausgeprägtere Proteinretention (ROY/TARNOPOLSKY/MacDOUGALL/FOWLES/ YARASHESKI 1997, 1882-1888).

Diese Zusammenhänge zeigen, wie sinnvoll die Einnahme eines Kohlenhydratkonzentrates im Anschluss an Trainingseinheiten nicht nur für Ausdauer-, sondern auch für Kraftsportler ist. Letztere sollten darüber jedoch nicht die Bedeutung der Proteinzufuhr zum gleichen Zeitpunkt aus den Augen verlieren, denn es spricht vieles dafür, dem Kohlenhydratsupplement, welches nach dem Training eingenommen wird, auch Protein hinzuzufügen. Zunächst einmal konnte nachgewiesen werden, dass die Addition von Protein die Glykogenresynthese nicht beeinträchtigt (ROY/TARNOPOLSKY 1998, 1854-1859). In weiteren Studien zeigte sich sogar, dass die gleichzeitige Gabe von Protein und Kohlenhydraten eine raschere Wiederauffüllung der Glykogenspeicher zur Folge hat, als wenn ausschließlich Kohlenhydrate zugeführt werden (IVY 1998, 142-145). Als Ursache hierfür vermutet man eine erhöhte Glykogeneinlagerungsrate als Folge der proteinbedingten verstärkten Ausschüttung von Insulin (TARNOPOLSKY/MACDONALD/VANDEPUTTE et al. 1997, 1877-1883).

Inzwischen propagiert man die Verwendung eines Kohlenhydrat/Protein-Konzentrates vor und nach Trainingseinheiten im Kraftsport noch aus einem weiteren Grund. Eine Untersuchung von KRAEMER et al. (1998) kam zu dem Ergebnis, dass die Zufuhr eines flüssigen Konzentrates aus Kohlenhydraten und Eiweiß vor und nach einer kraftsportlichen Trainingseinheit einen signifikant stärkeren Ausstoß der anabolen Hormone Insulin, Wachstumshormon und IGF-1 nach sich zieht, als es bei der Gabe eines Placebos der Fall ist (KRAEMER/VOLEK/BUSH et al. 1997, 1544-1555).

8.8 Verdauungsenzyme

Verschiedene Autoren hielten Verdauungsenzyme in konzentrierter Form lange für eines der am meisten unterschätzen und ignorierten Supplemente (KENNEDY 1991, 3-4). Besonders Bodybuilder mit ihrem überaus hohen Eiweißbedarf stießen zuweilen an die Grenzen der Leistungsfähigkeit ihres Verdauungsapparates, so die zu Grunde liegende Argumentation. Man geht davon aus, dass das Verdauungssystem nur maximal 30 bis 40 Gramm Protein pro Mahlzeit verwerten kann. Bei dieser Schätzung handelt es sich allerdings nicht um eine gesicherte Erkenntnis, sondern vielmehr um eine allgemein akzeptierte Arbeitshypothese, wie LEMON (1996, 110-118) plausibel ausführt.
Aufgrund dieses vermuteten Limits essen Bodybuilder alle zwei bis drei Stunden, nehmen also täglich sechs oder sieben kleinere Mahlzeiten zu sich, in der Annahme, auf diese Weise dem gesteigerten Bedarf Rechnung zu tragen. Die Bildung des für die Verdauung des Eiweiß notwendige Enzym Pepsin nimmt jedoch mindestens vier Stunden in Anspruch, so dass ein Großteil des permanent zugeführten Proteins nicht verdaut werden kann (DIAMOND/DIAMOND 1986, 121). Aus diesem Grund raten EHLENZ/GROSSER/ZIMMERMANN (1985) und andere Autoren bei Hypertrophietraining zur gleichzeitigen Einnahme von Proteinkonzentraten und Verdauungsenzymen.
Durch die Verfügbarkeit von hydrolysiertem Protein stellt sich das Problem inzwischen anders dar. Besteht die Notwendigkeit zu einer so großen Proteinaufnahme, dass eine effektive Verdauung des Proteins nicht gewährleistet erscheint, so sollten Proteinsupplemente in hydrolysierter Form verwendet werden. Diese bieten den Vorteil, das Verdauungssystem nicht zu belasten und können daher auch in zeitlicher Nachbarschaft zum Training oder zu anderen Mahlzeiten konsumiert werden. Für die Verwendung von Hydrolysaten spricht zudem, dass bereits bei einer

Proteinmenge von mehr als zwölf Gramm Protein pro Mahlzeit hydrolysiertes Protein effektiver resorbiert wird als intaktes Nahrungsprotein (HEGARTY 1982, 304-309).
Ein weiterer entscheidender Vorteil der Hydrolysate liegt in ihrer deutlich besseren Wirkung auf die Stickstoffretention (MEREDITH/DITESHEIM/ZALOGA 1990, 325-328; POULLAIN et al. 1989, 382-386; GRIMBLE/REES/KEOHANE 1987, 136-142), so dass bei der Gabe von Hydrolysaten die Gesamtaufnahme pro Tag geringer sein kann als bei Konzentraten aus intaktem Protein.

8.9 Carnitin

Die Auswirkungen einer Carnitin-Supplementierung werden im Bereich der Ausdauersportarten schon seit längerem kontrovers diskutiert. Dass bei einer vermehrten Versorgung mit Carnitin Verbesserungen der Ausdauerleistungsfähigkeit zu erwarten sein könnten, wird plausibel, wenn man die Wirkungsweise dieser „non-protein" Aminosäure betrachtet. Carnitin nimmt direkten Einfluss auf die Nutzung von Fettsäuren als Energiequelle, was bei aeroben Betätigungsformen erstrebenswerter ist, als das frühe Aufbrauchen der Kohlenhydratreserven. Carnitin ist essenziell für den Transport von freien Fettsäuren in die Mitochondrien, wo sie schließlich verbrannt werden (STRACK/ROTSCH/LORENZ 1964, 234). Ohne Carnitin kann diese Reaktion nicht ablaufen, da die für diesen Prozess notwendigen Enzyme aus Carnitin synthetisiert werden (BREMER 1985, 1420-1480). Carnitin kann dem Körper auf zwei unterschiedliche Arten zur Verfügung gestellt werden. Zum einen durch Zufuhr von Carnitin über die Nahrung. Zum anderen kann der Körper Carnitin aus den beiden essenziellen Aminosäuren Lysin und Methionin synthetisiert werden (PARILLO 1996, 206). Noch ist nicht abschließend geklärt, ob durch die Einnahme von Carnitin in Form eines Nahrungskonzentrats die Ausdauerleistungsfähigkeit signifikant verbessert werden kann. CLASING/DONIKE (1992, 110-112) sehen keine gesicherten Erkenntnisse hierfür. In der Studie von CANALE (1988, 221) konnte in einem Doppel-Blind-Versuch eine gesteigerte Ausdauerleistung bei den mit Carnitin supplementierten Versuchspersonen konstatiert werden. Aus diesem Grund wird CANALEs Untersuchung häufig als Beleg für die Effizienz von Carnitin angeführt. Allerdings sollte nicht unberücksichtigt bleiben, dass die Hälfte der Versuchspersonen in dieser Studie Nichtsportler waren und die übrigen sogar Patienten, die an einer Angina Pectoris litten. Eine unreflektierte Übertragung dieser Ergebnisse auf sportlich aktive Personen oder sogar auf Leistungssportler ist daher ausgesprochen fragwürdig. Doch auch bei Sportlern ist schon ein positiver Effekt der Applikation von Carnitin festgestellt werden. Sowohl MARCONI (1985) als auch ANGELINE (1986) berichten von einer positiven Veränderung der Leistungsparameter nach Carnitin-Gaben. Eine weitere günstige Begleiterscheinung der Carnitinapplikation kann in einer Verringerung der Azidose und metabolischer Abbauprodukte bestehen, wie bei SILIPRANDI (1990) festzustellen war. Dass sportliche Betätigung den Bedarf des Organismus an Carnitin erhöht, ist hingegen unbestritten. Selbst bei moderater sportlicher Betätigung, wie bei einem Ergometertest mit 55% VO_2max, ist eine signifikante Reduzierung der Muskel-Carnitinspiegel zu beobachten (LENNON 1983, 489). Bei einem Training von höherer Intensität ist der Carnitinverlust sogar noch größer (SILIPRANDI 1990, 17-21). Dass eine Supplementierung dieses trainingsbedingte Absinken des Carnitinspiegels zu verhindern vermag, steht außer Zweifel. Eine Erhöhung des Carnitinspiegels durch eine orale Aufnahme von Carnitin-Konzentraten funktioniert in der Regel unproblematisch (LENNON 1986, 234-238). Auch wenn noch nicht abschließend geklärt werden konnte, ob Carnitin zu einer Verbesserung der aeroben Leistungsfähigkeit beitragen kann, so sprechen doch immer mehr Untersuchungsergebnisse dafür, dass bei einer verstärkten Zufuhr dieses Stoffes der Anteil der Lypolyse bei der aeroben Energiebereitstellung erhöht und der der aeroben Glykolyse reduziert werden kann. Zu diesem Ergebnis kommen zumindest GOROSTIAGA/MAURER/ECLACHE (1989, 169-174), die eindeutige Veränderungen des respiratorischen Quotienten als Beleg anführen. Dass sich eine erhöhte Zufuhr von Carnitin günstig auf die Fettverbrennung auswirke, wird auch von KATTS (1992) behauptet. Dieser hatte bei seinem Test alle Versuchspersonen eine Reduktionsdiät mit exakt gleicher Kalorienzahl durchführen lassen. Die Versuchsgruppe erhielt neben Ballaststoffen und Chrom auch Carnitin, während die Kontrollgruppe keinerlei Zusatzpräparate erhielt. Anschließend war bei der supplementierten Gruppe eine signifikant höhere Gewichtsabnahme zu konstatieren, als bei der Kontrollgruppe. Ob dieser Effekt allein auf die Wirkung des Carnitins oder eines der beiden anderen Stoffe oder gar auf eine synergistische Wirkung aller drei zurückzuführen ist, bleibt noch zu klären. Die Kontroverse hinsichtlich der Effektivität von Carnitin-Gaben für die Verbesserung der Ausdauerleistung lässt sich wahrscheinlich dadurch erklären, dass in den diversen Untersuchungen, die sich mit dieser Problematik beschäftigten, die unterschiedlichsten Arten und Dosierungen von Carnitin angewendet wurden. In den Studien, in denen ein positiver Effekt zu verzeichnen war, wurden mindestens zwei Gramm, häufig aber bis zu vier Gramm Carnitin pro Tag gegeben (vgl. hierzu: SILIPRANDI 1990, 17-21; MARCONI 1985, 131-135; ANGELINE 1986, 38). Dies legt die Vermutung nahe, dass die Auswirkungen einer Carnitin-Supplentierung von der Dosierung abhängig ist. Außerdem ist es von entscheidender Bedeutung, dass L-Carnitin verwendet wird und nicht etwa Dl-Carnitin. Die Verwendung von Dl-Carnitin ist nicht nur ineffektiv, sondern aus zwei Gründen absolut kontraproduktiv. Zum einen kann Dl-Carnitin vom Organismus nicht genutzt werden und zum anderen, weil das Vorhandensein von Dl-Carnitin die Synthese von L-Carnitin unterbindet (BAZZATO 1981, 1209; DeGRANIS 1980, 365-371). Ebenso ungeeignet wie Dl-Carnitin sind Nahrungsergänzungen, die Acetyl-Carnitin enthalten. Auch ein solches Vorgehen erweist sich nach den neuesten Erkenntnissen von LEIBOVITZ (1995a, 216) zwangsläufig als kontraproduktiv, da eine Erhöhung des Verhältnisses von Acetyl-Carnitin zu L-Carnitin in einer Verschlechterung der Fettmobilisierung resultiert. Sportler, die ihren Carnitinstatus verbessern wollen, indem sie es in Form eines Nährstoffkonzentrats zuführen, sollten daher sicherstellen, dass es sich dabei um L-Carnitin handelt. Andernfalls verursachen sie genau das Gegenteil dessen, was sie erreichen wollten. Bodybuilder sollten eine konzentrierte Zufuhr von L-Carnitin allenfalls dann in Erwägung ziehen, falls sie neben ihrem Hypertrophietraining auch aerobes Training in nennenswertem Umfang durchführen, was meist in der Absicht geschieht, den Körperfettanteil zu reduzieren. Dabei könnte eine erhöhte Aufnahme von L-Carnitin unter Umständen günstig wirken. Da das Training nach den Bodybuilding-Prinzipien hingegen keine anaerobe Trainingsform ist, kann es nicht überraschen, dass für diese Form des Trainings noch kein Nutzen einer erhöhten Carnitinzufuhr dokumentiert wurde. Die Tatsache, dass L-Carnitin die Regeneration geschädigter DNS auf Zellniveau erwiesenermaßen günstig beeinflussen kann (MONTI 1992, 12-14), wird hin und wieder als Indiz dafür interpretiert, dass sich L-Carnitin auch für den Aufbau von Muskelgewebe nutzen lasse (ROUFS 1995, 34-35). Vereinzelt wird sogar behauptet, dies sei schon nachgewiesen worden, was jedoch nicht zutreffend ist. Lediglich im Tierversuch wurde unter Gaben von L-Carnitin eine stärkere und schnellere Umwandlung von Muskelfasern unter körperlicher Belastung beobachtet, als dies ohne L-Carnitinsupplentierung der Fall war (DUBELAAR 1994, 1636-1642). Für den Bereich des Hypertrophietrainings ist es außerdem von besonderem Interesse, dass L-Carnitin die Verbrennung von verzweigtkettigen Aminosäuren als Energiequelle ermöglicht (BREMER 1983, 1420-1480). Ob hieraus wie auch immer geartete Konsequenzen für Kraftsportler resultieren, ist allerdings nicht erforscht. Jede Interpretation dieses Faktums wäre daher zum gegenwärtigen Zeitpunkt ebenso spekulativ wie die Behauptung, L-Carnitin fördere den Muskelaufbau.

8.10 Cholin

Ebenso wie L-Carnitin wird auch Cholin in Werbeprospekten verschiedener Firmen, welche Nahrungskonzentrate vertreiben, als „Fatburner“ bezeichnet (vgl. z. B. Werbeprospekt „Hi-Tec-Nutrition Supplement Ratgeber“ 1995, 109). Als Begründung für die angeblich leistungsfördernde oder fettverbrennende Wirkung des Cholins wird in der Regel angeführt, dass Cholin essenziell sei für die Herstellung des Neurotransmitters Acetylcholin, welcher für Sportler ohne Zweifel von großer Wichtigkeit ist. Interessanterweise existieren keinerlei gesicherte Erkenntnisse darüber, wieviel Cholin der Mensch pro Tag benötigt. Der einzige Richtwert für das benötigte Quantum besteht in der Umrechnung des Cholin-Gehalts der Muttermilch (7 mg pro 100 kcal) auf den individuellen Energiebedarf des Menschen (COLGAN 1993, 184). Leistungssportler, die ca. 6000 kcal pro Tag zu sich nehmen, um eine ausgeglichene Nährstoffbilanz zu gewährleisten, benötigen nach dieser Kalkulation etwa 400 mg Cholin pro Tag. Aus amerikanischen Untersuchungen ist bekannt, dass die durchschnittliche Aufnahme von Cholin über die Nahrung zwischen 400 und 900 mg pro Tag liegt, so dass selbst Hochleistungssportler kaum Gefahr laufen dürften, Cholin in einem unzureichenden Umfang zuzuführen (WURTMAN 1979, 73-81). Von Untersuchungen an Marathonläufern weiß man allerdings, dass extreme Ausdauerleistungen zu einem signifikanten Absinken des Plasmacholinspiegels führen können (CONALY 1986, 892). Ob und inwieweit hieraus eine Beeinträchtigung der Leistungsfähigkeit resultiert, ist noch nicht ausreichend geklärt. Als gesichert kann dagegen gelten, dass durch zusätzliche Cholin-Gaben selbst in Mega-Dosierungen bislang keine Steigerung der körperlichen Leistungsfähigkeit festzustellen war. Ebensowenig existieren Hinweise auf eine gesteigerte Fettverbrennung infolge der Einnahme von Cholinpräparaten. Auch wenn die Bedeutung des Cholins für extreme Ausdauerleistungen noch nicht abschließend geklärt ist, so lässt sich für den Bereich des Hypertrophietrainings eindeutig konstatieren, dass eine Supplementierung von Cholin nicht notwendig ist. Der Artikel von NÖLDECHEN (1994, 12), der unter Bezugnahme auf die Untersuchung der Cholinwerte von Langstreckenläufern von Cholin als einem „Wundermittel für Sportler“ spricht, sollte daher mit einiger Skepsis betrachtet werden.

8.11 Chrom

Die enorme Wichtigkeit des Nährstoffs Chrom für eine reibungslose Stoffwechseltätigkeit ist durch zahlreiche Publikationen in eindrucksvoller Weise dokumentiert. Ursache für das beachtliche wissenschaftliche Interesse an dieser Substanz war in erster Linie die Bedeutung von Chrom für den Insulin-Haushalt des menschlichen Körpers. So konnte von MERTZ/SHAPCOTT/HUPERT (1979, 11) erstmals eindeutig nachgewiesen werden, dass das Vorhandensein von dreiwertigem Chrom für einen normal funktionierenden Insulin-Haushalt unabdingbar ist. Diese Autoren waren es auch, die den Terminus „Glukose-Toleranz-Faktor" als den entscheidenden Faktor bei der Regelung des Insulin-Spiegels durch Chrom in die Diskussion einbrachten (MERTZ/SHAPCOTT/HUPERT 1979). Diese Eigenschaften bedingten die anfängliche Konzentration auf die Bedeutung von Chrom als ein Mittel, welches bei der Behandlung von Diabetes erfolgversprechend sein könnte. So gaben ANDERSON/POLANSKY/BRYDEN (1983, 894-899) zum Beispiel gesunden männlichen Probanden Chrom-Supplemente mit dem Ergebnis, dass in mehr als der Hälfte der Fälle eine dramatische Verbesserung der Glukose-Toleranz zu verzeichnen war. Wie wichtig eine adäquate Verfügbarkeit von Chrom für einen funktionierenden Insulin-Metabolismus sei, zeige sich laut COLGAN (1996a 174) bereits bei RIALES/ALBRINK (1981, 2670), die ebenfalls Chrom als Nahrungssupplement gaben. Inzwischen hat sich auch die Schlussfolgerung als zutreffend erwiesen, dass eine Verbesserung der mit dem Insulin-Haushalt direkt oder indirekt in Beziehung stehenden Stoffwechselvorgänge nicht nur günstige Auswirkungen auf den Kohlenhydratstoffwechsel hat. Auch das Eindringen von Aminosäuren in Muskelzellen findet unter Beteiligung des Bauchspeicheldrüsen-Hormons Insulin statt. Gleiches gilt für die Ausschüttung von Somatomedinen. Diese tragen daher auch die Bezeichnung „insulin-like growth factors" (RUDMAN 1985, 800-807). Somit wird deutlich, warum ein ausreichender Chrom-Status über die günstige Beeinflussung der Insulinreaktionen zu einer anabolen Stoffwechselsituation beitragen kann. Im Tierversuch wurde dieser günstige Einfluss einer Chrom-Supplementierung zweifelsfrei nachgewiesen (vgl. hierzu: PAGE/WARD/SOUTHERN 1991, 403; FERNANDEZ/BUNTING/THOMPSON 1993, 525; WARD/SOUTHERN/ BOLEMAN 1993, 37; KITCHALONG/FERNANDEZ et al. 1993, 291; MORRIS/GUILDRY et. al. 1994, 194), beim Menschen führten verschiedene Untersuchungen zu widersprüchlichen Schlussfolgerungen. LEFAVI (1994b, 29) sieht keine Belege für eine solche Wirkung des Chroms beim Menschen. BAHADORI/HABERSACK (1995, 38) fanden in ihrer Doppelblindstudie mit übergewichtigen Nichtsportlern, die eine Reduktionsdiät durchführten, eine signifikant höhere Zunahme der fettfreien Körpermasse bei den mit Chrom supplementierten Personen, als bei Personen ohne zusätzliche Chrom-Aufnahme. Auch im Umkehrschluss lässt sich dieser Zusammenhang nachweisen. Bei einer Unterversorgung mit Chrom ist eine ungünstige Beeinflussung des fettfreien Körpergewebes zu verzeichnen (COLGAN 1996a, 170). Genau in diesem Umstand ist einer der Gründe zu sehen, warum eine Erhöhung der Chrom-Zufuhr für Kraftsportler von Interesse sein könnte. Der Bedarf des Menschen an Chrom wird auf 50-200 mcg beziffert (RECOMMENDED DIETARY ALLOWANCES 10th edition, 1989, 241), obwohl Hinweise darauf vorliegen, dass diese Zahlen zu niedrig veranschlagt sein könnten (TIPTON/STEWART 1970, 305-330). Die tatsächliche Aufnahme von Chrom über die Nahrung lag in einer amerikanischen Untersuchung von zufällig ausgewählten Versuchspersonen aus dem Jahr 1985 bei durchschnittlich 29 mcg pro Tag und Person (ANDERSON/KOZLOWKSI 1985, 1177-1183). Selbst bei einer auf den Empfehlungen von Ernährungswissenschaftlern basierenden Vollwerternährung lag der durchschnittliche Chromanteil nur bei 89 mcg pro Tag (KUMPULAINEN/WOLF/VEILLON/MERTZ 1979, 490-494). Hinzu kommt, dass das im menschlichen Organismus vorhandene Chrom mit fortschreitendem Lebensalter abnimmt, wie bei SCHROEDER (1968, 230-244) nachgelesen werden kann. Bei Sportlern ist die Gefahr einer Unterversorgung mit Chrom noch weitaus eher zu erwarten, da sportliche Betätigung den Bedarf an Chrom erhöht, wie die Forschergruppe um ANDERSON mehrfach nachweisen konnte (ANDERSON/PLANSKY 1982, 212-216; ANDERSON/PLANSKY/BRYDEN 1983, 894-899; CAMPBELL/ANDERSON 1987, 9-18). Der Trainingsintensität scheint dabei eine besondere Bedeutung zuzukommen, da der gemessene Chromverlust in etwa analog zur Trainingsintensität stieg (ANDERSON/BRYDEN/PLANSKY 1988, 249). Ähnlich wie beim L-Carnitin ist auch bei einer Supplementierung von Chrom die genaue Form von entscheidender Wichtigkeit, da nicht alle Arten dreiwertigen Chroms vergleichbar effektiv sind. Chrompolinicotinat ist erwiesenermaßen weniger effektiv als Chrompicolinat.

Was die Toxizität von Chrom-Präparaten betrifft, so fanden LEVIS/MAJONE (1981, 219-236) Zellschädigungen unter Einfluss von Chrom in vitro. In Tierversuchen fanden sich hingegen keine Anhaltspunkte für eine mit Chrom zusammenhängende Schädigung, selbst wenn lebenslang substituiert wurde (FOOD & DRUG ADMINISTRATION 1975, 124-127). Unter Einnahme von Chrom-Supplementen zeigen sich auch beim Menschen keine Nebenwirkungen.

Allerdings muss in diesem Zusammenhang darauf hingewiesen werden, dass sich keine dieser Studien über Jahre erstreckte. Die vielbeachtete Untersuchung von CLANCY/CLARKSON/DeCHEKE (1994, 142-153), auf die sich auch LEFAVI (1994b, 29) bezieht, begründet ihre Einschätzung, warum keine Toxizität dieses Spurenelements zu befürchten sei: Die Autoren untersuchten die Ausscheidung von Chrom über den Urin, mit dem Ergebnis, dass mit der Menge des zugeführten Chromium Picolinats auch dessen Ausscheidung stieg. Somit kann davon ausgegangen werden, dass die orale Zufuhr von Chromium Picolinat in der von COLGAN (1996a, 174) empfohlenen Größenordnung von 200-400 mcg pro Tag unbedenklich ist.

Bestätigung erfuhren die Befürworter einer Supplementierung mit Chrompicolinat durch zwei jüngere placebokontrollierte Doppelblindversuche. BULBULIAN et al. (1996, 664) gaben männlichen und weiblichen Schwimmsportlern 400 mcg/die. Während der ersten zwölf Wochen waren keine signifikanten Änderungen der Körperkomposition zu verzeichnen. Nach zwölf weiteren, also insgesamt 24 Wochen täglicher Supplementierung, wies die Versuchsgruppe einen 3,3%igen Zuwachs an fettfreier Körpermasse sowie eine 6,4%ige Reduzierung des Körperfetts auf. Der Fettverlust war bei den Schwimmerinnen ausgeprägter (-8,2%) als bei den Schwimmern (-4,7%). Zu ähnlichen Ergebnissen kamen KAATS et al. (1996, 747-755). Auch sie fanden einen Anstieg der fettfreien Körpermasse bei gleichzeitiger Reduzierung des Körperfettanteils unter Gaben von Chrompicolinat in einer Größenordnung von 200 bis 400 mcg pro Tag. Beide Studien fanden große Beachtung, da sie sich in wesentlichen Punkten von früheren unterscheiden. Zum einen handelte es sich in beiden Fällen, wie bereits erwähnt, um placebokontrollierte Doppelblindversuche, was für ihre Aussagekraft spricht. Zum anderen basieren die Werte auf einer breiteren empirischen Grundlage (154 Probanden in der Studie von KAATS et al.) als viele der vorangegangenen Untersuchungen und erstrecken sich zudem über einen längeren Zeitraum (zweieinhalb Monate bei KAATS et al. und sechs Monate bei BULBULIAN et al.). Insbesondere die Tatsache, dass nach den ersten Wochen des Versuchs noch keine Veränderungen zu konstatieren waren, nach einem halben Jahr kontinuierlicher Supplementierung aber sehr wohl, deuten darauf hin, dass Chrompicolinat über einen längeren Zeitraum gegeben werden sollte.

Die stärkeren Veränderungen bei der Körperzusammensetzung weiblicher Probanden legen die Vermutung nahe, dass die Ursache hierfür in der Relation zwischen Höhe der gegebenen Dosis und dem Körpergewicht der Probanden liegt. Frauen mit einem durchschnittlich niedrigeren Körpergewicht als Männer nahmen folglich eine höhere Menge

Chrompicolinat pro Kilogramm Körpergewicht zu sich. Es könnte sich daher als sinnvoll erweisen, die tägliche Menge an Chrompicolinat nicht pauschal anzugeben, sondern vom Körpergewicht abhängig zu machen. Dies würde auch erklären, warum HASTEN (1995, 343-350) signifikante Veränderungen der Relation von fettfreier Körpermasse und Körperfettanteil unter Gaben von täglich 200 mcg Chrompicolinat nur bei den weiblichen, nicht aber bei den männlichen Kraftsportlern fand.

8.12 Colostrum

Als neueste Errungenschaft der Forschung auf dem Gebiet der Sporternährung werden von einigen Vertreibern Präparate angepriesen, die Colostrum enthalten. Colostrum ist in der Milch von Kühen enthalten, die vor kurzem ein Kälbchen zur Welt brachten. Diese Milch enthält unter anderem einen hohen Anteil an den insulinähnlichen Wachstumsfaktoren IGF-I und IGF-II. Seit bekannt ist, welche unterstützende Wirkung diese Wachstumsfaktoren auf den Aufbau von Muskulatur haben, wird im Bereich des Kraftsports unablässig nach Möglichkeiten gesucht, entweder die körpereigene Produktion dieser Hormone zu steigern, oder aber sie von außen über die Nahrung zuzuführen. Genau mit diesem Argument wird von verschiedenen Vertreibern von Nahrungskonzentraten die Nutzung colostrumhaltiger Präparate beworben. Dabei wird behauptet, das über die Nahrung zugeführte Colostrum versorge den Kraftsportler mit IGF-I und IGF-II, was schließlich zur einer anabolen Stoffwechselsituation führe. Beim Studium der einschlägigen wissenschaftlichen Literatur zeigt sich jedoch, dass diese Behauptung gleich aus zwei Gründen unhaltbar ist. insulinähnliche Wachstumsfaktoren tierischen Ursprungs, dies gilt sowohl für IGF-I als auch IGF-II, können im menschlichen Körper ihre Wirkung nicht entfalten, da sie aufgrund der bei Mensch und Tier unterschiedlichen Molekülstrukur sich nicht mit den entsprechenden Rezeptoren im humanen Organismus verbinden können (CLEMMONS/UNDERWOOD 1991, 393-412). Der zweite Grund dafür, dass diese Präparate beim Menschen keinerlei Wirkung entfalten, wenn sie über die Nahrung zugeführt werden, besteht darin, dass bovines IGF bei oraler Aufnahme den Blutstrom niemals in intakter Form erreichen könnte, da es im menschlichen Verdauungstrakt in Tri- bzw. Dipeptide zerlegt wird (COLGAN 1993, 359).

8.13 Kreatin

ZULAK (1996, 68) bezeichnet Kreatinmonohydrat als „one of the most advanced and effective products on the market today". Der Bedarf an Kreatin liegt bei etwa zwei Gramm pro Tag. Die Aufnahme über die Nahrung liegt bei ausgewogener Kost in einer Größenordnung von rund einem Gramm. Dennoch besteht normalerweise keine Notwendigkeit zur Supplementierung, da Kreatin kein essenzieller Nährstoff ist, sondern im Körper unter Beteiligung der Aminosäuren Arginin, Methionin und Glyzin synthetisiert werden kann (CLASING 1996, 350). Die im menschlichen Körper vorhandene Menge an Kreatin liegt bei ca. 115 Gramm, wovon etwa 60% als Kreatinphosphat vorliegen (BUCCI 1993, 57-58). Dieses recht hohe Vorkommen der Substanz im Organismus wird als Grund dafür vermutet, dass es auch relativ großer Mengen der oralen Zufuhr bedarf, um ihr Vorkommen im Organismus zu erhöhen. In der ersten an Menschen durchgeführten Kreatin-Studie zeigten HARRIS/SÖDERLUND/ HULTMANN (1992, 367-347), dass die einfache Gabe von fünf Gramm Kreatinmonohydrat einen signifikanten Anstieg der Kreatin-Konzentration im Plasma herbeizuführen vermochte, während die Gabe von einmal einem Gramm nur geringfügige Erhöhungen der Konzentration im Plasma zur Folge hatte. Bei einer Supplementierung von 20 bis 30 Gramm pro Tag, verteilt auf vier bis sechs Einnahmen von jeweils fünf Gramm, konnten sogar signifikante Erhöhungen des Kreatin-Gehalts in der untersuchten Quadrizepsmuskulatur der Probanden nachgewiesen werden (HARRIS/SÖDERLUND/ HULTMANN 1992, 367-347). In einigen Fällen erhöhte sich die Konzentration sogar um 50%. Auch besteht laut LEIBOVITZ (1995a, 216) ein nachweisbarer Zusammenhang zwischen der verstärkten Kreatinaufnahme einerseits und erhöhten Konzentrationen von Kreatinphosphat in der Muskulatur andererseits, was mehr Energie für anaerobe und hochintensive Belastungen liefert. Von GREENHAFF/CASEY/SHORT (1993, 565) wurde erstmals untersucht, ob eine Supplementierung von Kreatin in einer Größenordnung von 20 Gramm pro Tag geeignet ist, die anaerobe Leistungsfähigkeit zu steigern. Dazu wurden zwölf Probanden in eine Versuchsgruppe und eine Kontrollgruppe von je sechs Mitgliedern eingeteilt. Die Mitglieder der Versuchsgruppe erhielten fünf Tage lang jeweils viermal täglich fünf Gramm Kreatin mit einem Gramm Glukose. Die Probanden der Kontrollgruppe erhielten 24 Gramm Glukose, aber kein Kreatin. Die Kraft der Testpersonen wurde sowohl vor als auch nach den fünf Tagen der Supplementierung gemessen, indem man sie fünf Sätze von je 30 maximalen isometrischen Kontraktionen ausführen ließ. Dabei zeigte sich, dass die Kreatin-Supplentierung zu einer messbaren Erhöhung der

maximalen Kraftwerte bei allen fünf Sätzen führte, was bei der Kontrollgruppe nicht der Fall war.
Der leistungssteigernde Effekt von Kreatin ist allerdings differenziert zu betrachten. Bei Belastungsformen mit einer Dauer von mehr als 60 Sekunden konnten keine signifikanten Leistungssteigerungen nach Kreatingaben nachgewiesen werden (MYBURGH/BOLD/ BELLINGER et al. 1997, 81; STOUT/ECKERSON/NOONAN et al. 251). Ganz anders stellt es sich bei anaeroben Belastungsformen dar. Hier finden sich diverse Belege für die leistungssteigernde Wirkung des Kreatins, welche sich nachweisen ließ in jump-and-reach-Tests (GREENHAFF/BODIN/CASE 1996, 219-242), Sprints (BURKE/PYRNE 1996, 222-223) und Maximalkrafttests (BECQUE/LOCHMANN/MELROSE 1997, 146). Auch für das Training mit den Wiederholungsmaxima submaximaler Gewichte, wie es im Bodybuilding praktiziert wird, ist die positive Wirkung des Kreatins belegt (EARNEST/SNELL/RODRIGUEZ et al. 1995, 207-209).

Kreatinsupplementierung geht in den meisten Fällen einher mit einer Erhöhung des Körpergewichts, welche wahrscheinlich durch Wasserretention hervorgerufen wird (HULTMAN/SODERLUND/ TIMMONS et al. 1996, 232-237). Die in der Werbung häufig behaupteten Gewichtszunahmen von fünf Kilogramm oder noch mehr sind wissenschaftlich nicht verbürgt. Die Gewichtszunahmen der Probanden lagen in den bislang durchgeführten Untersuchungen zwischen 0,7 und 1,6 Kilogramm (GREENHAFF/BODIN/SODERLUND/ HULTMAN 1994, 725-730; WILLIAMS/BRANCH 1998, 216-234).

Laut ALMADA (1995, 30-31) wird die Wirkung des Kreatins durch die zeitgleiche Einnahme von Glukose noch gesteigert. GREEN et al. (1996) bestätigen dies (GREEN/SEWELL/SIMPSON 1996, 63). Unklar ist hingegen, welches Quantum an Kohlenhydraten als optimal anzusehen ist. Die Empfehlungen gehen hier noch weit auseinander und liegen zwischen 45 und 93 Gramm pro Kreatinaufnahme (vgl. hierzu: HAFF/KIRKSEY 1998, 68).

Ein Problem der Kreatin-Supplementierung, welches von den verschiedenen Autoren übereinstimmend angemerkt wird, besteht in den großen Mengen an Kreatin, die in den zuvor erwähnten Studien gegeben werden mussten, um Verbesserungen der anaeroben Leistungsfähigkeit zu bewirken. Eine Kreatinzufuhr in diesen Größenordnungen hat häufig eine laxative Wirkung (LEIBOVITZ 1995a, 216).
Inzwischen mehren sich die Anzeichen dafür, dass eine Kreatin-Supplementierung neben der Steigerung der anaeroben Leistungsfähigkeit

noch einen weiteren, speziell für Bodybuilder vielversprechenden Effekt hat. Laut FELICIANO (1995b, 39) reichen Tagesdosierungen von sechs Gramm bereits aus, um die Stickstoffbilanz des Athleten zu verbessern, d. h. zu einer anabolen Stoffwechselsituation beizutragen. In dieser potenziell günstigen Beeinflussung des Proteinanabolismus liegt nach LEMON (1996, 110-114) der eigentliche Vorteil einer Kreatin-Supplementierung speziell für Bodybuilder, da es deren primäres Ziel ist, Muskelmasse aufzubauen. Die anaerobe Kraft ist demgegenüber im Bodybuilding von geringerer Priorität. Die Hypothese, dass diese Eigenschaften des Kreatins durch eine positive Wirkung auf den Hormonhaushalt bedingt sein könnten, konnte von VOLEK (1997, 182-187) widerlegt werden. Weder anabole noch katabole Hormone zeigten eine veränderte Reaktion nach Kreatingaben.

Im Allgemeinen wird empfohlen, die Kreatineinnahme in zwei Phasen zu unterteilen, nämlich in die „Aufladephase“ und die „Erhaltungsphase“. Dieses Konzept sieht vor, zunächst während der Ladephase die Muskulatur mit Kreatin anzureichern und dann während der Erhaltungsphase den Kreatinspiegel auf dem erhöhten Niveau zu halten. Dazu erfolgt während der meist fünftägigen Ladephase eine Zufuhr von 20 bis 25 Gramm pro Tag, verteilt auf vier bis fünf Einzelmengen. Im Anschluss an die Ladephase werden während der nächsten vier Wochen etwa zwei bis fünf Gramm pro Tag zugeführt, um den erhöhten Keatingehalt der Muskulatur beizubehalten.
Tatsächlich nehmen viele Bodybuilder weit größere Mengen als die hier beschriebenen zu sich (vgl. hierzu: FROSCHAUER 1997, 14-15). Dabei wird nicht nur die Ladephase auf insgesamt zehn Tage verlängert und die Dosis dabei während der ersten sechs Tage auf 30 Gramm erhöht, sondern die Erhaltungsphase erstreckt sich über sechs bis acht Wochen und sieht eine tägliche Aufnahme von 15 Gramm vor.
Vergleicht man diese Anwendung mit der allgemein üblichen, so zeigt sich, dass bei der letzteren Methode über einen Zeitraum von vier Wochen zwischen 160 und 240 Gramm Kreatin konsumiert werden. Bei Anwendung der unter Bodybuildern üblichen Vorgehensweise werden im gleiche Zeitraum etwa 530 und insgesamt sogar zwischen 740 und 950 Gramm Kreatin konsumiert.

Meiner Meinung nach ist eine Überdosierung von Kreatin, wie sie von manchen Bodybuildern betrieben wird, gleich aus mehreren Gründen als ausgesprochen problematisch anzusehen.

1. Die Kreatinkonzentration liegt in Ruhe bei 125 mmol pro Kilogramm Muskeltrockengewebe (HULTMANN/BERGSTRÖM et al. 1967, 56). Durch eine gesteigerte Zufuhr kann die Kreatinkonzentration im Muskelgewebe ohne Zweifel gesteigert werden. Es gibt jedoch eine Grenze, über die hinaus keine weitere Kreatinspeicherung in der Muskulatur erzielt werden kann. Laut CLASING (1996, 350) liegt diese Obergrenze bei den meisten Probanden zwischen 140 und 160 mmol pro Kilogramm Muskeltrockengewebe. Für die Trainingspraxis heißt das ganz konkret, dass über diese Konzentration hinaus keine weitere Kreatinanreicherung in der Muskulatur möglich ist, selbst wenn die empfohlene Tagesdosis noch so sehr überschritten oder die Ladephase verlängert wird.

2. Überschüssiges Kreatin wird als Kreatinin über die Nieren wieder ausgeschieden. Die Verarbeitung von Kreatinmengen in den oben beschriebenen Größenordnungen stellt eine gewisse Beanspruchung der Nieren dar. Die bisherigen Untersuchungen fanden keinerlei Nebenwirkungen oder Anzeichen für Schädigungen. Die zugrundegelegten Untersuchungszeiträume waren jeweils nur wenige Wochen. Die sehr umfangreiche Studie von POORTMANS/AUQUIER/RENAUT et al. (1997, 566), die keine Beeinträchtigungen der Nierenfunktion feststellte, wird häufig als Beleg für die Unschädlichkeit großer Kreatingaben angeführt. Dabei sollten zwei zentrale Aspekte nicht übersehen werden, nämlich zum einen, dass es auch hier um kurzfristige Auswirkungen ging, was im Titel der Veröffentlichung („Effects of short-term creatine supplementation on renal responses in men“) bereits deutlich wird. Langzeituntersuchungen wären sehr hilfreich, um die Unschädlichkeit längerfristiger Einnahmen zu überprüfen. Zum anderen gelten die Angaben ausschließlich für gesunde Personen. PORTMANS/FRANCAUX (1998, 234) berichten in einer Fallstudie von renalen Dysfunktionen, welche sich während der Kreatinanwendung noch verstärkten. Bei bestehenden renalen Problemen raten sie deshalb nachdrücklich von der Verwendung von Kreatin ab.

Eine Langzeitstudie wäre m. E. auch noch aus einem ganz anderen Grund sinnvoll. Schließlich ist noch nie überprüft worden, ob eine derart veränderte Menge der Kreatinaufnahme nicht vielleicht einen Rebound-Effekt zur Folge hat. Wenn das Fünf- bis Sechsfache des normalen täglichen Bedarfs an Kreatin zugeführt wird, und damit das Zwei- bis Dreifache der Menge, die der Körper normalerweise selbst produziert, so besteht eigentlich keine Notwendigkeit mehr, das Kreatin aus den

Aminosäuren Arginin, Methionin und Glyzin zu synthetisieren. Es müßte daher unbedingt überprüft werden, ob die körpereigene Produktion von Kreatin auch noch während der Supplementierung stattfindet. Ist dies nicht der Fall, dann droht eine zumindest kurzfristige Unterversorgung im Anschluss an diese Phase.

Auch die Frage der optimalen Dosierung von Kreatin ist noch nicht ausreichend geklärt. Es wäre zu überprüfen, ob Kreatinkonzentrationen von 140 bis 160 mmol pro Kilogramm Muskeltrockengewebe nicht auch durch kleinere Mengen als 20 Gramm täglich zu erreichen sind. Außerdem ist nicht plausibel, warum in den Untersuchungen allen Probanden die exakt gleichen Kreatinmengen verabreicht wurden, und zwar unabhängig von deren Alter, Größe, Geschlecht, Gewicht, Körperfettanteil und Muskelgewicht. Da 95% des Kreatins im menschlichen Körper in der Skelettmuskulatur vorliegen, ist zu vermuten, dass die Mengen an Kreatin, die nötig sind, um die erforderlichen Konzentrationen zu erreichen, individuell unterschiedlich sind. Das entscheidene Kriterium ist daher das Muskelgewicht des jeweiligen Probanden. Je geringer das Muskelgewicht ist, desto geringer ist vermutlich auch die Menge an Kreatin, die zum Erreichen der angestrebten Konzentration in der Muskulatur erforderlich ist.

8.14 Myo-Inositol

Myo-Inositol ist ein Bestandteil der Zellmembranen des menschlichen Körpers. Seine Rolle als potenziell leistungsförderndes Nahrungskonzentrat wird erst seit wenigen Jahren diskutiert. Die Tatsache, dass Myo-Inositol im menschlichen Organismus produziert wird, wurde als Indiz dafür gewertet, dass die Notwendigkeit einer Aufnahme dieses Stoffes über die Nahrung als unwahrscheinlich anzusehen ist. Dabei war völlig unklar, ob es überhaupt über die Nahrung aufgenommen werden muss oder ob der Körper in der Lage ist, unabhängig von der Art und Qualität der konsumierten Nahrung Myo-Inositol in ausreichendem Maße selbst zu produzieren. Zu einer gesteigerten Aufmerksamkeit hinsichtlich der Erforderlichkeit kam es, als DRAPER (1982, 107-141) davon berichtete, dass bei Versuchstieren, die eine Nahrung ohne jeglichen Gehalt an Inositol erhielten, eine Störung des Fettstoffwechsels zu konstatieren war. Daraus zu schließen, dass größere Mengen an Inositol die Verbrennung von Körperfett bewirkten, ist in keiner Weise durch wissenschaftliche Erkenntnisse legitimiert.

9 Konsequenzen für die Trainingspraxis

9.1 Trainingsplanung

Welche Bedeutung die einzelnen Elemente Training, Ernährung, Supplementierung und Doping beim Bodybuilding haben, wurde in den vorangegangenen Kapiteln ausführlich dargelegt und unter Bezugnahme auf aktuelle trainingswissenschaftliche Erkenntnisse evaluiert. Dabei sind z. T. Schlussfolgerungen zu ziehen, die im Widerspruch zu den üblichen Praktiken des Bodybuildings stehen. Auf diese Aspekte muss daher noch einmal explizit eingegangen werden, um darzulegen, an welchen Stellen ein Abweichen von den üblichen Praktiken angezeigt ist.

Die nachfolgenden Ausführungen verstehen sich unter der Prämisse, dass die Verwendung von Dopingmitteln absolut tabu sein muss. Der beinahe flächendeckende Missbrauch anaboler Substanzen durch ambitionierte Bodybuilder unterschiedlichster Leistungsniveaus hat das Bodybuilding grundlegend verändert. Das häufig propagierte Volumentraining, mit extremer Trainingsintensität und einem ebenso extremen Trainingsumfang von bis zu zwölf Trainingseinheiten und mehr als einhundert Sätzen pro Woche, ist zweifellos eine Folge des weit verbreiteten Dopingmissbrauchs beim Bodybuilding!
Wird auf die Verwendung von Dopingsubstanzen hingegen verzichtet, kommt der Trainingsplanung eine sehr viel größere Bedeutung bei, da nicht von vornherein eine anabole Stoffwechselsituation sichergestellt ist.

Wie die vorangegangenen Kapitel gezeigt haben, ist Bodybuilding mehr als nur eine bestimmte Trainingsweise. Es ist ein Synergismus aus gezielten Trainingsmethoden und einer entsprechenden Ernährungsweise, welche darauf ausgerichtet sind, den größtmöglichen Muskelzuwachs zu erzielen und gleichzeitig den Körperfettanteil auf ein Mindestmaß zu reduzieren.
Da der Aufbau zusätzlicher Muskelmasse einerseits und der Abbau von Körperfett andererseits eigentlich unterschiedliche und teilweise sogar gegensätzliche Trainings- und Ernährungsformen erfordern, ist eine Trainingsplanung nötig, die beiden Trainingszielen gerecht wird.

Das erste zu berücksichtigende Kriterium bei der Erstellung eines Trainingsplan ist die Trainingserfahrung. Hier gilt es unbedingt zwischen Anfängern und Fortgeschrittenen zu unterscheiden.

Für Außenstehende mag diese Aussage trivial und selbstverständlich sein, beim Bodybuilding gilt sie keineswegs. Hier ist es weit verbreitet, dass

selbst Anfänger, die gerade erst mit dem Training begonnen haben, nach dem gleichen Trainingsplan trainieren wie fortgeschrittene oder gar professionelle Athleten.
Diese Vorgehensweise hält einem kritischen Hinterfragen nicht stand.
Die Ursache hierfür liegt auf der Hand: Noch immer wird die enorme Muskelmasse, die Bodybuilder durch ihr Training entwickeln, primär auf das (im Vergleich zu anderen Kraftsportlern) sehr hohe Trainingsvolumen zurückgeführt: „A bodybuilding routine produces great gains in muscle size. Most likely, the relatively high volume of sets and reps is the primary reason" (KOCH/HAFF 1999, 103). OSTROWSKI et al. (1997, 148) verweisen bei ihrem Plädoyer für das Volumentraining darauf, es sei allgemein anerkannt, dass ein hohes Trainingsvolumen von drei bis vier Übungen pro Muskelgruppe mit jeweils drei bis sechs Sätzen pro Übung den besten Weg darstelle, Muskelzuwächse zu erzielen. Dies würde bedeuten, dass jede Muskelgruppe (bei der üblichen Einteilung in Brust, Schultern, Arme, Rücken, Beine) mit jeweils neun bis 24 Sätzen zu trainieren sei, was einem Gesamtvolumen von 45 bis 120 Sätzen für den gesamten Körper entspricht. Wird jede Muskelgruppe dann wie üblich zweimal pro Woche trainiert, ergibt sich ein Trainingsvolumen von 90 bis 240 Sätzen pro Woche.

Die Realisierung eines solchen Trainingsvolumens, dass als „generally accepted" für den größtmöglichen Muskelzuwachs gilt, zieht daher zwingend die Anwendung einer weiteren im Bodybuilding üblichen Trainingsmethode nach sich, nämlich die eines Splitprogrammes. Bei einer Verteilung des Trainingsvolumens auf sechs Trainingseinheiten pro Woche, ergibt sich dann eine Satzzahl von 15 bis 40 Sätzen pro Trainingseinheit.

Damit wird zwar in der Tat die vorherrschende Meinung zutreffend wiedergegeben, aber nicht berücksichtigt, dass die Notwendigkeit eines solch extremen Trainingsvolumens inzwischen bezweifelt werden muss. Ebenfalls unberücksichtigt bleibt dabei die Tatsache, dass das Heavy-Duty-Konzept seit langem ein integraler Bestandteil des Bodybuildings ist. Dieses ursprünglich als Außenseitermethode abqualifierte Konzept hat sich mittlerweile als gleichberechtigte Methode neben dem Volumentraining etabliert. Vieles spricht dafür, dass das Heavy-Duty-Konzept mit seinem hochintensiven Einsatz-Training dem Volumentraining in seiner Eignung als Muskelaufbautraining mindestens ebenbürtig, vielleicht sogar überlegen ist (GIESSING 2000, 19-23; HASS et al. 2000, 235-242). Die Ergebnisse der Studien, die das Einsatz- mit dem Mehrsatz-Training vergleichen, zeigen entweder eine tendenzielle Überlegenheit der einen oder der anderen

Trainingsweise oder aber überhaupt keine Unterschiede im Ergebnis zwischen beiden Methoden. Eine eindeutige Überlegenheit der Mehrsatzmethode war in keiner der Untersuchungen zu konstatieren. Was die Vergleichbarkeit der Studien zusätzlich erschwert, ist die Tatsache, dass in den wenigsten Fällen mit einem *hochintensiven* Trainingsprogramm gearbeitet wurde. In den Fällen, in denen das der Fall war, zeigte das Einsatz-Training überaus bemerkenswerte Resultate und bewirkte z. T. höhere Kraft- und Massezuwächse als Mehrsatzmethoden. Selbst bei fortgeschrittenen Athleten mit mehrjähriger Trainingserfahrung ist es möglich, durch ein Heavy-Duty-Training weitere Zuwächse zu erzielen (HASS et al. 1998, S. 115). Selbst die Befürworter der Mehrsatzmethode gehen davon aus, dass Anfänger auch mit nur einem Satz pro Übung die Muskulatur wirkungsvoll überlasten können.
Der Nutzen eines Volumentrainings für Trainingsunerfahrene muss daher nachhaltig bezweifelt werden. Für Anfänger empfiehlt sich vielmehr ein Ganzkörpertraining auf der Grundlage der elementaren Mehrgelenksübungen:

Ein solches Programm könnte wie folgt aussehen:

Erster Tag	**Zweiter Tag**
Bankdrücken	Langhantelrudern
Klimmzüge	Kreuzheben
Nackendrücken	Kniebeugen
Überzüge	Schrägbankdrücken
Beinpressen	Schulternheben
Armbeugen	Wadenheben
Crunches	Bauchpressen

Dieses Trainingsprogramm, ausschließlich aus Grundübungen bestehend, würde nach den traditionellen Gesichtspunkten des Bodybuildings ausgesprochen rudimentär erscheinen. Üblich wäre vielmehr, eine größere Anzahl unterschiedlicher Übungen pro Muskelgruppe zu absolvieren. Den Trainierenden wird dabei geraten, die Übungen zu variieren, um die Muskulatur aus verschiedenen Winkeln zu belasten und dadurch eine vollständige Entwicklung der betreffenden Muskelgruppe zu erreichen. Später sollen dann noch die sog. Isolationsübungen hinzugenommen werden, um bestimmte Bereiche der jeweiligen Zielmuskulatur „isoliert“ zu trainieren. Dies ist für Anfänger in keiner Weise erforderlich.
Wie jüngste EMG-Analysen zeigen, wurde die Bedeutung des Zieltrainings überschätzt. Zwar bestätigt sich dabei die empirische Wahrnehmung der Bodybuilder, dass verschiedene Übungen unterschiedlich auf die

Muskulatur einwirken. Die Befürchtung, dass bei ausschließlicher Ausführung von Grundübungen die Muskulatur nicht in allen Bereichen trainiert wird, ist dagegen unbegründet. So ist es z. B. nicht unbedingt erforderlich, neben dem Bankdrücken auch noch Schrägbankdrücken sowie Bankdrücken auf der nach unten geneigten Schrägbank auszuführen, um sowohl den mittleren, oberen und unteren Bereich der Brustmuskulatur zu entwickeln. Die übliche Standardvariante des Bankdrückens aktiviert nachweislich motorische Einheiten in allen drei der genannten Bereiche. Ebenso wenig ist es für Anfänger erforderlich, die Trizepse nach dem Brusttraining noch einmal „isoliert" zu trainieren durch Übungen wie Trizepsdrücken, da diese bereits während des Bankdrückens annähernd maximal aktiviert werden.
Während die „Isolierung" einzelner Muskelabschnitte generell nicht möglich ist, hat das Zieltrainingsprinzip zumindest für Anfänger noch keine große Bedeutung. Die Unterschiede bei der Muskelaktivierung durch unterschiedliche Übungen sind sehr gering und z. T. überhaupt nicht nachweisbar. Dies macht das Zieltrainingsprinzip nur für fortgeschrittene Athleten interessant. Für einen Wettkampfbodybuilder, der das Limit seiner Gewichtsklasse bereits erreicht hat, kann es z. B. sinnvoll sein, sich zur Erlangung besserer Konturen und Proportionen in seiner Trainingsplanung auf ganz bestimmte Muskelbereiche zu konzentrieren.
Festzustellen bleibt, dass die Bedeutung des Zieltrainingsprinzips überschätzt wird und es sich bei den unterschiedlichen Aktivierungsgraden durch unterschiedliche Übungen für ein und dieselbe Muskelgruppe allenfalls um Nuancen handelt.
Das oben skizzierte Trainingsprogramm ist nur ein Modell. Denkbar sind diverse Variationen, solange sie die folgenden Punkte berücksichtigen:

- Der Schwerpunkt liegt auf den Grundübungen, spezialisierte Programme sind zu diesem Zeitpunkt noch nicht erforderlich.
- Das Trainingsprogramm sollte mindestens eine Grundübung für jede Muskelgruppe enthalten, damit keine Muskelgruppe vernachlässigt oder im Verhältnis zu anderen unverhältnismäßig entwickelt wird.
- Auf jeden Trainingstag sollte mindestens ein Tag folgen, an dem nicht mit Gewichten trainiert wird, um der belasteten Muskulatur die Möglichkeit zu Superkompensation einzuräumen.

An diesen „trainingsfreien " Tagen kann und sollte durchaus aerob trainiert werden. Ein Herz-Kreislauf-Training ist für Bodybuilder nicht nur sinnvoll, sondern geradezu erforderlich, da eine Vergrößerung der Muskelsubstanz auch erhöhte Anforderungen an die Sauerstoffversorgung stellt. Langfristig wird bei einem Verzicht auf aerobe Belastungsformen auch der Erfolg des

Muskelaufbautrainings begrenzt, da die aerobe Konditionierung des Athleten ab einem gewissen Entwicklungsgrad nicht mehr ausreicht, um die nötige Intensität für das Hypertrophietraining zu erreichen.
Falls die Anzahl der Trainingseinheiten pro Woche gering gehalten werden soll, was unter dem Gesichtspunkt der Wiederherstellung durchaus sinnvoll ist, kann das aerobe Training auch im Anschluss an das Bodybuilding durchgeführt werden. Solange dadurch keine Trainingsdauer von wesentlich mehr als 90 Minuten erreicht wird, ist normaler weise kein Übertraining zu befürchten. Die Begrenzung auf nicht mehr als 90 Minuten pro Einheit ergibt sich aus den Erkenntnissen über die hormonellen Reaktionen des Körpers auf Training. Diese haben gezeigt, dass bei Trainingseinheiten von mehr als anderthalb Stunden ein überproportionaler Anstieg kataboler Hormone im Blut des Sportlers zu verzeichnen ist (LEFAVI 1998a, 134-138). Bodybuilder sind jedoch daran interessiert, eine möglichst anabole Stoffwechselsituation herbeizuführen.

9.2 Eingangsdiagnose

Die Bestimmung der zu verwendenden Trainingsgewichte sollte nicht, wie allgemein üblich, über Maximalkrafttests erfolgen, sondern vielmehr über die Bestimmung von Wiederholungsmaxima im submaximalen Kraftbereich. Anhand der auf diese Weise ermittelten Kraftwerte kann dann mit der in Kapitel 5 beschriebenen Methode das individuelle hypothetische Maximalgewicht berechnet werden, welches zugleich die Bestimmung der zu verwendenden Gewichte ermöglicht.
Die Gewichtsbelastung beim Muskelaufbautraining sollte so gewählt werden, dass nach etwa acht bis zwölf Wiederholungen der Punkt des momentanen Muskelversagens erreicht wird. Dieser Wiederholungsbereich verspricht den größten Hypertrophiereiz.
Es ist jedoch nicht unbedingt erforderlich, dass Anfänger schon während der ersten Trainingseinheiten mit 8RM bis 12RM arbeiten. Bei Trainingsunerfahrenen ist auch bei höheren Wiederholungszahlen eine Hypertrophie zu erwarten, da das Krafttraining die Muskulatur mit einer ungewohnten Belastung konfrontiert, was in jedem Falle einen Muskelzuwachs nach sich ziehen sollte. Es reicht daher vollkommen aus, wenn die ersten Trainingseinheiten mit Widerständen von 15RM bis 20RM bestritten werden. Diese Vorgehensweise hat überdies den Vorteil, dass zunächst leichtere Gewichte verwendet werden können, was in geringeren Belastungen für den Bewegungs- und Haltungsapparat resultiert, welcher ebenfalls erst mit Adaption auf die neue Beanspruchungsform reagieren muss. Über einen Zeitraum von mehreren Wochen hinweg können die Gewichte dann progressiv auf 8RM bis 12RM gesteigert werden.

Langfristig lässt sich die größtmögliche Muskelhypertrophie wohl durch ein periodisiertes Trainingsprogramm erzielen, bei dem auch die Wiederholungszahlen variiert werden. Für Anfänger ist eine Periodisierung dagegen noch nicht sinnvoll. Wie man inzwischen weiß, beruht der anfängliche Kraftzuwachs während eines Krafttrainings überwiegend auf neuronalen Adaptionen. Nach 16 bis 25 Trainingseinheiten ist diese Möglichkeit der Adaption dann weitgehend ausgereizt, und die Muskulatur reagiert mit Hypertrophie auf die fortgesetzte Belastung. Es wäre daher kontraproduktiv, eine Variation des Trainings vorzunehmen, bevor die eigentliche Hypertrophiephase erreicht werden konnte.

Für trainingsunerfahrene Personen ist eine Belastung bis zum Punkt des momentanen Muskelversagens bereits als hochintensiv anzusehen. Die progressive Überlastung der Muskulatur lässt sich während dieses Stadiums am einfachsten und sinnvollsten durch eine schrittweise Erhöhung der Trainingsgewichte erreichen. Intensitätstechniken sind zu diesem frühen Zeitpunkt noch nicht erforderlich.
Einige Intensitätstechniken sollten zu Beginn sogar unbedingt gemieden werden. Hier ist vor allem das Abfälschungsprinzip zu nennen. Zunächst gilt es, die Bewegungsabläufe der verschiedenen Übungen korrekt auszuführen zu lernen. Genau diese Fähigkeit ist die Grundlage für die spätere Nutzung des Abfälschungsprinzips, denn nur wer einen Bewegungsablauf genau kennt, kann abschätzen, wann eine geringfügige Modifikation des Bewegungsablaufs weitere Wiederholungen und damit eine Intensivierung ermöglicht. Bei Ungeübten ist eher zu befürchten, dass die Ausführung des Satzes durch das Abfälschen nicht intensiviert, sondern erleichtert wird. Dies macht ausgerechnet die am einfachsten erscheinende Intensitätstechnik zu einer der anspruchsvollsten.
Eine weitere Technik, die von Anfängern strikt gemieden werden sollte, ist rein exzentrisches Training. Zwar sollte ein auxotonisches Training immer sowohl konzentrische als auch exzentrische Kontraktionen enthalten. Die besondere Betonung der negativen Belastung als Intensitätstechnik ist jedoch für Anfänger völlig ungeeignet. Dies liegt zum einen am wesentlich größeren Schädigungspotential dieser Trainingsform. Zum anderen ist hier die Tatsache zu berücksichtigen, dass während der negativen Bewegungsphase eine geringere Zahl von motorischen Einheiten rekrutiert wird als im Verlauf der positiven. Dies ist das genaue Gegenteil dessen, was zu Beginn des Trainings im Vordergrund stehen sollte, nämlich die Rekrutierung einer möglichst großen Zahl von motorischen Einheiten in der trainierten Muskulatur.

9.3 Übergang zum Fortgeschrittenentraining

Eine zeitliche Eingrenzung des Anfängertrainings ist nicht exakt zu terminieren. Im Allgemeinen wird hier ein Zeitraum von sechs Monaten regelmäßigen Trainings veranschlagt, wobei es sicher individuelle Unterschiede gibt. Generell kann jedoch gesagt werden, dass diese Phase erst dann beendet ist, wenn der Athlet die Ausführung der wichtigen elementaren Mehrgelenksübungen beherrscht und die Höhe der dabei verwendeten Gewichte seit Beginn des Trainings bei gleicher Wiederholungszahl progressiv erhöhen konnte.

Erst wenn diese Voraussetzungen erfüllt werden, sollte ein Übergang zum Fortgeschrittenentraining erwogen werden.

Es spricht nichts dagegen, eine schrittweise Erhöhung des Trainingsvolumens vorzunehmen. Aus den zuvor diskutierten Gründen sollte dennoch am Einsatz-Training festgehalten werden. Sinnvoller ist es vielmehr, die Muskulatur mit einem neuen Trainingsreiz zu konfrontieren, indem anstelle mehrerer Sätze ein und derselben Übung *eine zusätzliche Übung* für dieselbe Muskelgruppe absolviert wird. Ein Trainingsprogramm dieses Umfangs kann durchaus weiterhin als Ganzkörpertraining absolviert werden. Ein Splitprogramm ist dabei noch nicht unbedingt erforderlich.

Die Pausenlänge zwischen Übungen für dieselbe Muskelgruppe ist auf ein bis zwei Minuten zu begrenzen, um eine Ermüdungsaufstockung herbeizuführen. Zwischen Übungen für unterschiedliche Muskelgruppen kann dagegen drei bis vier Minuten pausiert werden. Dadurch wird verhindert, dass die Intensität bei der Ausführung der folgenden Übung durch das Training der zuvor belasteten Muskulatur beeinträchtigt wird.

Sinnvoller als die beim Bodybuilding übliche übertriebene Erhöhung des Trainingsumfangs ist eine Steigerung der Intensität. Um die Muskulatur über den Punkt des momentanen Muskelversagens hinaus zu belasten, stehen verschiedene Techniken zur Auswahl. Sofern ein Trainingspartner zur Verfügung steht, bieten sich Intensivwiederholungen als Einstieg in das Intensitätstraining an. Dabei geht der Trainierende zunächst bis zum Punkt des momentanen Muskelversagens und erhält anschließend genau soviel Hilfestellung, dass einige zusätzliche Wiederholungen möglich werden. Diese Vorgehensweise hat den Vorteil, dass im Gegensatz zum Abfälschungsprinzip die korrekte Technik beibehalten werden kann. Ein weiterer Vorteil besteht darin, dass ein Trainingspartner bereit steht, um das Gewicht im Bedarfsfall abnehmen zu können. Dadurch kann sich der Trainierende maximal verausgaben, ohne befürchten zu müssen, dass er nach Beendigung des Satzes nicht mehr in der Lage sein könnte, das Gewicht kontrolliert abzulegen.

Wenn kein Trainingspartner zur Verfügung steht, kann eine ähnliche Ausschöpfung durch Reduktionssätze erzielt werden. Nach dem Erreichen des momentanen Muskelversagens wird die Gewichtslast einfach soweit reduziert, dass einige weitere Wiederholungen absolviert werden können, wobei ein bis zwei Reduktionen pro Satz ausreichend sein sollten.
Eine Alternative zu Reduktionssätzen sind unterbrochene Sätze, bei denen das Gewicht nach der maximal möglichen Wiederholungszahl kurz abgelegt wird. Anschließend können einige weitere Wiederholungen ausgeführt werden. Auch diesen Vorgang sollten leicht fortgeschrittene Bodybuilder höchstens ein bis zweimal wiederholen. Eine weitere Möglichkeit, ohne großen Aufwand über den Punkt des momentanen Muskelversagens hinaus zu trainieren, besteht in der Ausführung von Teilwiederholungen. Auch wenn keine ganze weitere Wiederholung mehr möglich ist, so lässt sich die Bewegung meist noch mehrmals über die Hälfte der gesamten Strecke ausführen.

9.4 Training für fortgeschrittene Bodybuilder

Beim Bodybuilding gelten Personen mit weniger als sechs Monaten Trainingserfahrung als Anfänger. Danach spricht man von mäßig Fortgeschrittenen. Personen, die seit mindestens einem Jahr ein Trainingsprogramm nach den Prinzipien des Bodybuildings absolvieren, gelten als Fortgeschrittene.
Auch hier gilt es wieder zu differenzieren zwischen dem, was beim Bodybuilding üblich ist, und den Erkenntnissen der Trainingswissenschaft, nach denen der Zeitraum für ein Grundlagentraining im Allgemeinen auf zwei bis vier Jahre beziffert wird (EHLENZ/GROSSER/ZIMMERMANN 1991, 124). Außerdem ist es insgesamt sehr fragwürdig, die Anfangsphase pauschal auf sechs Monate zu begrenzen. Vielmehr sollte auch hier das Prinzip der allmählichen Leistungssteigerung gelten. Verstärkt wird die Problematik dadurch, dass der Übergang vom Anfänger- zum Fortgeschrittenentraining beim Bodybuilding mit einer Erhöhung des Trainingsumfangs und einer gleichzeitigen Steigerung der Trainingsintensität verbunden ist. Die übliche Vorgehensweise sieht vor, nach diesem Zeitraum zu einem Splitprogramm überzugehen, bei dem nicht mehr zweimal pro Woche der ganze Körper trainiert wird, sondern das Training der verschiedenen Muskelgruppen auf vier Trainingseinheiten pro Woche verteilt wird. Das Trainingsprogramm wird so gewählt, dass z. B. Brust, Schultern und Trizeps und während der nächsten Trainingseinheit Rücken, Beine, Bizeps trainiert werden. Die dabei zugrunde liegende Überlegung besteht darin, dass bei einer solchen Umstellung des

Trainingsprogramms nach wie vor jede Muskelgruppe zweimal wöchentlich trainiert wird, aber jeweils mehr Zeit und Energien zur Verfügung stehen, da für dieses Training nun nicht mehr nur zwei, sondern vier Trainingseinheiten zur Verfügung stehen. Diese Argumentation übersieht allerdings, dass es hierbei schlagartig zu einer Verdoppelung der Trainingseinheiten kommt. Das Trainingsvolumen insgesamt erhöht sich häufig sogar um ein Vielfaches, da beim Splittraining meist mit multiplen Übungen und Sätzen gearbeitet wird.

Eine solche sprunghafte Steigerung des Trainingsaufwandes um mehrere hundert Prozent muss als sehr fragwürdig angesehen werden und ignoriert die Tatsache, dass trainingsbedingte Adaptionen niemals linear erfolgen. Außerdem steht eine derartige Vorgehensweise im Widerspruch zu einem der ureigensten Prinzipien des Bodybuildings, nämlich dem Prinzip der progressiven Überlastung.

Ebenso ignoriert werden die zahlreichen Hinweise der Trainingswissenschaft, die belegen, dass eine Belastungsprogression beim Muskelaufbautraining besser über die Steigerung der Intensität als über die Erhöhung des Trainingsumfangs erfolgen sollte (vgl. z. B. KOMI 1994, 370).

Die Rückbesinnung auf die Prinzipien des Heavy-Duty-Trainings, die derzeit im Bodybuilding stattfindet, zeigt, dass die Notwendigkeit der enormen Trainingsumfänge, die das Bodybuilding früher gekennzeichnet haben, immer häufiger in Frage gestellt wird (GIESSING 2000, 19-23).

Auch wenn bislang nicht eindeutig geklärt werden konnte, ob das Einsatz-Training dem Mehrsatz-Training überlegen ist oder nicht, so lässt sich auch für das leistungssportliche Bodybuilding konstatieren: Die bislang für notwendig erachteten Belastungsumfänge sind nicht erforderlich!

Natürlich spricht nichts dagegen, wenn erfahrene Athleten schrittweise neue Übungen in ihr Trainingsprogramm integrieren. Dies ist durchaus ratsam. Nur sollte nicht gleichzeitig auch noch die Anzahl der Sätze und Trainingseinheiten erhöht werden.

Beim früher üblichen Volumentraining war es nicht ganz so wichtig, dass die Muskulatur in jedem Satz vollständig ausgeschöpft wurde, weil dies auch über die Ermüdungsaufstockung infolge der unzureichenden Pausen zwischen den verschiedenen Sätzen erreicht werden konnte.

Wahrscheinlich kursiert aus diesem Grund bis heute die Fehleinschätzung, dass es in erster Linie das hohe Volumen sei, welches für die extremen Muskelzuwächse beim Bodybuilding verantwortlich ist.

Der neueste Erkenntnisstand lässt kaum Zweifel daran, dass es gerade für fortgeschrittene Bodybuilder essenziell ist, in jedem Trainingssatz die vollständige Ausbelastung der Muskulatur anzustreben.

Welch überlegene Kraftsteigerungen durch die Anwendung der Heavy-Duty-Methode möglich sind, zeigt die Fallstudie von PHILIPP (1999a, 26-28), bei der die Kraftentwicklung bei hochintensivem Einsatz-Training mit verschiedenen Volumenprogrammen verglichen wurde.

Graphik 2: Kraftzuwächse verschiedener Satzzahlen, prozentual in Relation zur Heavy-Duty-Methode (=100%):

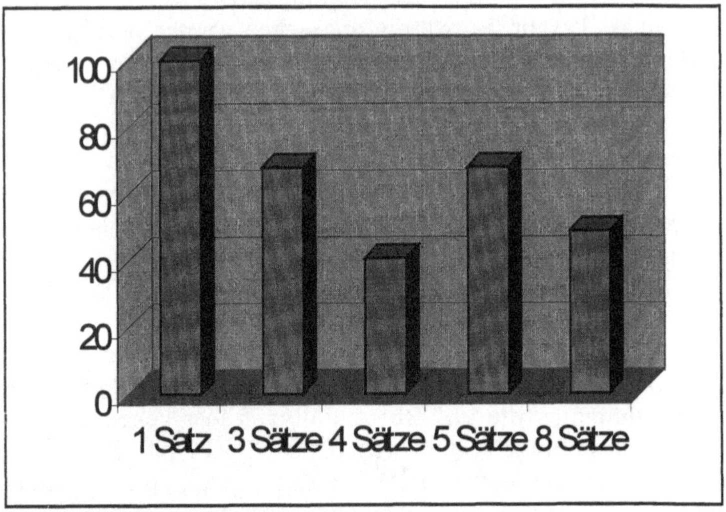

Nach: PHILIPP (1999, 27)

Eine maximale Ausschöpfung lässt sich am besten dadurch erzielen, dass mehrere Intensitätstechniken miteinander kombiniert werden. Dazu wählt der Athlet ein Gewicht, dass etwa 6RM bis 8RM zulässt. Unmittelbar nach Ausführung der maximal möglichen Wiederholungszahl werden mehrere Intensivwiederholungen absolviert. Anschließend reduziert man das Gewicht ein- bis zweimal um 20 bis 30 Prozent und geht jeweils erneut bis zum Muskelversagen. Eine weitere Ausdehnung des Trainingssatzes ist weder erforderlich noch sinnvoll, da eine keine laktazide, sondern eine alaktazide Ausbelastung angestrebt wird.

Ein derart intensives Training lässt nur eine begrenzte Anzahl von Sätzen pro Trainingseinheit zu, so dass selbst bei einem Einsatz-Training eine Aufteilung der Trainingseinheiten nach dem Split-Prinzip erwogen werden sollte. Ein Trainingsprogramm für fortgeschrittene Bodybuilder könnte demnach wie folgt aussehen:

Tabelle: Splitprogramm für Fortgeschrittene:		
erster Tag	*dritter Tag*	*fünfter Tag*
Brust-, Schulter und Trizepstraining	**Beintraining**	**Rücken- und Bizepstraining**
Bankdrücken 6RM bis 8RM; zwei bis drei Intensivwiederholungen; direkt im Anschluss: fliegende Bewegungen mit Kurzhanteln bis zum Muskelversagen (circa 8RM) Schrägbankdrücken 6RM bis 8RM; zwei bis drei Intensivwiederholungen; Gewichtsreduktionen	Hantelkniebeuge 8RM bis 10RM; direkt im Anschluss: Beinstrecken bis zum Muskelversagen; ein bis zwei Gewichtsreduktionen Kreuzheben 6RM bis 8RM; ein bis zwei Reduktionen; direkt im Anschluss: Beinbeugen bis zum Muskelversagen (8RM bis 10RM)	Klimmzüge bis zum Muskelversagen; zwei bis drei abgefälschte Wiederholungen; so viele Teilwiederholungen wie möglich; isometrische Kontraktion Langhantelrudern bis zum Muskelversagen; zwei bis drei Gewichtsreduktionen
Nackendrücken 6RM bis 8RM; zwei bis drei Intensivwiederholungen; direkt im Anschluss: Seitheben mit Kurzhanteln bis zum Muskelversagen (8RM bis 10RM) aufrechtes Rudern 8RM bis 10RM; zwei bis drei abgefälschte Wiederholungen; so viele Teilwiederholungen wie möglich	Wadenheben 8RM bis 10RM, fünf bis sechs Teilwiederholungen; ein bis zwei Gewichtsreduktionen	Langhantelcurls 6RM bis 8RM; drei bis vier abgefälschte Wiederholungen Kurzhantelcurls mit neutralem Griff („Hammercurls“) 6RM bis 8RM; ein bis zwei Gewichtsreduktionen
Barrenstütz bis zum Muskelversagen; direkt im Anschluss: Trizepsdrücken am Kabelzug (8RM bis 10RM)	Crunches bis zum Muskelversagen; Bauchpressen am Kabelzug 8RM bis 10RM; ein bis zwei Gewichtsreduktionen	Crunches bis zum Muskelversagen; Bauchpressen am Kabelzug 8RM bis 10RM; ein bis zwei Gewichtsreduktionen

Bei den angegebenen Sätzen handelt es sich um die reinen Trainingssätze. Diesen vorangestellt ist neben einem allgemeinen ein spezifisches Aufwärmprogramm von mehreren Sätze mit zunächst geringerer, dann progressiv zunehmender Intensität nach folgendem Schema:
1. ein Satz von 20 Wiederholungen mit 30 Prozent des hypothetischen Maximalgewichts,
2. ein Satz von 20 Wiederholungen mit 40 Prozent des hypothetischen Maximalgewichts,
3. ein Satz von 15 Wiederholungen mit 50 Prozent des hypothetischen Maximalgewichts.

Bei diesem Trainingsprogramm steht die völlige Ausbelastung der Muskulatur im Vordergrund. Um dies zu gewährleisten, wird – wie allgemein üblich – zunächst eine Grundübung bis zum Muskelversagen trainiert. Sobald die Erschöpfung so weit fortgeschritten ist, dass keine weitere Wiederholung mehr möglich ist, wird eine Kombination von Intensitätstechniken eingesetzt. Diese unterscheiden sich je nach Übung geringfügig. Sofern ein Trainingspartner zur Verfügung steht um Hilfestellung zu leisten, werden einige Intensivwiederholungen angeschlossen. Dazu ist es unbedingt erforderlich, dass der Trainingspartner so wenig Hilfestellung leistet wie möglich, damit die Hauptarbeit weiterhin vom Trainierenden ausgeht. Anschließend wird das Gewicht verringert und mit dem reduzierten Gewicht erneut bis zum Muskelversagen trainiert.
Im Anschluss an Übungen, bei denen Intensivwiederholungen schwer zu realisieren sind, kann der Satz mit abgefälschten Wiederholungen ausgedehnt werden. Bei Klimmzügen z. B. kann der Bodybuilder etwas Schwung zur Hilfe nehmen, wenn in korrekter Technik keine Wiederholung mehr möglich ist. Ist auch dies nicht mehr möglich, können zunächst einige Teilwiederholungen und schließlich eine isometrische Kontraktion ausgeführt werden.

Grundlage dieses Trainingsprogramms bilden die elementaren Mehrgelenksübungen. Dies ist bei einem Trainingsprogramm für Fortgeschrittene eher unüblich, da beim Bodybuilding der Grundsatz gilt, dass im Anfangsstadium zunächst durch Grundübungen Muskelmasse aufgebaut und diese anschließend durch die sog. Isolationsübungen geformt werden sollte.
Wenn jedoch die Trainingsforschung zeigt, dass erstens die vermeintlichen Isolationsübungen in ihrer „isolierenden“ Wirkung stark überschätzt werden und zweitens die elementaren Mehrgelenksübungen den höchsten Aktivierungsgrad von Muskelfasern in der jeweils beanspruchten Muskulatur erzielen, so darf sich auch die Trainingspraxis diesen Erkenntnissen nicht verschließen. Es muss daher postuliert werden, die

elementaren Mehrgelenksübungen zur Grundlage *jedes* Trainingsprogramms beim Bodybuilding zu machen – und zwar unabhängig vom Fortgeschrittenheitsgrad.

Das gleiche gilt für die Anwendung des Vorermüdungsprinzips. Auch hier liegen inzwischen Erkenntnisse vor, die Anlass geben, über Verbesserungen der praktischen Anwendung dieses Prinzips nachzudenken.
Es konnte bestätigt werden, dass die kleineren, und damit schwächeren Muskeln beim Training der größeren einen limitierenden Faktor darstellen. Deshalb versuchte man, die Zielmuskulatur durch Isolationsübungen isoliert zu belasten und dadurch vorzuermüden. Inzwischen weiß man allerdings, dass isolierte Beanspruchungen bestimmter Muskeln oder gar Muskelabschnitte praktisch nicht realisierbar sind. Fliegende Bewegungen mit Kurzhanteln, ausgeführt in der Absicht, die Brustmuskulatur zu ermüden, erschöpfen auch in gewissem Umfang die Trizeps- und Schultermuskulatur, deren Kräfte man ja eigentlich mit genau dieser Übung schonen will. Der Nutzen der Vorermüdungstechnik wird dadurch in Frage gestellt.
Statt dessen sollte man die umgekehrte Vorgehensweise wählen. Die Grundübung sollte ausgeführt werden, solange die Kraftreserven noch maximal vorhanden sind. Die Ausführung einer Isolationsübung kann im Anschluss daran als intensitätssteigernde Komponente eingesetzt werden. Dass die Intensität der Isolationsübung durch Vorermüdung beeinträchtigt wird, ist im Sinne einer möglichst umfassenden Ausbelastung eher in Kauf zu nehmen, als eine Beeinträchtigung der Grundübung.

Das aufgeführte Programm sieht zunächst jeweils einen Satz pro Übung vor. Es versteht sich jedoch nicht als dogmatisch auf das Einsatz-Training festgelegt. Dabei wird zunächst davon ausgegangen, dass ein hochintensiver Satz pro Übung ausreichend ist. Dies gilt jedoch nur unter der Prämisse, dass auch tatsächlich eine Intensität auf höchstem Niveau erreicht werden konnte. Ist dies nicht der Fall, spricht nichts gegen die Ausführung eines weiteren Satzes, bei dem dann von der Ermüdungsaufstockung aufgrund der unvollständigen Erholung zwischen den Sätzen profitiert werden kann.

9.5 Wiederholungszahlen

Die Wiederholungszahlen in diesem Programm weichen bewusst vom normalerweise empfohlenen Bereich von acht bis zwölf maximalen Wiederholungen ab. Das Anfangsgewicht wird gezielt höher und die

Wiederholungszahl damit niedriger angesetzt, weil eine Verlängerung des Satzes durch Intensivwiederholungen oder andere Intensitätstechniken dabei bereits einkalkuliert wird. Würde man von vornherein zwölf Wiederholungen veranschlagen und den Satz dann durch mehrere Intensitätstechniken verlängern, geriete die Belastungsdauer wahrscheinlich in den laktaziden Bereich, was beim Muskelaufbautraining nicht erstrebenswert ist. Bei der Trainingsplanung ist daher generell zu berücksichtigen, dass nach dem Eintreten des Muskelversagens noch etwa fünf bis sechs Wiederholungen hinzukommen.
Dieses Prinzip gilt es auch bei der Zusammenstellung periodisierter Trainingsprogramme zu berücksichtigen. Auch wenn acht bis zwölf Wiederholungen einen sehr günstigen Einfluss auf den Muskelaufbau haben, muss davon ausgegangen werden, dass eine Periodisierung der Trainingsgewichte, und damit auch der Wiederholungszahlen, langfristig eher geeignet ist, progressives Muskelwachstum zu induzieren, als die permanente Beibehaltung der gleichen Wiederholungszahl.
Besonders zu beachten ist dies bei einem Zyklus mit hohen Wiederholungszahlen. Werden in einer Trainingsphase mit leichten Gewichten 15 bis 20 Wiederholungen angestrebt, so sind Ausgangsgewichte zwischen 12RM und 15RM zu wählen.
Die niedrigsten sollten aber auch in Trainingsphasen mit schweren Gewichten die Untergrenze von 4RM bis 5RM nicht unterschreiten, weil der Maximalkraftbereich zum Muskelaufbautraining nicht geeignet ist.

Die verschiedenen Trainingsphasen sollten sich über einen Zeitraum von jeweils etwa sechs bis acht Wochen erstrecken bzw. so lange beibehalten werden, wie die Überprüfung des hypothetischen Maximalgewichts Fortschritte zeigt.
Ausgefallene Techniken wie das „Muskelkonfusionsprinzip" lassen keinen Vorteil gegenüber herkömmlichen Praktiken der Periodisierung erkennen. Seine Anwendung mag jedoch eine Auflockerung konventioneller Trainingsgestaltung darstellen und somit für sehr erfahrene Athleten eine Alternative bieten.
Dennoch gilt auch für sie, dass der Schwerpunkt des Trainings auf den Grundübungen liegen sollte. Entgegen der beim Bodybuilding verbreiteten, aber inzwischen widerlegten Faustregel, dass Fortgeschrittene überwiegend von Isolationsübungen profitierten, spricht nichts dagegen, wenn auch weit fortgeschrittene Bodybuilder ausschließlich Grundübungen ausführen.

Diese elementaren Mehrgelenksübungen bieten außerdem den Vorteil, dass ihre intensive Ausführung eine beachtlichen Freisetzung körpereigener anaboler Hormone bewirkt (KRAEMER/MARCHITELLI et al. 1990, 1442-1450; HÄKKINEN/ PARKARINEN 1991, 194-199).

Häufig findet sich auch deshalb die Empfehlung, dass Training mit einer Grundübung abzuschließen.
Aufbau und Intensität der hier beschriebenen Trainingsmethoden setzen den notwendigen Wachstumsreiz. Ob dieser letztlich auch eine entsprechende Muskelhypertrophie nach sich zieht, hängt in hohem Maße von den Faktoren Erholung und Ernährung ab.
Hinsichtlich des Faktors Erholung gilt beim Heavy-Duty-Training generell die Faustregel, dass nach einem intensiven Trainingstag ein trainingsfreier Tag folgen sollte, so dass eine Superkompensation nicht durch zu dichte Trainingsreize beeinträchtigt oder gar verhindert wird. Die frühere Hypothese, derzufolge nach 96 Stunden bereits eine Dekompensation einsetzt und ein Muskel daher mindestens alle vier Tagen gezielt trainiert werden sollte, gilt inzwischen als widerlegt. Dennoch ist es ratsam, die Trainingsfortschritte mittels des Konzepts vom hypothetischen Maximalgewicht zu überprüfen und gegebenenfalls entsprechende Anpassungen vorzunehmen.

9.6 Trainingsbegleitende Supplementierung

Das Training setzt den Wachstumsreiz. Damit die Muskulatur mit allen für ein Muskelwachstum erforderlichen Makro- und Mikronutrimenten versorgt wird, sollte unmittelbar nach Beendigung des Trainings ein flüssiges Nährstoffkonzentrat zugeführt werden, welches die folgenden Inhaltsstoffe enthält:
- Protein in hydrolysierter Form,
- Kohlenhydrate mit hohem glykämischen Index,
- Kreatin,
- und evtl.: L-Glutamin.

Auch wenn die Bedeutung der Eiweißzufuhr beim Bodybuilding sehr häufig überbetont wird und mitunter geradezu groteske Ausmaße annimmt, so ist die Notwendigkeit einer Eiweißzufuhr unmittelbar nach Beendigung des Trainings nicht zu leugnen. Um die größtmögliche Muskelhypertrophie zu gewährleisten, müssen die beim Training verschlissenen Proteine ersetzt werden.

Der direkte Anschluss an ein Krafttraining ist ein hierfür essenzieller Moment, da die Muskelzellen zu diesem Zeitpunkt besonders aufnahmefähig für Aminosäuren sind. Aus diesem Grund hielt man es früher für ideal, freie Aminosäuren, insbesondere die BCAAs, einzunehmen, weil man davon ausging, dass freie Aminosäuren schneller als alle anderen Proteinformen resorbiert werden können. Diesem Zeitpunkt kommt in der Tat eine zentrale Bedeutung zu, da das sog. „window of opportunity“ der verbesserten Aufnahmefähigkeit der Zellen sich nach wenigen Stunden wieder zu schließen beginnt. Es ist daher überaus sinnvoll, solche Proteinquellen zu wählen, die unverzüglich resorbiert werden können. Wie man inzwischen weiß, erfüllen die wesentlich preiswerteren Proteinhydrolysate, insbesondere hydrolysiertes Laktalbumin, dies deutlich effektiver als freie Aminosäuren (POULLAIN et al. 1989, 382-386).

Die Notwendigkeit von Kohlenhydratkonzentraten wurde beim Bodybuilding lange negiert. Man hielt sich an die Faustregel, nach der Kraftsportler Eiweiß- und Ausdauersportler Kohlenhydratkonzentrate benötigten. Es empfiehlt sich jedoch auch beim Muskelaufbautraining, Kohlenhydrate in konzentrierter Form zuzuführen. Dafür gibt es gleich mehrere Gründe. Zum einen erreicht man dadurch eine schnellere Wiederauffüllung der Muskelglykogenspeicher, zum anderen verhindert man, dass das Protein aufgrund des gesteigerten Energiebedarfs durch Neoglukogenese in Kohlenhydrate umgewandelt wird, was seiner eigentlichen Bestimmung, nämlich dem Muskelaufbau, entgegenstehen würde. Wenn nach Trainingseinheiten Protein und Kohlenhydrate gemeinsam zugeführt werden, wirken sie synergistisch. Es kommt also nicht nur zu einer schnelleren Wiederauffüllung der Glykogenspeicher, sondern auch zu einer verbesserten Proteinretention.
Darüber hinaus kommt es sogar noch zu einer verstärkten Ausschüttung körpereigener Wachstumshormone, wenn Protein und Kohlenhydrate gemeinsam zugeführt werden. Als Ursache für die synergistische Wirkung dieser Nährstoffkombination vermutet man die dabei ebenfalls zu verzeichnende erhöhte Freisetzung von Insulin.
Deshalb sollten nach dem Training ausnahmsweise Kohlenhydrate mit einem hohen glykämischen Index verwendet werden, etwa Dextrose.
Um den synergistischen Effekt noch zu verstärken, sollte das Nahrungskonzentrat neben Kohlenhydraten und Protein auch Kreatin enthalten, da dieses ebenfalls die Aufnahme von Nährstoffen in die Muskelzelle fördert (LEMON 1996, 110-114).
Die gleichen Eigenschaften werden der Aminosäure L-Glutamin nachgesagt, wobei dies zur Zeit noch eine nicht gesicherte Arbeitshypothese ist.
Auch die jeweiligen Mengen der benötigen Nährstoffe lassen sich relativ verlässlich veranschlagen.

Die positive Wirkung des Glutamins ließ sich in verschiedenen Studien bereits bei Einzelgaben von 2000 Milligramm nachweisen, so dass eine Supplementierung in dieser Größenordnung absolut ausreichend sein dürfte. Solange nicht abschließend geklärt ist, ob die günstigen Wirkungen zusätzlichen Glutamins allein in dessen Eigenschaft als leicht verwertbarem Protein begründet ist, kann auf Glutamingaben ganz verzichtet werden, da das Supplement ja ohnehin eine größere Menge leicht resorbierbaren Proteins enthalten sollte. Das gleiche gilt für die verzweigtkettigen Aminosäuren, deren günstiger Einfluss auf die Proteinsynthese sich ebenfalls nicht leugnen lässt. Die handelsüblichen Lakalbuminhydrolysate enthalten jedoch bereits einen sehr hohen Prozentsatz an diesen Aminosäuren, was die Gabe von BCAAs zusätzlich zu einem Laktalbuminhydrolysat überflüssig macht.

Auch was Kreatin betrifft, sind die üblichen Megadosierungen keineswegs erforderlich. Bereits zwei bis vier Gramm pro Tag reichen aus, um über einen Zeitraum von vier Wochen Kreatineinlagerungen zu erzielen, die bei den Megadosierungen nach einer Woche erreicht werden. Um die Aufnahme von Aminosäuren in die Muskelzellen zu forcieren, reichen ebenfalls wenige Gramm aus. Einzelgaben von mehr als fünf Gramm lassen die Kreatinauscheidung überproportional ansteigen, so dass diese Menge nicht überschritten werden sollte. Ungeklärt ist überdies das Schädigungspotenzial zu hoher Kreatingaben über einen längeren Zeitraum. All dies spricht für eine Begrenzung der täglichen Zufuhr auf höchstens fünf Gramm sowie für eine phasenweise Aussetzung der Kreatinsupplementierung.
Die Begrenzung der Kreatinmenge macht außerdem deshalb Sinn, weil das Kreatin nach dem Training zusammen mit Kohlenhydraten gegeben wird, was die gegenseitige Resorption begünstigt.

Die Zufuhr von Kohlenhydraten nach der Trainingseinheit ist von entscheidender Bedeutung, kann aber auf 50 Gramm begrenzt werden. Höhere Einzeldosen erbrachten in einschlägigen Untersuchungen keine weiteren Vorteile hinsichtlich Glykogen- und Proteinresorption. Diese Menge reicht aus, um die Glykogenresynthese zu unterstützen und eine Glukoneogenese zu verhindern.

Ein besonderes Augenmerk sollte natürlich auf einer angemessenen Proteinzufuhr liegen. Hierbei hat es sich als besonders günstig für die Proteinsynthese erwiesen, wenn die Proteinsupplementierung zeitlich auf das Training abgestimmt wird. So ist zum einen sicherzustellen, dass bei

Trainingsbeginn kein Proteinmangel vorliegt, da sich dies negativ auf die Proteinsynthese nach Trainingsende auswirkt.
Der zweite kritische Zeitpunkt ist der Beginn der Wiederherstellungsphase. Um dieses „window of opportunity“ zu nutzen, sollten unmittelbar im Anschluss an das Training 30 bis 40 Gramm Protein in hydrolysierter Form zugeführt werden. Neben der bereits erwähnten schnelleren Verfügbarkeit von Hydrolysaten, bietet diese Proteinform noch den Vorteil einer effektiveren Verwertung größerer Mengen. Eine Gleichwertigkeit mit intaktem Nahrungsprotein besteht nur bei Mengen von bis zu zwölf Gramm. Größenordnungen wie die nach einem Muskelaufbautraining benötigten werden in hydrolysierter Form sehr viel effizienter verwertet.
Diese Umstände legen nahe, nach dem Training ein Konzentrat mit etwa dieser Zusammensetzung zuzuführen:

Graphik 3: bedarfsadäquate Zusammensetzung eines trainingsflankierenden Nahrungskonzentrates:

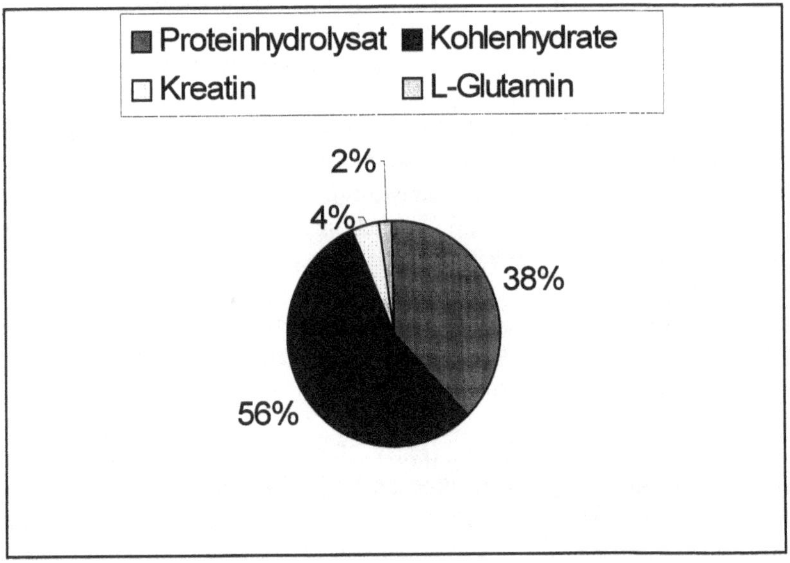

Mit diesem Konzentrat ist dann bereits ein großer Teil des täglichen Bedarfs und evtl. sogar der gesamte durch das Muskelaufbautraining hervorgerufene Mehrbedarf abdeckt. Die Supplementierung sollte daher immer im Kontext des kalkulierten Gesamtbedarfs erfolgen.

9.7 Nährstoffbedarf während der Muskelaufbauphase

In der Regel erfolgt die Bestimmung des Nährstoffbedarfs über das Körpergewicht. Der Energiebedarf bei einem intensiven Muskelaufbautraining wird auf etwa 44 kcal pro Kilogramm Körpergewicht beziffert, bei Bodybuilderinnen auf 39 kcal. Dieser Wert liegt deutlich unter der Energiemenge, die man früher beim Bodybuilding für erforderlich hielt, als man noch versuchte, während der Aufbauphase so viel wie möglich zuzunehmen und dann während der Definitionsphase eine extreme Reduktionsdiät einhalten musste. Bei 44 kcal pro Kilogramm Körpergewicht hingegen stehen in der Regel genügend Nährstoffe zur Verfügung, um einen Muskelzuwachs zu ermöglichen, ohne dass eine Einlagerung von Körperfett zu befürchten ist.
Zunächst gilt es, den Proteinbedarf zu berechnen. Nach neuesten, gesicherten Erkenntnissen benötigen Bodybuilder nicht, wie häufig postuliert, zwei oder gar drei Gramm Protein pro Kilogramm Körpergewicht, sondern nur etwa 1,6 Gramm. Diese Proteinmenge entspricht einem Brennwert von 6,6 kcal pro Kilogramm Körpergewicht (1,6 X 4,1 kcal).
An trainingsfreien Tagen kann die Proteinzufuhr auf 1,2 Gramm bzw. 4,9 kcal pro Kilogramm Körpergewicht reduziert werden. Dabei wird berücksichtigt, dass Bodybuilder auch an trainingsfreien Tagen einen etwas höheren Proteinbedarf haben als Nichtsportler. Ursache hierfür ist die Tatsache, dass die Erhöhung der Proteinsynthese durch intensives Muskelaufbautraining keineswegs nach exakt 24 Stunden wieder auf den Ausgansgswert zurückfällt, sondern auch am nächsten Tag noch leicht erhöht bleibt. Ein weiterer Grund besteht darin, dass bei Proteinkalkulationen auf der Grundlage des Körpergewichts häufig nicht berücksichtigt wird, dass Bodybuilder wegen ihres hohen Muskelgewichts bei gleichzeitig sehr geringem Körperfettanteil in der Regel mehr Muskelmasse pro Kilogramm Körpergewicht aufweisen als andere Sportler. Eine Reduktion auf 1,0 Gramm pro Kilogramm Körpergewicht oder noch darunter könnte daher u. U. zu weit gehen. Dennoch sollte an trainingsfreien Tagen die Proteinzufuhr leicht reduziert werden, damit es nicht zu einem Anstieg der proteinoxidierenden Enzyme kommt.

An Tagen, an denen statt des Muskelaufbautrainings ein aerobes Training absolviert wird, werden 1,4 Gramm pro Kilogramm Körpergewicht als erforderlich betrachtet, was 5,75 kcal entspricht.
Wird zusätzlich zum Bodybuilding-Training aerob trainiert, steigt der Eiweißbedarf auf etwa 1,8 Gramm bzw. 7,4 kcal.
Somit verbleiben, je nach Proteinbedarf, zwischen 38,3 und 36,6 kcal (44 – 5,75/6,6/7,4), die auf Kohlenhydrate und Fette verteilt werden.
Die Fettzufuhr ist beim Bodybuilding auf zehn bis 20 Prozent der gesamten Energiezufuhr zu begrenzen. Bei 9,3 kcal pro Gramm entspricht dies einer Energiezufuhr von 0,5 bis 1,0 Gramm Fett pro Kilogramm Körpergewicht bzw. 4,4 bis 8,8 kcal.
Somit entfallen die restlichen 10,1 bis 16,2 kcal pro Kilogramm Körpergewicht auf Kohlenhydrate, die dadurch zu einer wichtigen Steuerungsvariablen werden.

Tabelle: Nährstoffbedarf während der Muskelaufbauphase in Abhängigkeit von der Trainingsform (in Kilokalorien pro Kilogramm Körpergewicht)

Trainingsform	**Eiweiß**	**Kohlenhydrate**	**Fett**
Bodybuilding	6,6	28,5 bis 33,0	4,4 bis 8,8
aerobes Training	5,75	29,5 bis 34,0	4,4 bis 8,8
Bodybuilding und aerobes Training	7,4	28,0 bis 32,0	4,4 bis 8,8
Trainingsfrei	4,9	30,5 bis 34,5	4,4 bis 8,8

9.8 Nährstoffbedarf während der Definitionsphase

Der Energiebedarf in der Definitionsphase liegt bei circa 32 kcal pro Kilogramm Körpergewicht für männliche Bodybuilder und circa 26 kcal für weibliche. Eine Energiezufuhr in dieser Größenordnung ermöglicht den Abbau von Körperfett, ohne dass in nennenswertem Umfang Muskelgewebe eingebüßt wird. Die Fettzufuhr wird dabei auf höchstens 20, besser zehn Prozent der Gesamtenergiezufuhr begrenzt.

Tabelle: Energiebedarf bei 32 kcal pro Kilogramm Körpergewicht

Trainingsform	**Eiweiß**	**Kohlenhydrate**	**Fett**
Bodybuilding	7,0	18,5 bis 22,0	3,2 bis 6,4
aerobes Training	6,2	19,5 bis 22,5	3,2 bis 6,4
Bodybuilding und aerobes Training	7,8	14,2 bis 21,0	3,2 bis 6,4
trainingsfrei	5,3	20,3 bis 23,5	3,2 bis 6,4

Bei einer subkalorischen Energiezufuhr erhöht sich der Proteinbedarf aufgrund der einsetzenden Neoglukogenese um ca. 1,25 Gramm für jeweils 100 kcal Energiedefizit. Bodybuilder in der Definitionsphase sollten dies berücksichtigen, um eine katabole Stoffwechselsituation zu vermeiden. Bei einem Kaloriendefizit von 500 bis 800 kcal pro Tag, wie es sich aus der oben dargestellten Aufteilung mit einem Defizit von etwa acht kcal pro Kilogramm Körpergewicht ergibt, erhöht sich der Proteinbedarf um 6,25 bis 10,0 Gramm. Auch diese Erkenntnis widerspricht früheren Empfehlungen, die Proteinzufuhr während der Definitionsphase um 50 Gramm oder noch weiter zu steigern. Eine Erhöhung um 0,1 Gramm pro Kilogramm Körpergewicht, wie sie in der oben aufgeführten Tabelle berücksichtigt ist, reicht vollkommen aus, um den Mehrbedarf durch Neoglukogenese aufgrund einer subkalorischen Energiezufuhr zu kompensieren.

Die reduzierte Zufuhr an Makronutrimenten zieht zwangsläufig auch eine geringere Aufnahme von Mikronutrimenten nach sich. Die Einnahme eines Multivitamin- und Mineralstoffpräparates sollte daher in Erwägung gezogen werden. An dieser Stelle gilt es unbedingt darauf hinzuweisen, dass die Supplementierung von Mikronutrimenten generell dazu dienen sollte, Mangelzustände abzuwenden und den durch das sportliche Training hervorgerufenen Mehrbedarf zu decken.

Darüber hinaus gibt es nach dem derzeitigen Stand der Forschung nur wenige weitere Supplemente, deren Einnahme Bodybuildern nachweislich Vorteile bietet.
Hierzu gehört zweifellos das Chrompicolinat, bei dessen Einnahme in diversen Untersuchungen ein günstiger Einfluss auf die Relation zwischen Körperfett und fettfreier Körpermasse festgestellt wurde. Allerdings werden auch diese Ergebnisse teilweise sinnentstellend wiedergegeben und der Eindruck erweckt, hohe Dosierungen seien erforderlich. Wie an anderer Stelle gezeigt werden konnte, ist dies keineswegs der Fall. Erhebungen über den durchschnittlichen Chromkonsum Erwachsener zeigen vielmehr, dass ein Mangel an diesem Spurenelement weit verbreitet ist und eine Supplementierung sicherstellt, einen solchen Mangel mit seinen negativen Auswirkungen auf die Körperkomposition abzuwenden. Wie die Bezeichnung „Spurenelement" bereits impliziert, sind sehr geringe Mengen hiervon erforderlich. Die positiven Auswirkungen sind bereits bei Gaben von wenigen Hundert Mikrogramm zu beobachten. Damit liegt die erforderliche Dosis weit unter einem Milligramm pro Tag.

Das hochintensive Training beim Bodybuilding geht auch immer einher mit der vermehrten Bildung freier Radikale. Diesem Umstand sollte unbedingt durch die Einnahme von Antioxidantien Rechnung getragen werden. Da hier Dosierungen erforderlich sind, die den üblichen Tagesbedarf deutlich übersteigen, ist ein besonderes Augenmerk auf die Vermeidung von Überdosierungen zu legen, was - wie am Beispiel Selen deutlich gezeigt werden konnte – leider nicht immer realisiert wird.

Dass beim Bodybuilding generell keine Megadosierungen nötig sind, kann man am deutlichsten am Beispiel des Kreatins aufzeigen. Kreatin gilt als Paradebeispiel für eine Substanz, bei der eine Megadosierung notwendig ist. Dies ist jedoch keineswegs der Fall. Tagesdosierungen von 20 oder gar 30 Gramm sind beim Bodybuilding zwar der Regelfall, jedoch völlig unnötig und langfristig evtl. sogar kontraproduktiv. Bei einer solchen Zufuhr von 1000 bis 1500 Prozent der täglich benötigten Menge ist – von gesundheitlichen Aspekten einmal ganz abgesehen - ein Rebound-Effekt zu befürchten. Aus diesem Grund raten selbst die Befürworter solcher Megadosierungen zu einer Anwendung in Zyklen, bei der die Einnahme auf etwa vier Wochen begrenzt wird und anschließend für mehrere Wochen ausgesetzt wird. Inzwischen konnte aber gezeigt werden, dass bereits bei täglichen Gaben von nur drei Gramm über einen Zeitraum von vier Wochen eine Kreatinsättigung der Muskulatur erzielt werden kann, wie sie bei den Megadosierungen nach der sog. „Ladephase“ erreicht wird.

Abschließend gilt es ganz klar zu konstatieren, dass der Mehrbedarf an Makro- und Mikronutrimenten beim Muskelhypertrophietraining trotz des immensen und fast unüberschaubaren Angebots an Konzentraten und Supplementen, die alle eine günstige Wirkung auf den Muskelaufbau reklamieren, relativ gut durch einige wenige Supplemente abgedeckt werden kann.

10 Fazit

Die Auseinandersetzung mit dem Phänomen Bodybuilding offenbart eine eklatante Ambivalenz. Einerseits handelt es sich um ein in seiner Wirksamkeit für den Muskelaufbau anerkanntes Trainingssystem mit sehr spezifischen Trainingsmethoden und einer speziell abgestimmten Ernährung und Supplementierung. Mehrere Millionen Menschen betreiben ein Muskelaufbautraining nach den Trainingsmethoden des Bodybuildings. Mit ihren jeweiligen nationalen Verbänden in mehr als 160 Ländern ist die *International Federation of Bodybuilders* einer der größten Sportverbände der Welt.
Dieser allgemein attestierten Effizienz und weltweiten Verbreitung steht eine sehr geringe sportliche Akzeptanz gegenüber. Die Frage, ob es sich beim Bodybuilding überhaupt um eine Sportart handelt, wird ausgesprochen kontrovers diskutiert, obwohl zugestanden werden muss, dass bei Zugrundelegung der üblichen Definitionen durchaus die meisten Kriterien hierfür erfüllt werden. Viele Kritiker tun sich schwer damit, die Bodybuilding-Wettkämpfe, bei denen keinerlei sportliche Aktivitäten ausgeführt werden, sondern Posen eingenommen und verglichen werden, als Sportwettkämpfe zu kategorisieren. Häufig wird auch auf die Ähnlichkeit mit Schönheitswettbewerben verwiesen, was der sportlichen Anerkennung ebenfalls eher abträglich ist.

Ambivalent ist auch die Bewertung des Bodybuilding-Trainings. Ein solch umfangreicher Trainingskomplex mit Muskelaufbautraining, aerobem Training und einer bedarfsadäquten Ernährung sollte eigentlich umfassend trainierte, leistungsfähige und *last but not least* gesunde Sportler hervorbringen. Diese Bemühungen werden jedoch vielfach konterkariert durch massivsten Missbrauch von Dopingmitteln. Keine andere Sportart wird so sehr assoziiert mit dem Konsum von Anabolika und anderen Dopingsubstanzen, wie das Bodybuilding. Wie die Ergebnisse von Dopingproben sowie Umfragen unter Aktiven unterschiedlichster Leistungsniveaus und Ambitionen belegen, ist diese Assoziation keineswegs unbegründet. Da ist zunächst der leistungssportliche Bereich, in dem praktisch flächendeckend gedopt wird. Was das Bodybuilding jedoch ganz sicher von allen anderen Sportarten unterscheidet, ist die beispiellose Verbreitung des Dopingmissbrauchs unter Freizeitsportlern. Doch das Problem ist noch vielschichtiger, denn es ist nicht allein die Verbreitung des Dopings, die dem Problem beim Bodybuilding eine wohl einzigartige Dimension gibt. Hinzu kommt nämlich noch die Tatsache, dass die üblichen Dopingpraktiken die Anwendung mehrerer verschiedener

Pharmaka vorsehen, die dann auch noch in Megadosen eingenommen und/oder injiziert werden.

Diese Dopingpraktiken sind symptomatisch für eine Problematik, die sich als roter Faden durch alle Bereiche des Bodybuildings zieht:

Alle relevanten Komponenten des Bodybuildings sind gekennzeichnet von Extremen. Zu häufig wird nach der Devise verfahren: „Je mehr, desto besser".

Die Proteinzufuhr wird auf Mengen geschraubt, die nur noch als absurd bezeichnet werden können. Obwohl man inzwischen den Proteinbedarf relativ genau individuell berechnen kann, finden sich hin und wieder noch immer pauschale Empfehlungen, bis zu vier Gramm Protein pro Kilogramm Körpergewicht zuzuführen. Im Bestreben, den Körperfettanteil auf ein Minimum zu reduzieren, wird der Fettanteil der Nahrung teilweise so stark reduziert, dass nicht mehr die erforderliche Menge an essenziellen Fettsäuren aufgenommen wird, was einen optimalen Fettabbau nicht fördert, sondern ihm entgegensteht. Ähnlich extreme Verhaltensweisen finden sich bei der Verwendung von Supplementen. Jeder Nährstoff, der einen noch so geringen Einfluss auf das Muskelwachstum oder den Fettabbau haben könnte, wird als Nahrungsergänzung angeboten und als neuestes „Wundermittel" oder gar „Steroidersatz" angepriesen. Hier ist es unbedingt erforderlich, die Hintergründe zu kennen. Hinter den Empfehlungen zur Einnahme von Megadosierungen bestimmter Nährmittel stehen z. T. handfeste wirtschaftliche Interessen. Als besonders problematisch muss in diesem Zusammenhang die Verflechtung von Teilen der Fachpresse mit den Vertreibern von Nahrungsergänzungspräparaten angesehen werden.

Auch die Trainingspraktiken sind gekennzeichnet von radikalen Ansätzen. Die Handhabung aeroben Trainings etwa war im Laufe der Jahre verschiedenen Strömungen unterworfen. Entweder galt es als unproduktiv, dann wurde es strikt gemieden, oder es galt gerade als nützlich, dann wurde es nur allzu häufig exzessiv betrieben.

Das Muskelaufbautraining beim Bodybuilding ist gleich durch mehrere extreme Parameter charakterisiert. Die verbreiteten Splitprogramme mit Dutzenden von Sätzen pro Trainingseinheit, Intensitätstechniken in fast jedem Satz und vier bis sechs, beim Doppelsplit sogar bis zu zwölf Trainingseinheiten pro Woche, sind nicht nur unter Leistungssportlern, sondern auch bei Freizeitsportlern absolut üblich. Jüngsten Untersuchungen zufolge absolviert jeder dritte männliche Freizeitbodybuilder vier bis

sieben Trainingseinheiten pro Woche, und zwar unabhängig von der Trainingserfahrung.
Die Notwendigkeit eines derart umfangreichen Trainings zum Muskelaufbau ist aber mehrfach widerlegt worden. Dennoch ist das Volumentraining für viele Bodybuilder noch immer die Methode der Wahl. Dabei wird übersehen, dass es sich bei der Annahme, ein Muskel müsse alle 72 Stunden isoliert trainiert werden, lediglich um eine – inzwischen widerlegte – Arbeitshypothese handelte. Ebensowenig bestätigte sich, dass zur Herbeiführung einer ausgeprägten Muskelhypertrophie unbedingt multiple Sätze von jeder Übung erforderlich seien. Eines hingegen hat sich inzwischen überdeutlich herauskristallisiert:

Die *Conditio sina qua non* erfolgreichen Bodybuildings ist die größtmögliche alaktazide Ausbelastung der Muskulatur durch ein entsprechendes Intensitätstraining.

Die vielfältigen Intensitätstechniken stehen daher völlig zu Recht im Mittelpunkt des Bodybuilding. Ihre Anwendung ermöglicht es, den trainierten Muskel umfassend zu ermüden und damit einen maximalen Hypertrophiereiz zu setzen. Damit kann selbst bei einer Reduzierung der Trainingshäufigkeit und des Trainingsumfangs – wie dies beim Heavy-Duty-Training als effizientester Form des Muskelhypertrophietrainings der Fall ist - ein Muskelzuwachs erzielt werden, der dem des Volumentrainings mindestens ebenbürtig ist.

Zusammenfassend lässt sich somit konstatieren, dass, abgesehen von der Trainingsintensität, keines der für erforderlich gehaltenen Extreme zum Muskelaufbau notwendig sind.

Dies verdeutlicht die Notwendigkeit einer ständigen Auseinandersetzung mit allen verfügbaren Erkenntnissen der Trainings- und Ernährungswissenschaft, bei der die üblichen, tradierten Praktiken konsequent hinterfragt werden müssen.

Ebensowenig wie sich Bodybuilder den Ergebnissen der Trainingswissenschaft verschließen dürfen, sollte die übrige Sportwelt die Trainingsmethoden der Bodybuilder ignorieren. Trotz aller Vorbehalte dem Bodybuilding gegenüber können alle Sportler, die an einem Muskelzuwachs interessiert sind, von diesem Trainingssystem profitieren. Dabei ist es völlig unerheblich, ob der Muskelaufbau um seiner selbst willen angestrebt wird wie beim Bodybuilding, oder ob er eine verbesserte muskuläre Leistungsfähigkeit als Grundlage für eine andere Sportart schaffen soll.

Wie sehr alle Sportler vom Erkenntnisfortschritt bei der Diskussion um die bestmögliche Trainingsmethode beim Bodybuilding profitieren können, verdeutlicht die mittlerweile vielfach belegte Effizienz des Heavy-Duty-Trainings. Die Anwendung dieser Methode ermöglicht es, den Zeitaufwand für das Krafttraining überschaubar zu halten, ohne Abstriche bei den Resultaten machen zu müssen. Dadurch steht dann umso mehr Zeit für andere Trainingsinhalte zur Verfügung.

Dies verdeutlicht, wie wenig sinnvoll es ist, bestimmte Trainingsmethoden lediglich aufgrund von Vorbehalten gegenüber dieser Sportart zu stigmatisieren, wobei bereits die Frage, ob es sich überhaupt um eine Sportart handelt, kontrovers diskutiert wird.

Ob Bodybuilding in Zukunft eine angemessene Akzeptanz finden wird, hängt wohl in erster Linie davon ab, ob es gelingen wird, eine Lösung für die beispiellose Doping-Problematik zu finden. Solange weitgehend auf Dopingkontrollen verzichtet wird, sind die Aussichten diesbezüglich alles andere als ermutigend.

Eine Lösung dieses Problems würde die Grundlage dafür schaffen, dass sich das Bodybuilding von seinem Stigma befreien und auch im wissenschaftlichen Diskurs jene Würdigung finden könnte, die ihm in der Trainingspraxis längst zuteil wird.

Literaturverzeichnis

ABE, T. (1997): Relationship between training frequency and subcutaneous and visceral fat in women, in: Medicine and Science in Sports and Exercise 29, S. 1549-1553.

ADLERCREUTZ, H./HAMALAINEN, E./GORBACH, S.L. (1989): Diet and plasma androgens in postmenopausal vegetarian and omnivorous women and postmenopausal women with breast cancer, in: American Journal of Clinical Nutrition 49/1989, S. 433-442.

AHLBORG, B./BERGSTRÖM, L./EKLUND, G./HULTMAN, E. (1967): Muscle glycogen and muscle electrolytes during prolonged physical exercise, in: Acta Physiologica Scandinavia 70/1967, S. 129-142.

AKERBERG , K. (1989): Individuelle Ernährungskonzepte für Sportler auf der Grundlage von Haar-Mineral-Analysen, in: Leistungssport 5/1989, S. 18-22.

ALBRINK, M. J. (1978): Dietary fiber, plasma insulin, and obesity, in: American Journal of Clinical Nutrition 31/1978, S. 277-279.

ALLEN; B. (1997): Masse kontra Kraft. Die Fasertypen gezielt trainieren, in: Sportrevue 2/1997, S. 84-86.

ALLEN, L. H./ODDOYE, E. A./MARGEN, S. (1979): Protein-induced hypercalciuria: a longer term study, in: American Journal of Clinical Nutrition 32/1979, S. 741-749.

ALESSIO, H. M. (1993): Exercise-induced oxidative stress, in: Medicine and Science in Sports and Exercise 2/1993, S. 218-224.

ALMADA, A. (1995): Bodybuilding' s best supplement - can it get better?, in: Muscle Media 2000, S. 28-31.

ALLMER, H./SCHULZ, N. (1988): Fitness-Studios: Anspruch und Wirklichkeit, in: Brennpunkte der Sportwissenschaft 2/1988, S. 126-129.

ALLNUT, S./CHAIMOWITZ, G. (1994): Anabolic steroid withdrawal depression: a case report, in: Canadian Journal of Psychiatry 39/317-318.

ALWAY, S. (1997): Dumbell Pullovers: Expanding the serratus anterior, in: Muscular Development 8/1997, S. 152 sowie 172 und 104.

AMELINK, G. J./BÄR, P. R. (1986): Exercise-induced muscle protein leakage in the rat. Effects of hormonal manipulation, in: Journal of Neurological Science 76, S. 61-68.

ANDERSON, H. L./HEINDEL, M. B./LINKWILE, H. (1969): Effects on nitrogen balance of adult man on varying source of nitrogen and level of caloric intake, in: Journal of Nutrition 99, S. 82-86.

ANDERSON, R. A./BRYDEN, N.A./POLANSKY, M. M./DEUSTER, P.A. (1988): Exercise effects on chromium excretion of trained and untrained men consuming a constant diet, in: Journal of Applied Physiology 64/1988, S. 249.

ANDERSON, R. A./KOZLOWSKY, A.S. (1985): Chromium intake absorption and excretion of subjects consuming self-selected diets, in: American Journal of Clinical Nutrition 41/1985, S. 1177-1183.

ANDERSON, R. A./PLANSKY, M. M. (1982): Effect of exercise (running) on serum clucose, insulin, glycogen and chromium excretion, in: Diabetes 31/1982, S. 212-216.

ANDERSON, R. A./PLANSKY, BRYDEN, N. A. (1983): Chromium supplentation of human subjects: effects of glucose, insulin, and lipid variables, in: Metabolism 32/1983, S. 894-899.

ANDERSON, T./KEARNEY, J. T. (1982): Effects of three resistance training programs on muscular strength and absolute and relative endurance, in: Research Quarterly 53, S. 1-7.

ANDRIANOWA, G./KOZ, J./MARTJANOW, W./CHWILON, W. (1974): Die Anwendung der Elektrostimulation für das Training der Muskelkraft, in: Leistungssport 4. Jg. 1974, S. 138-142.

ANDZEL, W. (1993): Die Suche nach der perfekten Trainingsmethode, in: Sportrevue 11/1993, S. 36-38 und 142.

ANTONIO, J. (1995): Clenbuterol versus salmeterol - which has greater anabolic effects?, in: Muscle Media 2000, S. 123.

ANTONIO, J./STREET, C. (1999): Glutamine: A potentially useful supplement for athletes, in: Canadian Journal of Applied Physiology 24/1999, S. 1-14.

APOIAN, A. (1994): Exercise and supplements, in: Muscle & Fitness 7/1994, S. 166-169.

APPLEBY, M./FISHER,M./MARTIN, M. (1994): Myocardial infarction, hyperkalaemia and ventricular tachycardia in a young male body-builder, in: International Journal of Cardiology 44/1994, S. 171-174.

APRAKU, E./NELLES, S. (1988): Körperkult. Reportagen über ein Phänomen. Frankfurt: Ullstein.

ARIEL, G. (1973): Anabole Steroide und die Muskelkontraktionskraft, in: Leistungssport 1973, S. 55-57.

ARIEL, G./SAVILLE, W. (1973): Anabole Steroide: Die physiologischen Wirkungen von Placebos, in: Leistungssport 1973, S. 52-55.

ARMSTRONG, R. B. (1984): Mechanisms of exercise-induced delayed onset muscular soreness: a brief review, in: Medicine and Science in Sports and Exercise 16/1984, S. 529-538.

ARMSTRONG, R. B./OGILVIE, R. W./SCHWANE, J. A. (1983): Excentric exercise-induced injury to skeletal muscle, in: Journal of Applied Physiology 54/1983, S. 80-93.

ARNOLD, M. D./MAYHEW, D./LeSUER, D./McCORMICK, J. (1995): Accuracy of predicting bench press and squat performance from repetitions at low and high intensity, in: Journal of Strength and Conditioning Research 9/1995, S. 205-206.

ARRIA, S./STALEY, C. (1994): Recuperation. Preworkout strategies, in: Muscle & Fitness 4/1994, S. 62-65 und 232-235.

ASTRUP, A./TOUBRO, S./CANNON, S./HEIN, P./BREUM, L./MADSEN, J. (1990): Caffeine: a double-blind, placebo-controlled study of its thermogenic, metabolic, and cardiovascular effects in healthy volunteers, in: American Journal of Clinical Nutrition 5/1990, S. 759-767.

ASTRUP, A. (1992): The effect of ephedrine/caffeine mixture on energy expenditures and body composition in obese women., in: Metabolism 41/1992, S. 886-888.

ASTRUP, A../BREUM, L./TOUBRO, S./HEIN, P./QUAADE, F. (1992): The effect and safety of an ephedrine/caffeine compound compared with ephedrine, caffeine, and placebo in obese subjects on an energy restricted diet. A double-blind trial, in: International Journal of Obesity 4/1992, S. 269-277.

BACHMANN, M. (1993): Clenbuterol. Das Mittel der Zukunft. Heilbronn: Ingenohl.

BAGATELL, C. J./BREMNER, W. J. (1996): Androgens in men - uses and abuses, in: The New England Journal of Medicine 334/1996, S. 707-714.

BAHADORI, B./HABERSACK, S. (1995): Treatment with chromium picolinate improves lean body mass in patients with weight reduction, in: International Journal of Obesity 19/1995, Supplement 2, S. 38.

BAHR, R. (1992): Excess post-exercise oyxgen consumption: magnitude, mechanisms and practical implications, in: Acta Physiologica Scandinavia 144/1992, S. 1-70.

BAHRKE, M. S./YESALIS, C. E. (1994): Weight training. A potential confounding factor in examining psychological and behavioural effects of anabolic-androgenic steroids, in: Sports Medicine 18/1994, S. 309-318.

BAKER, A. (1993): Heavy duty training, in: Muscular Development 9/1993, S. 64-68.

BALSOM, P. D./HARRIDGE, S./SODERLUND, K./SJODIN, B./EKBLOM, B. (1993): Creatine supplementation per se does not enhance endurance exercise performance, in: Acta Physiologica Scandinavia 149, S. 521-523.

BALSOM, P. D./EKBLOM, B./SÖDERLUND, B./SJÖDIN, B./HULTMANN, E. (1993): Creatine supplementation and dynamic high intensity intermittent exercise, in: Scandinavian Journal of Medicine and Science in Sports 3/1993, S. 143.

BARKE, M. S. (1996): Psychological and behavioral effects of endogenous testosterone and anabolic androgenic steroids: An update, in: Sportsmedicine 6/1996, S. 367-390.

BARNETT, C./KIPPERS, V./TURNER, P. (1995): Effects of Variations of the Bench Press Exercise on the EMG Activity of five shoulder muscles, in: Journal of Strength and Conditioning Research 9/1995, S. 222-227.

BASHIN, S./STORER, T. W./BERMAN, N./CALLEGARI, C./CLEVENGER, B./PHILLIPS, J./BUNELL. T. J./TRICKER, R./SHIRAZI, A./CASABURI, R. (1996): Effects of supraphysiologic doses of testosterone on muscle size and strength in normal men, in: The New England Journal of Medicine 335/1996, S. 1-8.

BASS, C. (1991): Der Fettverbrennungsbereich, in: Sportrevue 9/1991, S. 44-45.

BAUMSTARK, M./HALLE, M./FREY, I./BERG, A./KEUL, J. (1990): Aktuelle Aspekte zum Einfluß der körperlichen Aktivität auf den Lipid- und Lipoproteinstoffwechsel, in: Österreichisches Journal für Sportmedizin 20 (1990), S. 100-104.

BECQUE, B./LOCHMANN, J./MELROSE, D. (1997): Effect of creatine supplementation during strength training on 1RM and body composition, in: Medicine and Science in Sports and Exercise 29, S. 146.

BECKERS, E. (1988): Körperfassaden und Fitness-Ideologie. Wiederkehr des Körpers in der Fitness-Bewegung, in: Schulz, N./Allmer, H. (Hrsg.): Fitness-Studios. Anspruch und Wirklichkeit. Brennpunkte der Sportwissenschaft 2/1988, S. 153-175.

BEDI, J. F./GONG, H./HORVATH, S. M. (1988): Enhancement of exercise performance with inhaled albuterol, in: Canadian Journal of Sports Medicine 13/1988, S. 144-148.

BEDNAREK, J. (1984): Bodybuilding als Freizeitaktivität und Lebensinhalt, in: Klein, M. (Hrsg.): Sport und Körper. Reinbek: Rowohlt, S. 50-64.

BEDNAREK, J. (1986): Verschiedene Formen von Körperbewußtsein im Bodybuilding, in: Klein, M. (Red.): Sport, Gesundheit und die ‚neue' Bewegungs- und Körperkultur. dvs-protokolle Nr. 24. Clausthal-Zellerfeld, S. 130-149.

BELL, D. G./JACOBS, I./ZAMECNIK, J. (1998): Effects of caffeine, ephedrine and their combination on time to exhaustion during high-intensity exercise, in: European `Journal of Applied Physiology 77/1998, S. 427-433.

BENSON, D.W. (1991): Decreased myofibrillar protein breakdown following treatment with clenbuterol, in: Journal of Surgical Research 50 (1991), S. 1-5.

BERENDONK, B. (1992): Doping. Von der Forschung zum Betrug. Reinbeck: Rowohlt.

BERG, A./KEUL, J. (1985): Kurz- und langfristige Anpassungsvorgänge an Krafttraining, in: Bührle, M. (Hrsg.): Grundlagen des Maximal- und Schnellkrafttrainings. Schondorf: Hofmann, S. 61-81.

BERGER, R. A. (1962): Optimum repetitions for the development of strength, in: Research Quarterly 33, S. 334-338.

BERGER, R. A. (1963): Comparative effects of three weight training programs, in: Research Quarterly 34, S. 396-398.

BERGER, R. A./HARDAGE, B. (1967): Effect of maximum loads for each of ten repetitions on strength improvement, in: Research Quarterly 38, S. 715-718.

BERGSTRÖM, J. (1967): Diet, muscle glycogen, and physical performance, in: Acta Physiologica Scandinavia 71/1967, S. 140-150.

BERGSTRÖM, J./HULTMANN, E. (1967): Muscle glycogen synthesis after exercise; an enhancing factor localized to the muscle cells in man, in: Nature 210/1967, S. 309-310.

BESSET, L. (1982): Increase in sleep related growth hormone and prolactin secretion after chronic arginine aspartarte administration, in: Acta Endocrinologica 99/1982, S. 18.

BEUKER, F. (1987a): Wettkampfjahr und Ernährung, in: Sportrevue 3/1987, S. 25-26.

BEUKER, F. (1987b): Eiweiße - bekanntes und unbekanntes, in: Sportrevue 5/1987, S. 25-26.

BEUKER, F. (1989): Anabole Wirkung von Eiweiß, in: Sportrevue 12/1989, S. 25-26.

BEUCKER, F. (1990): Das neue Jahrzehnt, in: Sportrevue 1/1990, S. 26-28.

BEUKER, F. (1991a): Chrom - ein ganz neuer Aspekt in der Sporternährung, in: Sportrevue 6/1991, S. 37-38.

BEUKER, F. (1991b): Mineralien ja oder nein?, in: Sportrevue 9/1991, S. 35-36 und 109-110.

BEUKER, F. (1992a): Masseaufbau, in: Sportrevue 1/1992, S. 23-24.

BEUKER, F. (1992b): Die externe Symptomatik beim Abusus anaboler Steroide im Sport, in: notabene medici 22/1992, S: 373-377.

BEUKER, F. (1993a): Alles über Doping, in: Sportrevue 9/1993, S. 53-55.

BEUKER, F. (1993b): Wachstumshormon - die Zeitbombe, in: Sportrevue 11/1993, S. 109-111.

BIELINSKI, R. (1985): Energy metabolism during post-exercise recovery in man, American Journal of Clinical Nutrition 42, S. 69-82.

BIGLAND-RICHIE, B./WOODS, J. J. (1976): Integrated EMG and 0_2-uptake during positive and negative work, in: Journal of Physiology (London) 260/1976, S. 267-277.

BISHOP, D. T./MEIKLE, A. W./SLATTERY, M. L./STRINGHAM, J. D./FORD, M. H./WEST, D. W. (1988): The effects of nutritional factors on sex hormone levels in male twins, in: Genetic Epidemiology 5/1988, S. 43-59.

BLOM, P. C. S. (1987): Effect of different post-exercise sugar diets on the rate of muscle glycogen synthesis, in: Medicine and Science in Sports Exercise 19/1987, S. 491-496.

BLUNDELL, J. E./GREEN, S./BURLEY, V. (1994): Carbohydrates and human appetite, in: American Journal of Clinical Nutrition 59/1994 (Supplement), S. 728S-734S.

BOOS, C./WULFF, P./KUJATH, P./BRUCH, H.-P. (1998): Medikamentenmißbrauch beim Freizeitsportler im Fitneßbereich, in: Deutsches Ärtzteblatt 16/1998, S. A 953-957.

BORGERS, W. (1988): Von der Motionsmaschine zum Fitness-Studio. Aspekte des apparativen Zugriffs auf den Körper, in: Schulz, N./Allmer, H. (Hrsg.): Fitness-Studios. Anspruch und Wirklichkeit. Brennpunkte der Sportwissenschaft 2/1988, S. 130-152.

BRADFORD, R. (1994): Periodisierung des Bodybuilding-Trainings, in: Sportrevue 1/1994, S. 92-93 und 139.

BRAINUM, J. (1988): Intensität. Ihre Bedeutung für den Muskelaufbau, in: Sportrevue 3/1988, S. 54-57 und 106-107.

BRAINUM, J. (1992): Carbohydrate loading, in: Flex 12/1992, S. 191-192.

BRAINUM, J. (1993a): Wheight-gain tips, in: Flex 6/1993, S. 201-202.

BRAINUM, J. (1993b): Aerobics for bodybuilding, in Flex 7/1993, S. 60-63 und 207

BRAINUM, J. (1993c): Bodytyping: ectomorph, endomorph, mesomorph, in: Flex 19/1993, A-N.

BRAINUM, J. (1996a): Anabolikabedingter Sehnenabriß, in: Flex 1/1996, S. 142-143.

BRAINUM, J. (1996b): MCT: Sinvolle Nahrungsergänzung oder Hokuspokus?, in: Flex 1/1996, S. 100-102.

BRAITH, R. W./GRAVES, J. E./LEGGETT, S. H./POLLOCK, M. L. (1993): Effect of training on the relationship between maximal and submaximal strength, in: Medicine and Science in Sports and Exercise 25/1993, S. 132-138.

BRAUNSTEIN, G. D. (1993): Gynecomastia, in: The New England Journal of Medicine 328/1993, S. 490-495.

BRAVERMAN, E. R./PFEIFFER, C. C. (1987): The Healing Nutrients Within. Facts. Findings and New Research on Amino Acids. New Canaan: Keats Publishing.

BREMER, J. (1983): Carnitine metabolism and function, in: Physiological Review 63/1983, S. 1420-1480.

BRENNER; B. M./MEYER, T. M./HOSTETTER, T. H. (1982): Dietary protein intake and the progressive nature of kidney disease: The role of hemodynamically mediated glomerular injury in the pathogenesis of progressive glomerular sclerosis in aging, renal ablation, and intrinsic renal disease, in: The New England Journal of Medicine 307/1982, S. 350-389.

BREUM, L./PEDERSEN, J. K./AHLSTROM, F./FRIMODT-MOLLER, J. (1994): Comparison of an ephedrine/caffeine combination and dexfenfluramine in the treatment of obesity. A double-blind, multi-centre trial in general practice, in: International Journal of Obesity 2/1994, S. 99-103.

BRINK, W. (1995). Dihydrotestosterone. Hair loss, Acne and Prostate Enlargement (Avoidance, Control, Regression), in: Musclemagazine International 4/1995, S. 61-68.

BRINKBÄUMER, K./LUDWIG, U./WEINZIERL, A. (1996): Tod eines Supermannes. Das künstliche Leben und Sterben des Andreas M., in: Der Spiegel 17/1996, S. 126-137 und 140-153.

BROOKS, R. V. (1980): Anabolic steroids and athletes, in: The Physician and Sportsmedicine 8/1980, S. 161-163.

BROTHERHOOD, J. R. (1984): Nutrition and sports performance, in: Sportsmedicine 1/1984, S. 350-389.

BRYNER, R. W./TOFFLE, R. C./ULLRICH, I. H./YEATER, R. A. (1997): The effects of exercise intensity on body composition, weight loss, and dietary composition in women, in: Journal of the American College of Nutrition 1, S. 68-73.

BRZYCKI, M. (1993): Strength testing – Predicting a one-rep max from reps-to-fatigue, in: Journal of Physical Education, Recreation and Dance 1/1993, S. 88-90.

BULBULIAN, R./PRINGLE, D. D./LIDDY, M. S. (1996): Chromium picolinat supplementation in male and female swimmers, in: Official Journal of the American College of Sports Medicine 31. May 1996, abstract 664.

BUCCI, L. R./HICKSON, J. F./PIVARNIK, J. M./WOLINSKY, I./McMAHON, J. C./TURNER, S. D. (1990): Ornithine ingestion and growth hormone release in bodybuilders, in: Nutitional Research 10/1990, S. 239.

BUCCI, L. R. (1993): Nutrients As Ergogenic Aids For Sports And Exercise. Boca Raton: CRC Press, S. 57-58.

BUCCI, L. R. (1996): Ornithine and Growth Hormone, in: Muscular Development 3/1996, S. 34 sowie 188 und 207.

BUCKLEY, W. E./YESALIS, C. E./FRIEDL, K. E./ANDERSON, W. A./STREIT, A. L./WRIGHT, J. E. (1988): Estimated prevalence of anabolic steroid ude among high school seniors, in: Journal of the American Medical Association 260/1988, S. 3441-3445.

BÜHRLE, M. (1985): Dimensionen des Kraftverhaltens und ihre spezifischen Trainingsmethoden, in: Bührle, M. (Hrsg.): Grundlagen des Maximal- und Schnellkrafttrainings. Schondorf: Hofmann, S. 82-111.

BÜHRLE, M./WERNER, E. (1984): Das Muskelquerschnittstraining der Bodybuilder, in: Leistungssport 3/1984, S. 5-9.

BÜHRLE, M. (1989): Maximalkraft - Schnellkraft - Reaktivkraft, in: Sportwissenschaft 1989, S. 311-325.

BURGERSTEIN, L. (1991): Heilwirkung von Nährstoffen. Heidelberg: Haug.

BURKE, L./PYRNE, D./TELFORD, R: (1996): Effect of oral creatine supplementation on single-effort sprint performance in elite swimmers, in: International Journal of Sports Nutrition 6, S. 222-233.

BURKE, R. E. (1981): Motor units: anatomy, physiology, and functional organization, in: Brooks (Hrsg.): Handbook of Physiology. Sektion I, The Nervous System II. Washington: American Physiological Society, S. 345-422.

BURKE, R. E. (1998): Ephedrine and caffeine. Energy expenditure increases with ephedrine and caffeine treatments, in: Muscular Development 12/1998, S. 29.

BURKETT, L. N./FALDUTO, M. T. (1984): Steroid use by athletes in a metropolitan area, in: The Physician and Sportsmedicine 12/1984, S. 69.

BURTON, B. (1988): Muscle and tendon tears, in: Muscle & Fitness 5/1988, S. 146-148 und 201-202.

BUSKIES, W./BOECKH-BEHRENS, W.-U. (1999): Probleme bei der Steuerung der Trainingsintensität im Krafttraining auf der Basis von Maximalkrafttests, in: Leistungssport 3/1999, S. 4-8.

CABASSO, A. (1994): Peliosis hepatitis in a young adult bodybuilder, in: Medicine and Science in Sports and Exercise 26/1994, S. 2-4.

CACCIUTTOLO, M. A. (1993): Hypoeroxia induces DNA damage in mammalian cells, in: Free Radical Biology & Medicine 14/1993, S. 267-276.

CAHLING, A. (1990a): Training frequency, in: Flex 2/1990, S. 31.

CAHLING, A. (1990b): The recovery factor, in: Flex 7/1990, S. 63-64 und 127-133.

CAHLING, A. (1992): The vegetarian alternative, in: Flex 2/1992, S. 87 und 125.

CALLES-ESCANDON, J./HORTON, E. S. (1992): The thermogenic role of exercise in the treatment of morbid obesity: a critical evaluation, in: American Journal of Clinical Nutrition 55, S. 553S-577S.

CALLISTER, R./CALLISTER, R. J./FLECK, S. J./DUDLEY, G. A. (1990): Physiological and performance responses to overtraining in elite judo athletes, in: Medicine and Science in Sports and Exercise 6/1990, S. 816-824.

CAMPBELL, W. W./ANDERSON, R. A. (1987): Effects of aerobic exercise and training on the trace minerals chromium, zinc, and copper, in: Sports Medicine 4/1987, S. 9-18.

CAMPBELL, W. W./CRIM, M. C./YOUNG, V. R./JOSEPH, L. J./EVANS, W. J. (1995): Effects of resistance training and dietary protein intake on protein metabolism in older adults, in: American Journal of Physiology 268/1995, S. 1143E.

CANALE, C. (1988): Bicycle ergometer and echocardiographic study in healthy subjects and patients with angina pectoris after administration of L-carnitin: semiautomatic computerized analysis of M-mode tracing, in: International Journal of Clinical Pharmacology and Therapeutical Toxicology 26/1988, S. 221.

CARPENTER, D. M./GRAVES, J. E./POLLOCK, M. L./LEGGETT, S. H./FOSTER, D./HOLMES, B./FULTON, M. N. (1991): Effect of 12 and 20 weeks of resistance training on lumbar extension torque production, in: Physical Therapy 71/1991, S. 580-588.

CARPINELLI, R. N./OTTO, R. M. (1998): Strength Training. Single versus multiple sets, in: Sports Medicine 2/1998, S. 73-84.

CARLSON, L. A. (1963): Studies on blood lipids during exercise, in: Journal of Laboratory Clinical Medicine 61, S. 724-729.

CARTER, W. J. (1991): Effects of clenbuterol on skeletal muscle mass, body composition, and recovery from surgical stress in senescent rats, in: Metabolism 8/1991, S. 855-860.

CASTELL, L. M./POORTMANS, J. R./LECLERQ, R./BRASSEUR, M./DUCHATEAU, J./NEWSHOLME, E. A. (1995): Some aspects of the acute phase response after a marathon race, and the effects of glutamine supplementation, in: European Journal of Applied Physiology 75/1995, S. 47-53.

CASTELL, L. M./NEWSHOLME, E. A. (1998): Glutamine and the effects of exhaustive exercise upon the immune response, in: Canadian Journal of Physiology and Pharmacology 76/1998, S. 524-532.

CELEJOWA, I./HOMA, M. (1970): Food intake, nitrogen, and energy balance in Polish weightlifters during a training camp, in: Nutrition and Metabolism 12/1970, S. 259-274.

CELSING, F. (1987): Effects of anemia and step-wise induced polythemia on maximal aerobic power in individuals with high and low hemoglobin concentration, in: Acta Physioligica Scandinavia 33/1987, S. 47-54.

CHAN, J. M./STAMPFER, M. J./GIOVANUCCI, E. (1998): Plasma insulin-like growth factor-I and prostate cancer risk: A prospective study, in: Science 279, S. 563-566.

CHANCE, W. T. (1991): Clenbuterol plus acividin decrease tumor growth and increase muscle mass in rats maintained on total parental nutrition, in: The American Journal of surgery 161/1991, S. 51.

CHANDLER, R. M./BYRNE, H. K./PATTERSON, J. G./IVY, J. L. (1994): Dietary supplements affect the anabolic hormones after weight-training exercise, in: Journal of Applied Physiology 76/1994, S. 839-845.

CHARNIGA, A./GAMBETTA, V./KRAEMER, W. (1987): Roundtable: Periodization, in: National Strength and Conditioning Association Journal 9, S. 16-26.

CHEN, J. (1992): Antioxidant status and cancer mortality in China, in: International Journal of Epidemiology 4/1992, S. 624-629.

CHENG, B./MATTHEWS, D.M. (1970): Rates of uptake of amino acid from L-methionine and the peptide L-methionyl-Lmethionine by rat small intestine in vitro, in: Journal of Physiology (London) 210/1970, S. 37-38P.

CHENG, B./NAVAB, F./LIS, M. T./MILLER, T. N./MATTHEWS, D. M. (1971): Mechanisms of dipeptide uptake by rat small intestine in vitro, in: Clinical Science 40/1971, S.247-259.

CHI, M. M. Y./HINTZ, C. S./COYLE, E. F./MARTIN, W. H./IVY, J. L./NEMETH, P. M./HOLLOSZY, J. O./LOWERY, O. H. (1983): Effects of detraining on enzymes of energy metabolism in individual human muscle fibers, in: American Journal of Physiology 244, S. 276-287.

CHOI, P. Y./POPE, H. G. (1994): Violence toward women and illicit androgenic-anabolic steroid use, in: Annals of Clinical Psychiatry 6/1994, S. 21-25.

CHOO, J. J. (1990): Effects of the beta2-andrenoceptor agonist, clenbuterol, on muscle atrophy due to food depriviation in the rat, in: Metabolism 6/1990, S. 647-650.

CHRISTIAN, V. K./SEYMOUR, E. F. (1987): Specific power adaptions relative to strength-power training, in: National Strength and Conditioning Association Journal 1, S. 32-34.

CLANCY, S. P./CLARKSON, P. M./DeCHEKE, M. E. (1994): Effects of chromium picolinate supplementation on body composition, strength, and urinary chromium loss in football players, in: International Journal of Sports Nutrition 4/1994, S. 142-153.

CLARKSON, P. M./EBBELING, C. (1988): Investigation of serum creatine kinase variability after muscle-damaging exercise, in: Clinical Science 75/1988, S. 257-277.

CLARKSON, P. M./BYRNES, W. C./McCORMICK, K. M. TURCOTTE, L. P./WHITE, J. S. (1986), S. Muscle soreness and serum creatine kinase activity following isometric, eccentric, and concentric exercise, in: International Journal of Sports Medicine 7/1986, S. 152-155.

CLARKSON, P. M./BYRNES, W. C.GILLISSON, E./HARPER, E. (1987): Adaption to exercise-induced muscle damage, in: Clinical Science 73/1987, S. 1816-1821.

CLASING, D. (1999): Medikamentenmißbrauch im Sport. Erläuterungen zur Dopingproblematik, in: Leistungssport 4/1999, S. 49-54.

CLASING, D./DONIKE, M./GRUPPE, O./KINDERMANN, W./KLEY, H. K./KÜHL, J. (1992): Doping - verbotene Arzneimittel im Sport. Stuttgart: Fischer.

CLEMONS, D./UNDERWOOD, L. (1991): Nutitional regulation of IGF-1 and IGF binding proteins, in: Annual Review of Nutrition 11/1991, S. 412.

CLEMONS, D. M./AARON, C. (1997): Effect of grip width on myoelectric activity of the prime movers in the bench press, in: Journal of Strength and Conditioning Research 2/1997, S. 82-87.

COLEMAN, R. (1992): The iso-tension principle, in: Flex 4/1992, S. 33.

COLGAN, M. (1988): Introduction to amino acids, in: Muscle & Fitness 5/1988, S. 68-70 und 221-224.

COLGAN, M. (1989): Die Wahrheit über Ihren Proteinbedarf als Bodybuilder, in: Sportrevue 6/1986, S. 106-110.

COLGAN, M. (1993): Optimum Sports Nutrition. Your Competitive Edge. A Complete Guide For Optimizing Athletic Performance. New York: Advanced Research Press.

COLGAN, M. (1995): IGF Update. Better than steroids?, in Muscular Development Fitness Health 9/1995, S. 38-39.

COLGAN, M. (1996a): Chromium Picolinate Update, in: Muscular Development Fitness Health 1/1996, S. 36 sowie 170 und 174-175.

COLGAN, M. (1997a): Drug-Free Muscle, Part I, in: Muscular Development 2/1997, S. 32 und 82.

COLGAN, M. (1997b): Drug-Free Muscle, Part II, "The Protein Primrose Path To Muscle Glory", in: Muscular Development 4/1997, S. 32, 42, 90, und 164.

COLGAN, M./FIEDLER, S./COLGAN, L. A. (1986): Effects of multi nutrient supplementation on athletic performance, in: Katch (Hrsg.): Sport, Health and Nutrition. Campaign: Human Kinetics, S. 59-80.

COLLIANDER, E. B./TESCH, P. A. (1990): Effects of eccentric and concentric muscle actions in resistance training, in: Acta Physiologica Scandinavia 140, S. 31-39.

COLUMBO, F. (1987): Negativtraining, in: Sportrevue 9/1987, S. 92-94.

COLUMBO, F. (1989): Das Weider-Instinktprinzip, in: Sportrevue 12/1989, S. 78-80 und146-147.

COLUMBO, F. (1990): Instinctive training, in: Flex 2/1990, S. 30.

COMERESKI, J. (1990): Testosteron. Die Wirkungsweise dieses männlichen Hormons, in: Sportrevue 1/1990, S. 70-72

CONLEY, M. S./STONE, M. H. (1996): Carbohydrate ingestion/supplementation for resistance exercise and training, in: Sports Medicine 21/1996, S. 7-17.

CONSOLAZIO, I./JOHNSON, H. L./DRAMISE, J. G./SKALA, J. H. (1975): Protein metabolism during intensive physical training in the young adult, American Journal of Clinical Nutrition 28/175, S. 29-35.

CONSOLAZIO, I./NELSON, R. A./MATOUSH, L. O./HARDING, R. S./CANHAM, N. (1963): Nitrogen excretion in sweat and its relation to nitrogen balance experiments, in: Journal of Nutrition 79/1963, S. 399-406.

COOPER, K. (1995): Die neuen Gesundmacher Antioxidantien. Dr. Coopers revolutionäres 4-Punkte-Programm für mehr Lebensqualität. München: BLV.

CORAZZA, V./DAIMLER, R./ERNST, A./FEDERSPIEL, K./HERBST, V./LANGBEIN, K./MARTIN, H./WEISS, H. (1990): Kursbuch Gesundheit. Frankfurt am Main: Gutenberg.

COSTILL, D. L. (1978): Effects of caffeine ingestion on metabolism and exercise performance, in: Medicine and Science in Sports 10, S. 155-158.

COSTILL, D. L./PASCOE, D. D./FINK, W. J./ROBERGS, R. A./BARR, S. I./PEARSON, D. (1990): Impaired muscle glycogen resynthesis after eccentric exercise, in: Journal of Applied Physiology 69/1990, S. 46-50.

COSTILL, D. L./SHERMAN, W. M./FINK, W. J./MARESH, C./WITTEN, M./MILLER, J. M. (1981): The role of dietary carbohydrates in muscle glycogen resynthesis after strenous running, in: American Journal of Clinical Nutrition 34/1981, S. 1831-1836.

COTRELL, P. (1992): Overtraining - too much of a good thing, in: Flex 12/1992, S. 12.

COTTIER, S. (1991): Protein. Keystone nutrient for bodybuilding success, in: Flex 4/1991, S. 52-56.

COWAN, D. A./KICMAN, A. T./WALKER, C. J./WHEELER, M. J. (1991): Effect of administration of human chorionic gonadotropin on croteria to assess testosterone administration in athletes, in: Journal of Endocrinology 131/1991, S. 147-154.

COYLE, E. F./COYLE, E. (1993): Carbohydrates that speed recovery from training, in: The Physician and Sports Medicine 21/1993, S. 111-123.

CRAFT, I. L./GEDDES, D./HYDE, C. W./WISE, I. J./MATTHEWS, D. M. (1968): Absorption and malabsorption of glycine and glycine peptides in man, in: Gut 9/1968, S. 425-437.

CREAGH, T./RUBIN, A./EVANS, D. J. (1988): Hepatic tumors induced by anabolic steroids in an athlete, in: Journal of Clinical Pathology 41/1988, S. 441-443.

CREAVALLE, L. (1991): The ABC of aerobics, in: Flex 4/1991, S. 42-44.

CRIST, D. M./PEAKE, G. T./EGAN, P. A./WATERS, D. L. (1988): Body composition response to exogenous GH during training in highly conditioned athletes, in: Journal of applied Physiology 65, S. 579.

CRIST, D. M./SACKPOLE, P. J./PEAKE, G. T. (1983): effects of androgenic-anabolic steroids on neuromuscular power and body composition, in: Journal of Applied Physiology 54/1983, S. 366-370.

CRIST, D. M. (1991): Getting ripped the scientific way, in: Musclemag International 11/1991, S. 60-61 und 99-103.

CRIST, D.M: (1992a): Gestaffeltes Volumentraining. Ein innovatives - und umstrittenes - Konzept für maximalen Muskelaufbau und minimales Risiko, in: Sportrevue 11/1992, S. 96-98.

CRIST, D.M. (1992b): Stimulating the excretion of human growth hormone in weight training subjects, in: Musclemag International 12/1992, S. 115-124.

CRIST, D.M. (1994): Stretching growth to new limits, in: Muscle & Fitness 4/1994, S. 112-114 und 251.

CYNOBER, L./VAUBOURDOLLE, M./DORE, A./GIBOUDEAU, J. (1984): Kinetics and metabolic effects of orally administered ornithine a-ketoglutarat in healthy subjects fed with a standardized regimen, in: American Journal of Clinical Nutrition 39/1984, S. 514.

CYNOBER, L./VAUBOURDOLLE, M./DORE, A./GIBOUDEAU, J. (1990): Action of ornithine alpha-ketoglutarate, ornithin hydrochloride, and calcium alpha-ketoglutarate on plasma amino acid and hormonal patterns in healthy subjects, in: JACN 9/1990, S. 2-12.

DARDEN, E. (1972): Sixteen personality factor profiles of competitive bodybuilders and weightlifters, in Research Quarterly 43/1972, S. 142-147.

DARDEN, E. (1973): Weight training systems in the U.S.A., in: Journal of Physical Education 44, S. 72-80.

DARDEN, E. (1983): The Pre-Exhaustion Principle in Strength Training, in: Athletic Journal 1/1983, S. 46 und 66-67.

DARDEN, E. (1990): Big. New York: Perigee.

DARR, K. C./SCHULTZ, E./Exercise-induced satellite cell activation in growing and mature skeletal muscle, in: Journal of Applied Physiology 63/1987, S. 1816-1821.

DAVIES, C. T. M./YOUNG, K. (1983): Effects of training at 30 and 100% maximal isometric force on the contractile properties of the triceps surae of man, in: Journal of Physiology 336, S. 22-23.

DAVIS, R. (1994): Antikatabolismus, in: Sportrevue 3/1993, S. 112-116 und 145-146.

DAY, R. O./GRAHAM, G. G./BIERI, D./BROWN, M./CAIRNS, D./HARRIS, G./HOUNSELL, J./PLATT_HEPWORTH, S./REEVE, R./SAMBROOK, P. N. (1989): Concentration-response relationship for salicylate-induced ototoxicity in normal volunteers, in: British Journal of Clinical Pharmacology 6/1989, S. 695-702.

DeBOER, D./deJONG, E. G./vanROSSUM, J. M./MAES, E. G./DeJONG, E. G. (1991): Doping control of testosterone and human chorionic gonadotropin: a case study, in: International Journal of Sorts Medicine 12/1991, S. 46-51.

DE HOYOS, D./ABE, T./GARZARELLA, L./HASS, C./NORDMANN, M./POLLOCK, M. (1998): Effect of 6 months of high- or low-volume resistance training on muscular strength and endurance. Medicine and Science in Sports and Exercise 5/1998, S. 165.

DE HOYOS, D./HERRING, D./GARZARELLA, L./WERBER, G./BRECHUE, W. F./POLLOCK, M. L. (1997): Effect of strength training volume on the development of strength and power in adolescent tennis players. Medicine and Science in Sports Exercise 5/1997, S. 164.

DELBEKE, F. T./DESMET, N./DEBACKERE, M. (1995): The abuse of doping agents in competing body builders in Flanders (1988-1993), in: International Journal of Sports Medicine 16/1995, 66-70.

DeLORME, T. L./WATKINS, A. L. (1951): Progressive Resistance Exercise. New York: Appleton-Century-Crofts Medical.

DePALO, E. F./METUS, P./GATTI,R. (1993): Branched chain amino acids chronic treatment and muscular exercise performance in athletes: a study through plasma acetyl-carnitine levels, in: Amino acids 4/1993, S. 255-266.

DEPICCOLI, B./GIADA, F./BENETTIN, A./SARTORI, F./PICCOLO, E. (1991): Anabolic Steroid Use in Body Builders: An Echocardiographic Study of Left Ventricle Morphology and Function, in: International Journal of Sports Medicine, 1991, S. 408-412.

DER SPIEGEL (1998): Bodybuilding. Freak-Show mit Mastochsen, in: Der Spiegel 21/1998, S. 207.

DETERS, T. (1988): Teen steroid use, in: Muscle & Fitness 5/1988, S. 74-75 und 180-182.

DETERS, T. (1989): Free-form chest training, in: Muscle & Fitness 2/1989, S. 164-169 und 243.

DETERS, T./LEFAVI, B. (1992): Timing the feeding, in: Flex 6/1992, S. 50-53 und 138.

DETERS, T. (1993): Increasing nutrient absorption, in: Flex 7/1993, S. 217-218.

D'ERCOLE, A.J. (1984): Tissue concentrations of somatomedin C: further evidence for multiple sites of synthesis and paracrine or autocrine mechanisms of action, in: Protocol of the National Academy of Science USA 81/1984, S. 935-938.

DESAI, K. M. (1989): Hazards of long distance cycling, in: British Medical Journal 298, S. 1072-1073.

DEUTSCHER SPORTBUND (1980): Zur Bestimmung des Begriffs „Sport", in: Sportwissenschaft 4/1980, S. 437-439.

DEYSSIG, R./WEISSEL, M. (1993): Ingestion of androgenic-anabolic steroids induces mild thyroidal impairment in male bodybuilders, in: Journal of Clinical Endocrinology and Metabolism 76/1993, S. 1069-1071.

DEZELSKY, T. L./TOOHEY, J. V./SHAW, R. S. (1985): Non-medical drug use behavior at five United States universities: a 15-year study, in: Bulletin on Narcotics 37/1985, S. 49-53.

DIAMOND, H./DIAMOND, M. (1986): Fit for Life. Bremen: Goldmann.

DICKERMAN, R. D./SCHALLER, F./PRATHER, I./McCONATHY, W. J. (1995): Sudden cardiac death in a 20-year-old bodybuilder using anabolic steroids, in: Cardiology 86/1995, S. 172-173.

DIETZ, V. (1985): Neurophysiologische Grundlagen des Kraftverhaltens, in: Bührle, M. (Hrsg.): Grundlagen des Maximal- und Schnellkrafttrainings. Schondorf: Hofmann, S. 16-34.

DIPASQUALE, M. (1984): Drug Use & Detection In Amateur Sports. Warkworth: M.G.D. Press.

DIPASQUALE, M. (1988): Designer steroids, in: Muscle & Fitness 5/1988, S. 72-73 und 176-180.

DIPASQUALE, M. (1990): Anabolic steroids and other prohibited drugs in sport, in: Musclemag International 11/1990, S. 94-95.

DIPASQUALE, M. (1997): Amino acids and proteins for the athlete – the anabolic edge, in: Wolinsky (Hrsg.): Nutrition in exercise and sport. New york: CRC Press.

DOBBINS, B. (1986): Aerobic für Bodybuilder, in: Sportrevue 5/1986, S. 76-79.

DOBBINS, B./BUSEK, A. (1987): Explosiver Muskelzuwachs. Was Bodybuilder über kompensatorische Akzeleration wissen müssen, in: Flex 3/1987, S. 58-60.

DOBBINS, B. (1992): Vorermüdung, in: Sportrevue 10/1992, S. 70-73.

DOHI, M./SUKO, M./SUGIYAMA, H./YAMASHITA, N./TADOKORO, K./OKUDAIRA, H./ITO, K./MIYAMOTO, T. (1990): Three cases of food-dependent exercise-induced anaphylaxis in which aspirin intake exacerbated anaphylactic symptoms, in: Japanese Journal of Allergology 12/1990, S. 1598-1604.

DOHM, G. L./WILLIAMS, R. T./KASPEREK, G. J./VanRIJ, A. M. (1992): Increased excretion of urea and N-methylhistidine by rats and humans after a bout of exercise, in: Journal of Applied Physiology 52, S. 27-31.

DONAHUE, L. R./WATSON, G./BEAMER, W. G. (1993): Regulation of metabolic water and protein compartments by insulinlike growth factor-1 and testosterone in growth hormone deficient lit/lit mice, in: Journal of Endocrinology 3/1993, S. 431-439.

DONIKE, M. (1972): Doping oder das Pharmakon im Sport, in: Hollmann, W. (Hrsg.): Zentrale Themen der Sportmedizin, Berlin, Heidelberg: Springer, S. 400-415.

DONIKE, M. (1976): Doping - Abgrenzung zur Therapie, in: Leistungssport 5/1976, S. 323-333.

DONIKE, M./SCHÄNZER, W. (1991): Stoffwechsel von anabolen Steroiden: Die Ausnahmestellung von Stanozolol, in: Häcker/De Marees (Hrsg.): Hormonelle Regulation und Psychophysische Belastung im Leistungssport. Köln: Deutscher Ärzte-Verlag, S. 49-54.

DONIKE, M. (1992a): Aktuelle Probleme des Dopings im Leistungssport, in: Leistungssport 1/1992, S. 5-8.

DONIKE, M. (1992b): Doping, in: Eberspächer, H. (Hrsg.): Handlexikon Sportwissenschaft. Reinbeck: Rowohlt, S. 81-88.

DOYLE, J. A./SHERMAN, W. M./STRAUSS, R. L. (1993): Effects of eccentric and concentric exercise on muscle glycogen replenishment, in: Journal of Applied Physiology 4/1993, S. 1848-1855.

DRAGEN, G. I./VASILIU, A./GEORGESCU, E. (1985): Effect of increased supply of protein on elite weightlifters, in: Gasesloot/Tinbergen (Hrsg.): Milk Proteins. Wageningen 1985, S. 99-103.

DREWNOWSKI, A./KURTH, C. L./KRAHN, D. D. (1995): Effects of body image on dieting, exercise, and anabolic steroid use in adolescent males, in: International Journal of Eating disorders 17/1995, S. 381-386.

DROGE, W. (1991): Modulation of lymphocyte functions and immune responses by cysteine and cysteine derivatives, in: The American Journal of Medicine 91/1991, S. 3C-140S.

DUBBELS, W. (1996): Mehr Kraft und Muskelmasse durch Creatin?, in: Sportrevue 4/1996, S. 44-45.

DUBELAAR, M. L. (1994): L-carnitine combined with minimal electrical stimulation promotes type transfomations of canine latissimus dorsi, in: Journal of Applied Physiology 76/1995, S. 1636-1642.

DUDLEY, G. A./TESCH, P. A./MILLER, B. J./BUCHANAN, P. (1991): Importance of eccentric actions in performance adaptions to resistance training, in: Aviation Space and Environmental Medicine 62, S. 543-550.

DULLO, A. G./MILLER, D. S. (1986): The thermogenic properties of ephedrine/methizanthine mixtures; human studies, in: International Journal of Obesity 10/1986, S. 467-481.

DULLO, A. G./MILLER, D. S. (1989): Ephedrine, caffeine, and aspirin: over-the-counter drugs that interact to stimulate thermogenesis in the obese, in: Nutrition 5/1989, S. 7.

DuRANT, R. H./RICKERT, V. I./SEYMORE ASHWORTH, C./NEWMAN, C./SLAVENS, G. (1993): Use of multiple drugs among adolescents who use anabolic steroids, in: The New England Journal of Medicine 328/1993, S. 922-926.

DURNIN, J. V. (1978): Protein requirements and physical activity, in: Parizkova, J./ROGOZKIN, V. A. (Hrsg.): Nutrition, physical fitness and health. Baltimore: University Press, S. 53-60.

DÖRZAPF, R. (1985): Forciertes Krafttraining im Jugendalter, in: Bührle, M. (Hrsg.): Grundlagen des Maximal- und Schnellkrafttrainings. Schondorf: Hofmann, S. 169-172.

EARNEST, C./SNELL, P./RODRIGUEZ, R./ALMADA, A./MITCHELL, T. (1995): The effect of creatine monohydrate ingestion on anaerobic power indices, muscular strength, and body composition, in: Acta Physiologica Scandinavia 153, S. 207-209.

EBBELING, C. B./CLARKSON, P. M. (1989): Exercise-induced muscle damage and adaption, in: Sports Medicine 7/1989, S. 207-234.

EHLENZ, H. (1998): Superspeed bzw. Schnellkrafttraining aus der Sicht der Trainingspraxis, in: Sport & Fitness 4/1988, S. 30-33.

EHLENZ, H./GROSSER, M./ZIMMERMANN, E. (1991): Krafttraining. Grundlagen, Methoden, Übungen, Leistungssteuerung, Trainingsprogramme. München: BLV Sportwissen.

EICHNER, E. R./STRAUSS, R. H./SHERMAN, W. M./DERNBACH, A./LAMB, D. R. (1989): Intravascular hemolysis in elitecollege rowers, in: absract no. 466, Medicine and Science in Sports Exercise, Supplement 8/1989, S. 21-25.

EINSINGBACH, T. (1990): Muskuläres Aufbautraining in der Krankengymnastik und Rehabilitation. München: Pflaum Verlag.

EINSINGBACH, T./KLÜMPER, A./BIEDERMANN, I. (1988): Sportphysiotherapie und Rehabilitation. Stuttgart: Schattauer.

EINSPAHR, K./THARP, G. (1989): Influence of Endurance Training on Plasma Amino Acid Concentrations in Humans at Rest and after Exercise, in: International Journal of Sports Medicine, 1989, S. 233-236.

ELLIOT, D. L./GOLDBERG, L./KUEHL; K. S./CATLIN, D. H. (1987): Characteristics of anabolic-androgenic steroid-free competitive male and female body builders, in: The Physician and Sports Medicine 6/1987, S. 169-179.

EMMERSON, B. T. (1974): Effect of oral fructose on urate production, in: Annuals of Reumatic Disease 33/1974, S. 276.

EMERY, P. W. (1984): Chronic effects of B2 adrenergic agonists on body composition and protein synthesis i the rat, in: Bioscience Reports 4/1984, S. 83-91.

EPLEY, B. (1985): Poundage chart. Boyd Epley workout. Lincoln, Nebrasca: Epley.

ERSLEV, A.J (1972): Secondary Polycythemia, in: Williams, W.J (Hrsg.): Hematology. New York: McCraw-Hill Book Company, S. 544.

ESSEN-GUSTAVSON, B./TESCH, P. A. (1990): Glycogen and triglyceride utilization in relation to muscle metabolic characteristics in men performing heavy-resistance exercise, in: European Journal of Applied Physiology 61/1990, S. 5-10.

ESTERBAUER, H. (1992): The role of lipid peroxidation and antioxidants in oxidative modification of LDL, in: Free Radical Biology & Medicine 13/1992, S. 341-390.

EVERS, H./HERRMANN, M./MAENNIG, W./BARTH, J. (1992): Das Doping-Kontroll-System, in: Leistungssport 1/1992, S. 9-11.

EVERSON, C. (1989): Welches aerobe Training ist am besten?, in: Sportrevue 2/1989, S. 12-13.

EVERSON, J. (1985): Die Weider-Prinzipien, in: Sportrevue 11/1985, S. 46-51.

EVERSON, J. (1987): Dopingkontrollen, in: Sportrevue 9/1987, S. 56-58.

EVERSON, J. (1989): Masseaufbau, in: Sportrevue 2/1989, S. 126.

EVERSON, J. (1990a): Negative resistance for muscle building, in: Muscle & Fitness 10/1990, S. 128-130 und 154.

EVERSON (1990b): Dopingkontrollen im Training, in: Sportrevue 10/1990, S. 34-35 und 134.

EVERSON, J. (1991): Machen Steroide abhängig?, in: Sportrevue 5/1991, S. 48-49 und 135.

EVERSON, J. (1993a): Antikatabolismus, in: Sportrevue 4/1993, S. 80-83 und 148-150.

EVERSON, J. (1993b): Muskelschmerzen. Was verursacht sie, kann man sie lindern, sollte man trotz der Schmerzen trainieren?, in: Sportrevue 4/1993, S. 76-78 und 146-147.

EVIAN-BRION, D./DONNADIEU, M./ROGER, M./JOB, J. C. (1982): Simultaneous study of somatotrophic and corticotrophic pituitary secretions during ornithine infusion test, in: Clinical Journal of Endocrinology 17/1982, S. 119.

FAHEY, T. D./ROLF, R./MOUNGMEE, P./NAGEL, J./MORTAR, S. (1976): Serum testosteron, body composition, and strength of young adults, in: Medicine and Science in Sports and Exercise 8/1976, S. 31-34.

FARREL, G.C./JOSHUA, D.E. (1975): Androgen-induced Hepatoma, in: The Lancet, 22. Februar 1975, S. 430.

FAIRCLOUGH, P. D./HEGARTY, J. E. SILK, D. B. A./CLARK, M. L. (1980): Comparison of the absorption of two protein hydrolysates and their effects on water and electrolyte movements in the human jejunum, in: Gut 21/1980, S. 829-834.

FEINMAN, S. E. (1994): Beneficial and toxic effects of aspirin. Boca Raton: CRC Press.

FEIGENBAUM, M. S./POLLOCK, M. L. (1997): Strength training - rationale for current guidelines for adult fitness programs, in: The Physician and Sportsmedicine 2/1997, S. 44-64.

FELICIANO, J./WRIGHT, J. (1992): 100 Wiederholungen pro Satz, in: Sportrevue 1/1992, S. 52-56 und 128.

FELICIANO, J. (1992a): How to keep muscle-growth at peak levels for maximum bodybuilding benefits, in: Flex 10/1992, S. 124-126 und 174-185.

FELICIANO, J. (1992b): Positive nitrogen balance, in: Flex 12/1992, S. 187-188.

FELICIANO, J. (1993): Determining carbohydrate allowance, in: Flex 7/1993, S. 36-37 und 118-122.

FELICIANO, J. (1995a): Ornithin Alpha-Ketoglutarat. Ist die neueste Nahrungsergänzung für Bodybuilder eine zukunftsträchtige oder lediglich zweite Wahl?, in: Muscle & Fitness 6/1995, S. 114-117.

FELICIANO, J. (1995b): Der Einfluß von Kreatin auf die Stickstoffbilanz, in: Muscle & Fitness 6/1995, S. 38-39.

FELICIANO, J. (1996): Optimale Kohlenhydrate-Verwertung. Der glykämische Index ist ein unerläßliches Hilfsmittel bei der Auswahl der richtigen Kohlenhydrate, in: Flex 1/1996, S. 62-72.

FERENCHICK, G. S. (1990): Are andregenic steroids thrombogenic?, in: New England Journal of Medicine 322/1990, S. 476.

FERENCHICK, G. S. (1991): Association of steroid abuse with cardiomyopathy in athletes, in: American Journal of Medicine 91/1991, S. 562.

FERENCHICK, G. S./SCHWARTZ, D./BALL, M./SCHWARTZ, K. (1992): Androgenic-anabolic steroid abuse and platelet aggregation: a pilot study in weight lifters, in: American Journal of Medical Sciences 303/1992, S. 78-82.

FERN, E. B./BIELINSKI, R. N./SCHUTZ, Y. (1991): Effects of exaggerated amino acid and protein asupply in man, in: Experientia 47/1991, S. 168-172.

FERNANDEZ, J. M./BUNTING, L. D./THOPSON, D. L./SOUTHERN, L. L. (1993): Glucose tolerance, insulin sensitivity, and growth hormome levels in steer and heifer calves fed chromium picolinate, in: FASEB Journal 7/1993, S. 525.

FERRARI, R. (1991): Oxygen free radicals and myocardial damage: protective role of thiol-containing agents, in: The American Journal of Medicine 30. September 1991, Supplement 3C, Seite 3C-95S.

FEYEL-CABANES, N. (1978): Combined effect of testosterone and estrogen on rat ventral prostates, in: Cancer Research 11/1978, S. 4126-4134.

FIEDLER, T./HUNFELD, F. (1994): Doping, in: Stern 19/1994, S. 224-226.

FINE, M. (1990): Coming off steroids, in: Musclemag International 1/1991, S. 47-50.

FISHER, J. (1993): Anabolic steroids in sport and exercise, in: Muscular Development 9/1993, S. 152 und 175-

FLANAGAN, J. (1991): Stress and nutrition, in: Flex 5/1991, S. 143-145.

FLANAGAN, J. (1993): The sleep connection, in: Flex 5/1993, S. 126-129 und 142-

FLECK, S. J./KRAEMER, W. J. (1982): The overtraining syndrome, in: National Strength and Conditioning Association Journal 4, S. 50-51.

FLECK, S. J./KRAEMER, W. J. (1987): Designing Resistance Training Programs. Champaign: Human Kinetics.

FLECK, S. J./KRAEMER, W. J. (1996): American College of Sports Medicine Annual Meeting, in: Muscular Development 12/1996, S. 98 und 207.

FLECK, S. J./KRAEMER, W. J. (1997): Designing Resistance Training Programs (2nd Edition). Champaign: Human Kinetics.

FLECK, S. J./KRAEMER, W. J. (1998): Muscle damage - muscle soreness, in: Muscular Development 8/1998, S. 134-137.

FLECK, S. J./SCHUTT, R. C. (1985): Types of strength training, in: Clinics in Sports Medicine 4, S. 159-168.

FOOD AND DRUG ADMINSTRATION (1975): Toxicity of the essential minerals infotmation pertinent to establishing approprite levels of single-mineral dietary supplements. Departement of Health, Education and Welfare. Washington, D. C. 1975, S. 124-127.

FOGELHOLM, G. M./NAVERI, H. K./KIILAVUORI, K. T. K./HARKONEN, M. H. A. (1993): Low-dose amino acid supplementation: No effects on serum growth hormone and insulin in male weightlifters, in: International Journal of sports Nutrition 3/1993, S. 290.

FORBES, G. B. (1985): The effect of anabolic steroids on lean body mass: The dose response curve, in: Metabolism 34/1985, S. 571-573.

FOSTER, J. (1995): Unterstützen Asthma-Medikamente das Bodybuilding?, in: Muscle & Fitness 1/1995, S. 24.

FRANKEN, G./STRECK, M. (1997): In Schönheit sterben, in: Stern 46/1997, S. 62-70.

FRANKLE, M./LEFFERS, D. (1992): Athletes on anabolic-androgenic steroids, in: The Physician and Sportsmedicine 6/1992, S. 75-87.

FREED, D.C./BANDS, A.J./LONGSON, D./BURLEY, D.M. (1975): Anabolic steroids in athletics: Crossover double-blind trial on weightlifters, in: British Medical Journal 2/1975, S. 471.

FREY, G./HILDENBRANDT, E. (1994): Einführung in die Trainingslehre. Schorndorf: Hofmann.

FRIEDLAND, J./PATERSON, D. (1988): Potassium and Fatigue, in: The Lancet II 1988, S. 961-962.

FRIEDMAN, J./LEMON, P. W. R. (1989): Effect of Chronic Endurance Exercise on Retention of Dietary Protein, in: International Journal of Sports Medicine, 1993, S. 118-223.

FROSCHAUER, S. (1997): Kreatin - besser als Doping, in: Sportrevue 1/1997 (Supplement), S. 14-15.

FRÖHLICH, J./URHAUSEN, A./SEUL, U./KINDERMANN, W. (1989): Beeinflussung der individuellen anaeroben Schwelle durch kohlehydratarme (sic) und -reiche Ernährung, in: Leistungssport 4/1989, S. 18-20.

FRY, A. C./KRAEMER, W. J./VanBORSELEN, F./LYNCH, J. M./MARSIT, J. L./PIERRE ROY, E./TRAVIS TRIPLET, N./KNUTTGEN, H. G. (1994): Performence decrements with high-intensity resistance exercise overtraining, in: Medicine and Science in Sports and Exercise 9/1994, S. 1165-1173.

GABLER, H./GÖHNER, U. (1990): Für einen besseren Sport ... Themen, Entwicklungen und Perspektiven aus Sport und Sportwissenschaft. Schorndorf: Hofmann

GAINES, C./BUTLER, G. (1974): Pumping Iron. New York: Simon and Schuster.

GAINES, C./BUTLER, G. (1984): Bodybuilding der Meisterklasse. Technik und Training der berühmten Champions. München: Heyne.

GARHAMMER, J. (1981): Equipment for the development of athletic strength and power, in: National Strength and Conditioning Association Journal 3, S. 24-26.

GASPARI, R. (1990): Descending sets, in: Flex 6/1990, S. 33.

GEESING, H. (1990): Enzyme. München: Herbig.

GELBFARB, H. (1993): Die Wurzeln des Bodybuilding in Deutschland, in: Sportrevue 12/1993, S. 136-143 und 172-173.

GERENT, W. (1996): 1% Fett - 100% Erfolg, in: Sport & Fitness 1/1996, S. 134-137.

GERNER, J. M. (1987): Renewed catch-up growth with increased replacement doses of human growth hormone, in: Journal of Pediatry 110/1987, S. 425.

GETTMAN, L. R./POLLOCK, M. L. (1981): Curcuit weight training: A critical review of the physiological benefits, in: The Physician and Sportsmedicine 9/1981, S. 44-60.

GIESSING, J. (1997): Selbständiges Trainieren auf der Grundlage individuell erstellter Planungskonzeptionen für Schülerinnen und Schüler einer Kraftsport-AG in der Sekundarstufe II. Marburg: Studienseminar für das Lehramt an Gymnasien.

GIESSING, J. (2000): Das Heavy-Duty-Konzept. Zunehmende Akzeptanz und Popularität des Einsatztrainings auch beim Bodybuilding, in: Leistungssport 4/2000, S. 19-23.

GILLAM, G. M. (1981): Effects of freuquency of weight training on muscle strength enhancement, in: Journal of Sports Medicine 21/1981, S. 432-436.

GLASS, C. (1991): Single-exercise routines, in:Flex 2/1991, S. 20.

GLUM, G. (1987): Muskelkater, in: Sportrevue 9/1987, S. 43 und 109-110.

GOHIL, K. (1986): Vitamin E deficiency and vitamin C supplements: exercise and mitochondrial oxidation, in: Journal of Applied Physiology 74/1986, S. 1986-1991.

GOLAY, A./EIGENHEER, C./MOREL, V./KUJAWSKI, P./LEBMANA, T./de TONNAC, N. (1996): Weight-loss with low or high carbohydrate diet, in: International Journal of Obesity 12/1996, S. 1067-1072.

GOLDBERG, L./BOSWORTH, E./ELLIOT, D. L./BENTS, R. (1990): To the editor of: Use of anabolic-androgenic steroids by athletes, in: The New England Journal of Medicine 322/1990, S. 775-776.

GOLDFARB, A. H. (1993): Antioxidants: role of supplementation to prevent exercise-inducedoxidative stress, in: Medicine and Science in Sports and Exercise 2/1993, S. 232-236.

GOLDMAN, B. (1984): Death in the locker room. South Bend: Icarus Press.

GOLDMAN, B. (1990): Anabole-Androgene Steroide, in: Sportrevue 1/1990, S. 97.

GOROSTIAGA, E./MAURER, C./ECLACHE, J. (1989): Decrease in respiratory quotient during exercise following L-carnitine supplementation, in: International Journal of Sports Medicine 10/1989, S. 169-174.

GOTSHALK, L. A. (1997): Hormonal responses of multiple versus single-set heavy-resistance exercise protocols, in: Canadian Journal of Applied Physiology 22, S. 244-255.

GRAVES, J. E./POLLOCK, M. L./LEGGETT, S. H./BRAITH, R. W./CARPENTER, D. M./BISHOP, L. E. (1988): Effect of reduced training frequency on muscular strength, in: International Journal of Sports Medicine 9/1988, S. 316-319.

GRAVES, J. E./POLLOCK, M. L./FOSTER, D./LEGGETT, S. H./CARPENTER, D. M./VUOSO, R./JONES, A. (1990): Effect of training frequency and specificity on isometric lumbar extension strength, in: Spine 17/1990, S. 504-509.

GREEN, A./SEWELL, D./SIMPSON, L./HULTMAN, E./MacDONALD, I./GREENHAFF, P. L. (1996): Creatine ingestion augments muscle creatine uptake and glycogen synthesis during carbohydrate feeding in man, Journal of Physiology 491, S. 63.

GREENHAFF, P. L./CASEY, A./SHORT, A. H./HARRIS, R. C./SÖDERLUND, K./HULTMANN, E. (1993): Influence of oral creatine supplementation of muscle torgue during repeated bouts of maximal voluntary exercise in man, in: Clinical Science 84/1993, S. 565-571.

GREENHAFF, P. L./BODIN, K./CASE, A./CONSTANTIN-TEODOSIU, D./GREEN, A./SODERLUND, K./TIMMONS, J./HULTMAN, E. (1996): Dietary creatine supplementation and fatique during high-intensity exercise in humans, in: Maughan/Shirreffs (Hrsg.): Biochemistry Exercise IX. Human Kinetics Publishers, S. 219-242.

GREENHAFF, P. L./BODIN, K./SODERLUND, K./HULTMAN, E. (1994): Effect of oral creatine supplementation on skeleton muscle phosphocreatine resynthesis, in: American Journal of Physiology 260, S. 725-730.

GRIMBLE; G. K./KEOHANE, P. P./HIGGINS, B. E. (1986): Effect of peptide chain length on amino acid and nitrogen absorption from two lactalbumin hydrolysates in the normal human jejenum, in: Clinical Sciences 71, S. 65-69.

GRIMBLE, G. K./REES, R. G./KEOHANE, P. P. (1987): Effect of peptide chain length on absorption of egg protein hydrolysates in the normal human jejenum, in: Gastroenterology 92, S. 136-142.

GROSS, G./ARNOLD, O. H./BRITTINGER, G. (1974): Peliosis hepatitis after long-term administration of oxymetholone, in: The Lancet 1/1974, S. 874.

GROSSER, M./BRÜGGEMANN, P./ZINTL, F. (1986): Leistungssteuerung in Training und Wettkampf. München: BLV Sportwissen.

GROSSER, M./EHLENZ, H./ZIMMERMANN, E. (1985): Richtig Muskeltraining. Grundlagen und Trainingsprogramme. München: BLV Sportpraxis.

GRUNDING, P./BACHMANN, M. (1994): Anabole Steroide. Heilbronn: Ingenohl.

GUEZENNEC, C. (1992): Role of Lipids on Endurnce Capacity in Man, in: International Journal of Sports Medicine, 1992, S. 114-118.

GUEZENNEC, Y./LEGER, L./LHOSTE, F./AYMONOD, M./PESQUIES, P. C. (1986): Hormone and metabolite response to weight-lifting training sessions, in: International Journal of Sports Medicine 7/1986, S. 100-105.

GURLEY, A. (1992): Heavy weights or high reps?, in: Flex 3/1992, S. 25.

GÜNSTER, K.-H./FRÖLECKE, H./SEBASTIAN, K. (1991): Der Humboldt-Nährwertplaner. München: Humboldt.

GURMELEN, M./DONNADIEU, M./SCHIMPFF, R. M./LESTRADET, H./GIRARD, F. (1972): Effect of ornithine monochloride on plasma HGH levels, in: Annuals of Endocrinology 33/1972, S. 526.

HAAS, R. (1996): Linoleic acid in weight-loss products is dangerous, in: Muscular Development Fitness Health 4/1996, S. 206.

HAFF, G. G. (1999): Eat to get the results you want, in: Muscular Development 7/1999, S. 90-94 und 192.

HAGELOCH, W./APPELL, H. J./WEICKER, H. (1988): Rhabdomyolyse bei Bodybuilder unter Anabolika-Einnahme, in: Sportverletzung Sportschaden 2/1988, S. 122-125.

HÄKKINEN, K./ALEN, M./KOMI, P. V. (1984): Neuromuscular, anaerobic, and aerobic performance characteristics of elite power athletes, in: European Journal of Applied Physiology 53, S. 97-105.

HÄKKINEN, K./PARKARINEN, A./ALEN, M./KAUHANEN, H./KOMI, P. V. (1987): Relationships between training volume, physical performance capacity, and serum hormone concentration during prolonged training in elite weight lifters, in: International Journal of Sports Medicine 8/1987, S. 61-65.

HÄKKINEN, K./PARKARINEN, A./ALEN, M./KAUHANEN, H./KOMI, P. V. (1987): Relationships between training volume, physical performance, capacity, and serum hormone concentrations during prolonged training in elite weight lifters, in: International Journal of Sports Medicine 8/1987, S. 61-65.

HÄKKINEN, K./PARKARINEN, A./ALEN, M./KAUHANEN, H./KOMI, P. V. (1988): Neuromuscular and hormonal adaptions in athletes to strength training in two years, in: Journal of Applied Physiology 65/1988, S. 2406-2412.

HÄKKINEN, K. (1989): Neuromuscular and hormonal adaptions during strength and power training, in: Journal of Sports Medicine and Physical Fitness 29/1989, S. 9-24.

HALL, B. (1995): Is your dietary fat phobia suppressing your true anabolic potential?, in Muscle Media 2000 9/1995, S. 134-137.

HALL, G. (1992): The role of aerobics in bodybuilding, in: Flex 11/1992, S. 68-70.

HALL, G. van/SARIS, W. H. M./WGAENMAKERS, A. J. M. (1998): Effect of carbohydrate supplementation on plasma glutamine during prolonged exercise, in: International Journal of Sports Medicine 2/1998, S. 82-86.

HALLAGAN, J. B./HALLAGAN, L. F./SNYDER, J. D. (1989): Anabolic-androgenic steroid use by athletes, in: The New England Journal of Medicine 321/1989, S. 1042-1045.

HALLMARK, M. A. (1993): Effects of chromium supplementation and resistive training on muscle strength and lean body mass in untrained men, in. Medicine and Science in Sports and Exercise 25/1993 Supplement 4, Abstract 562.

HAMALAINEN, E. K./ADLERCREUTZ, H./PUSKA, P. (1983): Decrease of serum total and free testosterone during a low fat high-fibre diet, in: Journal of Steroid Biochemistry 18/1983, S. 369-370.

HAMMARQUIST, F./WENNERMAN, J./VONDERDECKEN, A./ALI, R. (1990): Alpha-Ketoglutarat preserves protein ysnthesis and free glutamine in skeletal muscle after surgery, in: Surgery 109/1990, S. 28-36.

HANEY, L./ROSENTHAL, J. (1993): Lee Haney's Ultimate Bodybuilding. New York: St. Martin's Press.

HANNE, N./OLIN, R./ROTSTEIN, A. (1986): Physical fitness, anthropometric and metabolic parameters in vegetarian athletes, in: Journal of Sports Medicine 26/1986, S. 180-185.

HARRIS, W. S. (1992): The prevention of atherosclerosis with antioxidants, in: Clinical Cardiology 15/1992, S. 636-640.

HARRIS, R. C./SÖDERLUND, K./HULTMANN, E. (1992): Elevation of creatine in resting and exercised muscle of normal subjects by creatine supplementation, in: Clinical Science 83/1992, S. 367-374.

HARTGLASS, C. (1997): When is heavy too heavy?, in: Musclemag International 12/1997, S. 138-144 und 180.

HASS, C. J./GARZARELLA, L./DE HOYOS, D. V./POLLOCK, M. L. (1998): Effects of training volume on strength and endurance in experienced resistance trained adults, in: Medicine and Science in Sports and exercise 5/1998, S. 115.

HASS, C. J./GARZARELLA, L./DE HOYOS, D. V./POLLOCK, M. L. (2000): Single versus multiple sets in long-term recreational weigthlifters, in: Medicine and Science in Sports and exercise 1/2000, S. 235-242.

HASSAN, S. (1991): Die Trainierbarkeit der Maximalkraft bei 7- bis 13-jährigen Kindern, in: Leistungssport 5/1991, S. 17-24.

HASTEN, D. L. (1992): Anabolic effects of chromium picolinate on beginning weight trainers, in: International Journal of Sports Nutrition 2/1992, S. 343-350.

HASTEN, D. L. (1994): Dosage effects of chromium picolinate on body composition, in: FASEB Journal 8/1994, Abstract 1125.

HATFIELD, F. (1984): Bodybuilding - A Scientific Approach. Chicago: Contemporary Books.

HATFIELD, F. (1987a): Der glykämische Index, in: Sportrevue 9/1987, S. 96-99.

HATFIELD, F. (1987b): Branched chain amino acids, in: Muscle & Fitness 8/1987, S. 49 und 188.

HATFIELD, F. (1988a): Supersätze, in: Sportrevue 3/1988, S. 78-81 und 109-110.

HATFIELD, F. (1988b): Ein zweiter Blick auf Muskelisolation, in: Sportrevue 11/1988, S. 92-94 und 122-124.

HATFIELD, F. (1989a): Ketoplastische Aminosäuren, in: Flex 2/1989, S. 14 und 102-105.

HATFIELD, F. (1989b): Wasserretention, in: Sportrevue 12/1989, S. 22 und 134-135.

HATFIELD, F./ZUCKER, M. (1990): Gewebeheilung diätisch fördern, in: Sportrevue 5/1990, S. 40-47.

HATFIELD, F. (1991): Strength and the mind-body link, in: Flex 5/1991, S. 48-52.

HATFIELD, F./ZUCKER, M. (1991): Maximum muscle diet, in: Flex 4/1991, S. 134-136.

HATFIELD, F. (1993): Hormones for muscle growth, in: Musclemag International 7/1993, S. 40-44.

HATFIELD, F: (1996): "Heavy Doodie", in: Muscle & Fitness 5/1996.

HAUPT, H. A. (1993): Anabolic steroids and growth hormone, in: American Journal of Sports Medicine 21/1993, S. 468-474.

HAUPT, H. A./ROVERE, G. (1984): Anabolic steroids: A review of the literature, in: American Journal of Sports Medicine 12/1984, S. 469-484.

HAYMOND, M. W./HORBER, F. F./DeFEO, P./KAHN, S. E./MAURAS, N. (1993): Effect of human growth hormone and insulinlike growth factor-1 on whole body leucine and estimates of protein metabolism, in: Hormonal Research 1-3/1993, S. 92-94.

HEARSE, D. J. (1991): Prospects for antioxidant therapy in cardiovascular medicine, in: The American Journal of Medicine 19/1991 Supplement 3C, S. 3C-118S.

HEGARTY, J. E. (1982): Effects of concentration on in vivo absorption of a peptide containing protein hydrolysate, in: Gut 23/1982, S. 304-309.

HEINEMANN, K. (1980): Einführung in die Soziologie des Sports. Schorndorf: Hofmann.

HEINEMANN, K. (1988): Die Nachfrage nach Sport und ihre Determinanten. Ergebnisse einer Befragung von Vereinsmitgliedern und Kunden gewerblicher Sportanbieter. Hamburg: Institut für Freizeit und Sport.

HENNESSY, L. C./WATSON, A. W. S. (1994): The interference effects of training for strength and endurance simultaneously, in: Journal of Strength and Conditioning Research 1/1994, S. 12-19.

HERMANSEN; L./HULTMAN, E./SALTIN, B. (1967): Muscle glycogen during prolonged severe exercise, in: Acta Physioloica Scandinavia 71/1967, S. 334-346.

HERRING, J. L. (1992): Effect of suspending exercise training on resting metabolic rate in women, Medicine and Science in Sports and Exercise 24, S. 59-65.

HETRICK, G. A./WILMORE, J. H. (1979): Androgen levels and muscle hypertrophy during an eightweek training program for men/women, in: Medicine and Science in Sports and Exercise 11/1979, S. 102.

HETTINGER, R./MÜLLER, E. (1953): Muskelleistung und Muskeltraining, in: Arbeitsphysiologie 15, S. 111-126.

HILDENBRANDT, E. (1990): Milon, Marx und Muskelpille – Anmerkungen zur Kulturgeschichte des sportlichen Trainings, in: Gabler, H./Göhner, U. (Hrsg.): Für einen besseren Sport ... Themen, Entwicklungen und Perspektiven aus Sport und Sportwissenschaft. Schorndorf: Hofmann, S. 264-280.

HILL, P./WYNDER, E./GARBACZEWSKI, L./GARNES, H./WALKER, A. R. P./HELLMAN, P. (1980): Plasma hormone and lipids in men at different risk for coronary heart disease, in: American Journal of Clinical Nutrition 33/1980, S. 1010-1018.

HILLEBRAND, F./TAYLOR, V. (1992): Training partners - the pros and cons, in Flex 3/1992, S. 38-40.

HILLEBRAND, F. (1993): Diet to grow, in: Flex 6/1993, S. 229-210.

HOEGER, W./BARETTE, S./HALE, D./HOPKINS, D. (1987): Relationship between repetitions and selected percentages of one repetition maximum, in: Journal of Applied Sport Science Research 1/1987, S. 11-13.

HOEGER, W./HOPKINS, D./BARETTE, S./HALE, D. (1990): Relationship between repetitions and selected percentages of one repetition maximum: A comparison between untrained and trained males and females, in: Journal of Applied Sport Science Research 2/1990, S. 47-54.

HOFFMAN, J. R./KRAEMER, W. J./FRY, A. C./DESCHENES, M./KEMP, M. (1990): The effects of self-selection for frequency of training in a winter conditioning program for football, in: Journal of Applied Sport Science Research 4/1990, S. 76-82.

HOFFMAN, B. (1981): Handbuch des autogenen Trainings. Grundlagen, Technik, Anwendung. München: dtv.

HOLLMANN, W. (1972): Zentrale Themen der Sportmedizin. Berlin Heidelberg: Springer.

HOLLMANN, W./HETTINGER, T. (1990): Sportmedizin. Arbeits- und Trainingsgrundlagen. Stuttgart: Schattauer.

HOLLOSZY, J. O. (1967): Biochemical adaptions in muscle: Effects of exercise on mitochondrial oxygen uptake and respirarory enzyme activity in skeletal muscle, in: Journal of Biological Chemistry 242, S. 2278-2282.

HOLMAN, S. (1994): Eine Trainingseinheit pro Woche, in: Sportrevue 1/1994, S. 52-53.

HONER, A. (1985): Bodybuilding als Sinnsystem. Elemente, Aspekte und Strukturen, in: Sportwissenschaft 15/1985, S. 155-165.

HOPPELER, H. (1991): Der Muskelkater - Schaden an der Skeletmuskulatur, in: Leistungssport 3/1991, S. 5-7.

HORTOBÁGYI, T./DENAHAN, T. (1989): Variability in ceatine kinase: methodological, clinical, exercise, and clinically related factors, in: International Journal of Sports Medicine10/1989, S. 69-80.

HORTON, T. J./GEISSLER, C. A. (1996): Post-prandial thermogenesis with ephedrine, caffeine, and aspirin in lean, pre-disposed obese and obese women, in: International Journal of Obesity 2/1996, S. 91-97.

HOWALD, H. (1989): Veränderungen der Muskelfasern durch Training, in: Leistungssport 2/1989, S. 18-24.

HUIE, M. J. (1994): An acute myocardial infarction occurring in an anabolic steroid user, in: Medicine and Science in Sports and Exercise 26/1994, S. 408-413.

HULTMAN, E. (1967): Studies on muscle metabolism of glycogen and active phosphate in man with special reference to exercise and diet, in: Scandinavian Journal of Clinical Laboratory Investigation 19/1967 (Supplement), S. 1-63.

HULTMANN, E./BERGSTRÖM, J./McLENNAN ANDERSON, N. (1967): Breakdown and resynthesis of phosphorylcreatine and adenosine triphosphat in connection with muscular work, in: Scandinavian Journal of Clinical and Labaratory Investigation 19/1967; S. 56.

HULTMAN, E./SODERLUND, K./TIMMONS, J. A./CEDERBLAD, G./GREENHAFF, P. L. (1996): Muscle creatine loading in man, in: Journal of Applied Physiology 81, S. E 725-E 730.

HUMBERT, M./WRIGHT, J. (1992): Bodybuilding für Jugendliche, in: Sportrevue 2/1992, S. 60-63 und 134.

HURLEY, B. F./SEALS, D. R./EHSANI, A. A./CARTIER, L. J./DALSKY, G. P./HAGBERG, J. M./HOLLSZY, J. O. (1984): Effects of high-intensity strength training on cardiovasular function, in: Medicine and Science in Sports and Exercise 16, S. 483-488.

HURLEY, B. F./SEALS, D. R./HAGBERG, J. M./GOLDBERG, A. C./OSTROVE, S. M./HOLLOSZY, J. O./WIEST, W. G./GOLDBERG, A. P. (1984): High-density lipoprotein cholesterol in body builders vs powerlifters: Negative effects of androgenuse, in: Journal of the American Medical Association 252/1984, S. 507-513.

HÄCKER, R./BERNSTEIN, B./RADEMACHER, G. (1991): Pharmakokinetische Vergleichsuntersuchungen von Oral-Turinabol und Dianabol mittels Radioimmunoassay, in: Häcker/De Marees (Hrsg.): Hormonelle Regulation und Psychophysische Belastung im Leistungssport. Köln: Deutscher Ärzte-Verlag, S. 55-63.

HÄCKER, R./DE MAREES, H. (1991): Hormonelle Regulation und Psychophysische Belastung im Leistungssport. Köln: Deutscher Ärzte-Verlag.

HÄKKINEN, K./VIITASALO, J./KOMI, P. (1980): Die Wirkung unterschiedlich kombinierter konzentrischer und exzentrischer Muskelarbeit auf Kraft-Zeit-Merkmale der Beinstreckmuskulatur, in: Leistungssport 5/1980, S. 374-381.

HÄKKINEN, K. (1992): Neuromuscular Fatigue and Recovery in Male and Female Athletes during Heavy Resistance Exercise, in: International Journal of Sports Medicine, 1992, S. 53-59.

HÄRTL, S. (1993): Aminoglutethimide - harmful prediction?, in: Flex 10/1993, S. 26.

HÖHLER, M./DECHER-SPLIETHOFF, E./KERSTING, M./TERNES, M. L./MANZ, F. (1994): Funktionsbelastung des Stoffwechsels und der Niere bei Kraftsportlern mit eiweißreicher Kost, in: Deutsche Zeitschrift für Sportmedizin 3/1994, S. 92-100.

IKAI, M./FUKUNAGA, T. (1970): A study on training effect on strength per unit cross-sectional area on muscle by means of ultrasonic measurements, in: European Journal of Applied Physiology 28, S. 173-180.

INGERSLEV, J./SVENDSEN, T. L./MORK, A. (1997): Is an ephedrine caffeine treatment contraindicated in hypertension?, in: International Journal of Obesity 9/1997, S. 666-673.

INVERGO, J. J./BALL, T. E./LOONEY, M. (1991): Relationship of push-ups and absolute muscular endurance to bench press strength, in: Journal of Applied Sport Science Research 4/1991, S. 121-125.

ISODORI, A./LoMONACO, A./CAPPA, M. (1981): A study of growth hormone release in man after oral administration of amino acids, in: Current Medical Research Opinion 7/1981, S. 475.

IVY, J. L. (1998): Glycogen resynthesis after exercise: effect of carbohydrate intake, in: International Journal of Sports Medicine 19/1998, S. 142-145.

IVY, J. L./KATZ, A. L./CUTLER, C. L./SHERMAN, W. M./COYLE E. F. (1988): Muscle glycogen synthesis after exercise: effect of time of carbohydrate ingestion, in: Journal of Applied Physiology 64/1988, S. 1480-1485.

IVY, J. L./LEE, M. C./BROZINICK, J. T./REED, M. J. (1998): Muscle glycogen storage after different amounts of carbohydrate ingestion, in: Journal of Applied Physiology 65/1988, S. 2018-2023.

JACOBSON, B. H. (1986): A comparison of two progressive weight training techniques on knee extensor strength, in: Athletic Training 4/1986, S. 315-318 und 390.

JANSSEN, G./SCHOLTE, H./VAANDRAGER-VERDUIN, M./ROSS, J. (1989): Muscle Carnitine Level in Endurance Training and Running a Marathon, in: International Journal of Sports Medicine, 1989, Suppl. 153-155.

JAROW, J. P./LIPSHULTZ, L. I. (1990): Anabolic steroid-induced hypogonadotropic hypogonadism, in: American Journal of Sports Medicine 18/1990, S. 429-431.

JAYDE, N. (1990): Bodybuilding and the immune system, in: Flex 2/1990, S. 52-54 und 128.

JEBB, S. A./PRENTICE, A. M./GOLDBERG, G. R./MURGATROYED, P. R./BLACK, A. E./COWARD, W. A. (1996): Changes in macronutriment balance during over- and underfeeding assessed by 12-d continuous whole-body calorimetry, in: American Journal of Clinical Nutrition 9/1996, S. 259-266.

JENKINS, D. J. A. (1982): Lente carbohydrate: a newer aproach to the management of diabetes, in: Diabetis Care 5/1982, S. 634-639.

JENKINS, D. J. A./TAYLOR, R. H./WOLEVER, T. M. S. (1982): The diabetic diet, dietary carbohydrate and differences in digestibility, in: Diabetologica 23/1982, S. 477-484.

JENKINS, D. J. A./WOLEVER, T. M. S./JENKINS, A. L. (1994): Diet factors affecting nutrient absorption and metabolism, in: Shils/Olson/Shike (Hrsg.): Modern Nutrition in Health and Disease. Band 1, Philadelphie and Baltimore: Febinger, S. 583-602.

JI, L. L. (1992): Responses of gluthione system and antioxidant enzymes to exhaustive exercise and hydroperoxide, in: Journal of Applied Physiology 72/1992, S. 549-554.

JI, L. L. (1993): Blood gluthione status during exercise: effect of carbohydrate supplementation, in: Journal of Applied Physiology 2/1993, S. 788-792.

JIALAL, I./GRUNDY, S. M. (1991): Preservation of the endogenous antioxidants in low density lipoprotein by ascorbate but not probucol during oxidative modification, in: Journal of Clinical Investigation 87/1991, S. 597-601.

JOHNSEN, S. G. (1978a): Longterm oral testosteron and liver function, in: Lancet, 7. Januar 1978, S. 50.

JOHNSEN, S. G. (1978b): Maintenance of spermatogenesis induced by HCG treatment by means of continuos HCG treatment in hypogonadotropism, in: Acta Endocrinologica 89/1978, S. 736.

JOHNSON, L./O'SHEA, J. (1973): Anabole Steroide und ihre Auswirkung auf die Kraftentwicklung, in: Leistungssport 1973, S. 49-52.

JOHNSON, M. D./JAY, M. S./SHOUP, B. (1989): Anabolic steroid use in adolescents, in: Pediatrics 82/1989, S. 921-924.

JOHNSON, M. D. (1990): Anabolic steroid use in adolescent athletes, in: Pediatric Clinics of North America 37/1990, S. 1111-1123.

JOKL, E. (1972): Gewichtheberrekorde - Eine Studie über den Bereich und die Grenzen menschlicher Kraft, in: Leistungssport 2. Jg. 1972, S. 95-98.

JONES, D. A./RUTHERFORD, O. M. (1987): Human muscle strength training: the effects of three different regimes and the nature of resultant changes, in: Journal of Physiology 391/1987, S. 1-11.

JORDAN, E. (1993): Doppelsplit-Training, in: Sportrevue 6/1993, S. 60-61.

JORDAN, E. (1994a): Bodybuilding und aerobes Training, in: Sportrevue 1/1994, S. 62-63 und 132-133.

JORDAN, E. (1994b): Umstrittenes Clenbuterol, in: Sportrevue 3/1994, S. 74-75.

JORDAN, E. (1995): Die neuesten Daten über Kreatin, in: Sportrevue 3/1995, S. 70.

JORDAN, E: (1997): Neue Erkenntnisse über Creatin, in: Sportrevue 1/1997 (Supplement), S. 6-7.

KAATS, G. R./BLUM, K./FISHER, J. A./ADELMAN, J. A. (1996): Effects of chromium picolinat supplementation on body composition: A randomized, double-masked, placebo-controlled study, in: Current Therapeutic Research 10/1996, S. 747-755.

KAGOTICH, S./ROWBOTTOM, D. G./KEAST, D./GOODMAN, C./MORTON, A. R. (1996): Plasma glutamine changes after high intensity exercise in elite male swimmers, in: Medicine and Science in Sports and Exercise 28, Supplement 133.

KANEHISA, H./MIYASHITA, M. (1983): Effect of isometric and isokinetic muscle training on static strength and dynamic power, in: European Journal of Applied Physiology 50, S. 365-371.

KARLSSON, J./SALTIN, B. (1971): Diet, muscle glycogen, and endurance, in: Journal of Applied Physiology 31/1971, S. 203.

KASHKIN, K. B./KLEBER, H. D. (1989): Hooked on hormones? Anabolic steroid hypothesis, in: Journal of the American Medical Association 262/1989, S. 3166-3170.

KATCH, V. L./KATCH, F. I./MOFFAT, R./GITTLESON, M: (1980): Muscular development and lean weight in bodybuilders and weight lifters, in: Medicine and Science in Sports and Exercise 12/1980, S. 340-344.

KATS, G.R. (1992): The short-term efficiancy of treating obesity with a plan of improved nutrition and moderate caloric restriction, in: CTR 51/1992, 261-274.

KAUFMANN, D. A. (1990): Protein as an energy substrate during intense exercise, in: Annals of Sports Medicine 3/1990, S. 142-143.

KEIZER, H. A./KUIPERS, H./vanKRANENBURG, G./GEURTEN, P. (1987): Influence of liquid and solid meals on muscle glycogen resynthesis, plasma fuel hormone response, and maximal physical working capacity, in: International Journal of Sports Medicine 8/1987, S. 99-104.

KELEMEN, M. H./STEWART, K. J. (1985): Curcuit weight training. A new direction for cardiac rehabilitation, in: Sports Medicine 2, S. 285-288.

KELLY, D. (1990a): High intensity training, in: Musclemag International 10/1990, S. 55-56.

KELLY, D. (1990b): Training cycles, in: Musclemag International 11/1990, S. 48-49.

KENNEDY, R. (1991) (Hrsg.): A-Z supplement guide, in: Musclemag International 1/1991, S. 1-15.

KENNEDY, R./DOUGLAS, S. (1991): Haney breezes by in the windy city. Mr. Olympia report, in: Musclemag International 1/1991, S. 33-43 und 145.

KEOHANE, P. P./GRIMBLE, G. K./BROWN, B. (1985): Influence of protein composition and hydrolysis method on intestinal absorption of protein in man, in: Gut 26, 907-913.

KERSEY, R. D. (1993): Anabolic-androgenic use by private health club/gym athletes, in: Journal of Strength and Conditioning Research 2/1993, S. 118-126.

KEUL, J./KINDERMANN; W. (1972): Leistungsfähigkeit und Schädigungsmöglichkeit bei Einnahme von Anabolika, in: Leistungssport 1972, S. 108-112.

KEUL, J/BERG, A. (1972): Energiestoffwechsel und körperliche Leistung, in: Hollmann, W. (Hrsg.): Zentrale Themen der Sportmedizin, Berlin, Heidelberg: Springer, S. 196-243.

KEUL, J./BERG, A./LEHMANN, M./DICKHUTH, H./SCHMID, P./JAKOB, E. (1984): Erschöpfung und Regeneration des Muskels in Training und Wettkampf, in: Leistungssport 5/1984, S. 13-18.

KICMAN, A. T./BROOKS, R. V./COWAN, D. A. (1991): Human chorionic gonadotropin and sport, in: British Journal of Sports Medicine 25/1991, S. 73-80.

KIENS, B./RAVEN, A. B./VALEUS, A. K./RICHTER, E. A. (1990): Benefits of dietary simple carbohydrates on early and post-exercise muscle glycogen repletion in male athletes (abstract), in: Medicine and Science in Sport and Exercise 22/1990, S. 88.

KIESER, W. (1998): Wieviele Sätze beim Krafttraining, in: Leistungssport 3/1998, S. 50-51.

KIRKSEY, B./HAFF, G. G. (1999): Busting out of the Zone. Nutrition for fat loss, in: Muscular Development 3/1999, S. 86-89.

KITCHALONG, L./FERNANDEZ, J. M. (1993): Chromium picolinate supplementation in lamb rations. Effects on performance, nitrogen balance, endocrine and metabolic parameters, in: Journal of Animal Science 71/1993 (Supplement), S. 291.

KLEIN, M. (1984): „Social body“, persönlicher Leib und der Körper im Sport, in: Klein, M. (Hrsg.): Sport und Körper. Reinbek: Rowohlt, S. 7-20.

KLEIN, M. (1992): Körper, in: Eberspächer, H. (Hrsg.): Handlexikon Sportwissenschaft. Reinbeck: Rowohlt, S. 199-204.

KLEIN, W./SCHULITZ, K.-P./NEUMANN, C. (1979): Orthopädische Probleme beim Bodybuilding, in: Deutsche Zeitschrift für Sportmedizin 9, S. 296-308.

KLEY, H.K. (1985): Leistungsbeeinflussung durch Peptidhormone: Wachstumshormone, ein anaboles Dopingmittel?, in: Deutsche Zeitschrift für Sportmedizin 36/1985, S. 113.

KNIGHT, T. (1992): Forced reps, in: Flex 2/1992, S. 31.

KNOPF, R. F./CONN, J. W./FALANS, S. S./FLOYD, J. C./GUNTSCHE, E. M./RULL, J. A. (1965): Plasma growth hormone responses to intravenous administration of amino acids, in: Journal of Clinical Endocrinology 25/1965, S. 1140.

KNUTTGEN, H. G. (1988): Responses and adaptions to exercise with excentric muscle contractions, in: The World of Sports Medicine (Official FIMS publication) 1/1988, S. 7-11.

KOCH, A./HAFF, G. G. (1999): Training for size vs. training for power, in: Muscular Development 8/1999, S. 96-103.

KOCH, F. (1993): Periodisierung des Bodybuilding-Trainings, in: Sportrevue 11/1993, S. 84-85 und 146.

KOCH, F. (1997): Ein Tag Planung, ein Jahr produktives Training, in: Sportrevue 3/1997, S. 48-50.

KOCHAKIAN, C. D. (1976): Anabolic-androgenic steroids. Berlin: Springer.

KOLB, C. (1990): Dietary fiber, beta carotene and breast cancer: International Journal of Cancer4/1990, S. 825-828.

KOMOROWSKI, E. M./RICKERT, V. I. (1992): Adolescent body image and attitudes to anabolic steroid use, in: American Journal of Diseases of Children 146/1992, S. 823-828.

KONOPKA, P. (1991): Sporternährung. Leistungsförderung durch vollwertige und bedarfsangepaßte Ernährung. München: BLV.

KOPERA, H. (1985): The history of anabolic steroids and a review of clinical experience with anabolic steroids, in: Acta Endocrinologica Supplement 271, S. 11-18.

KOVARIK, J. (1991): Bemessung des Krafttrainings aufgrund des Zusammenhangs zwischen Belastung, Wiederholungen pro Serie und Serienanzahl, in: Leistungssport 6/1991, S. 49-51.

KRAEMER, W. J. (1993): Scientific bodybuilding, in: Muscular Development 9/1993, S. 78.

KRAEMER, W. J. (1996): Myths and Resistance Training, Part I, in: Muscular Development 2/1996, S. 148-149 und 194-196.

KRAEMER, W. J. (1997): A series of studies: The physiological basis for strength training in American football: Fact over philosophy, in: Journal of Strength and Conditioning Research 3/1997, S. 131-142.

KRAEMER, W. J./FLECK, S. J. (1998): Optimizing the size of muscle, in: Muscular Development 6/1998, S. 132-139.

KRAEMER, W. J./FRY, A./STONE, M./FLECK, S./KEARNEY, J./CONROY, B./MARESH, C./WESEMAN, C./TRIPLETT, N./GORDON, S. (1992): Acute hormonal responses in elite junior weightlifters, in: International Journal of Sports Medicine, 1992, S. 103-109.

KRAEMER, W. J./GORDON, S./FLECK, S./MARCHITELLI, L./MELLO, R./DZIADOS, J./FRIEDL, K./HARMAN, E. (1991): Endogenous anabolic hormonal and growth factor responses to heavy exercise in males and females, in: International Journal of Sports Medicine, 1991, S. 228-235.

KRAEMER, W. J./MARCHITELLI, L./McCURRY, D./MELLO, R./DZIADOS, J. E./HARMAN, E./FRYKMAN, P./GORDON, S. E./FLECK, S. J. (1990): Hormonal and growth factor responses to heavy resistance exercise, in: Journal of Applied Physiology 69/1990, S. 1442-1450.

KRAEMER, W. J/NEWTON, N./BUSH, M./VOLEK, V./TRIPLETT, N./KOZIRIS, J (1995): Varied multiple set resistance training produces greater gains than single-set programm, in: Medicine and Science in Sports and Exercise 27, Supplement, S. 195.

KRAEMER, W. J/NOBLE, B. J./CULVER, B. W./CLARK, M. J. (1987): Physiologic responses to heavy-resistance exercise with very short rest periods, in: International Journal of Sports Medicine 8/1987, S. 247-252.

KRAEMER, W. J./PATTON, J./GORDON, S. E./HARMAN, E. A./DESCHENES, M. R./REYNOLDS, K./NEWTON, R. U./TRIPLETT, N. T./DZIADOS, J. E. (1995): Compatibility of high intensity strength and endurance training on hormonal and skeletal muscle adaptions, in: Journal of Applied Physiology 3/1995, S. 976-989.

KRAEMER, W. J./VOLEK, J. S./BUSH, J. A./PUTUKIAN, M./SEBASTIANELLI, W. J. (1998): Hormonal responses to consecutive days of heavy-resistance exercise with or without nutritional supplementation, in: Journal of Applied Physiology 85/1998, S. 1544-1555.

KRAEMER, W. J./VOLEK, J. S./CLARK, K. L./GORDON, S. E./PUHL, S. M./KOZIRIS, L. P./McBRIDE, J. M./TRIPLETT-McBRIDE, N. T./PUTUKIAN, M./NEWTON, R. U./HAKKINEN, K./BUSH, J. A./SEBASTIANELLI, W. J. (1999): Influence of exercise training on physiological and performance changes with weight loss in men, in: Medicine and Science in Sports and Exercise 31/1999, S. 1320-1329.

KRAMER, J. B./STONE, M. H./O'BRYANT, H. S./CONLEY, M. S./JOHNSON, R. L./NIEMAN, D. C./HONEYCUTT, D. R./HOKE, T. P. (1997): Effects of single vs. multiple sets of weight training: impact of volume, intensity, and variation, in: Journal of Strength and Conditioning Research 3/1997, S, 143-147.

KRAFT, W./HERM, K. (1990): Körperfettverteilung bei Adipositas und körperlicher Aktivität, in: Österreichisches Journal für Sportmedizin 20 (1990), S. 55-61.

KRÄGERMANN, A./SCHNEIDER, F. (1993): Die Geschichte der deutschen Kraftsport-Literatur, in: Sportrevue 12/1993, S. 52-60.

KRASCHINSKI, J. (1990): The blitz training priciple, in: Musclemag International 11/1990, S. 90-92.

KREIDER, R. (1999a): Dietary supplements and the promotion of muscle growth, in: Sports Medicine 27/1999, S. 97-110.

KREIDER, R. (1999b): The scoop on glutamine. Can it help you train better?, in: Muscular Development 10/1999, S. 108-110.

KREIDER, R./FERREIRA, M./WILSON, M./GRINDSTAFF, P./PLISK, S./REINHARDY, J. (1998): Effects of creatine supplementation on body composition, strength and sprint performance, in: Medicine and Science in Sports and Exercise 30, S. 73-82.

KREIDER, R./GRINDSTAFF, P./WOOD, L./BULLEN, D./KLESGES, R./LOTZ, D. (1996): Effects of ingesting a lean mass promoting supplement during resistance training on isokinetic performance, in: Medicine and Science in Sports and Exercise 28, S. 36.

KROCKOW, C. von (1972): Sport und Industriegesellschaft. München: Piper.

KUIPERS, H./KEIZER, H. A./VERSTAPPEN, F. T./COSTILL, D. L. (1985): The influence of a prostaglandin inhibiting drug on muscle soreness after excentric work, in: International Journal of Sports Medicine 6/1985, S. 336-339.

KUIPERS, H./WIJNEN, J./HARTGENS, F./WILLEMS, S. (1991): Influence of Anabolic Steroids on Body Composition, Blood Pressure, Lipid Profile and Liver Funktions in Body Builders, in: International Journal of Sports Medicine, 1991, S. 413-418.

KUIPERS, H. (1994): Exercise-Induced Muscle Damage, in: International Journal of Sports Medicine 3/1994, S. 132-135.

KULLING, F. A./HARDISON, B. H./JACOBSON, B. H./EDWARDS, S. W. (1998): The effect of two different rest periods between sets in a resistance training program, in: Medicine and Science in Sports and Exercise 5/1998, S. 165.

KUMPULAINEN, J. L./WOLF,W. R./VEILLON, C./MERTZ, W. (1979): Determination of cromium in selected United States diets, in: Journal of Agricultural Food Chemistry 27/1979, S. 490-494.

LAAGER, R./NINNIS, R./KELER, U. (1993): Comparison of the effects of recombinant human insulinlike growth factor-1 and insulin on glucose and leucine kinetics in humans, in: Journal of Clinical Investigation 4/1993, S. 1903-1909.

LAICH, B. (1989): Faser-spezifisch. So sollten Sie trainieren, um maximale Resultate zu erzielen, in: Sportrevue 6/1989, S. 64-66 und 134.

LAMB, D. R. (1984): Anabolic steroids in athletics: How well do they work and how dangerous are they?, in: American Journal of Sportsmedicine 12/1984, S. 31-38.

LAMB, D. R. (1989): Anabolic steroids and athletic performance, in: Laron/Rogol (Hrsg.): Hormones and sport. New York: Raven Press.

LAMB, L. (1989a): Veränderungen der Körperkomposition bei Diät und Krafttraining, in: Sportrevue 1/1989, S. 56.

LAMB, L. (1989b): Exercise and testosterone, in: Muscle & Fitness 2/1989, S. 49.

LAMBERT, C. H./FLYNN, M. G./BOONE, J. B./MICHAUD, T. J./RODRIGUEZ-ZAYAS, J. (1991): Effects of carbohydrate feeding on multiple-bout resistance exercise, in: Journal of Applied Sport Science Research 5/1991, S. 192-197.

LAMBERT, H. I./HEFER, J. A./MILLAR, R. P.MACFARLANE, P. W. (1993): Failure of commercial amino acid supplements to increase serum growth hormone concentrations in male body-builders, in: International Journal of Sports Nutrition 3/1993, S. 298.

LAMBERT, E. V./SPEECHLY, D. P./DENNIS, S. C./NOAKES, T. D. (1994): Enhanced endurance in trained cyclists during moderate-intensity exercise following two weeks adaptation to a high-fat diet, in: European Journal of Applied Physiology 69/1994, 287-293.

LANCASTER, J. (1991): To cheat or not to cheat, in: Musclemag International 12/1991, S. 92-93.

LANDERS, J. (1985): Maximum based on reps, in: National Strength and Conditioning Association Journal 6/1985, S. 60-61.

LANGENFELD, H. (1992): Sport, in: Eberspächer, H. (Hrsg.): Handlexikon Sportwissenschaft. Reinbeck: Rowohlt, S. 351-357.

LANGER, H./HÄCKER, R. (1991): Zu Prinzipien der hormonellen Regulation des Energiestoffwechsels im Adaptionsprozeß an erhöhte physische Belastung am Beispiel der Ruhekonzentration von Cortisol, Insulin und Testosteron, in: Häcker/De Marees (Hrsg.): Hormonelle Regulation und Psychophysische Belastung im Leistungssport. Köln: Deutscher Ärzte-Verlag, S. 21-31.

LARITCHEVA, K. A./YALOVAYA, N. I./SHUBIN, V. I./SMIRNOV, P. V. (1978): Study of energy expenditure and protein needs of top weight lifters, in: Parazkova/ROGOZKIN (Hrsg.): Nutrition, physical fitness and health. Baltimore: University Press, S. 144-163.

LARON, Z/ROGOL, A. D. (1989): Hormones and sport. New York: Raven Press.

LASETER, J. T./RUSSELL, J. A. (1991): Anabolic steroid induced tendon pathology: A review of the literature, in: Medicine and Science in Sports Exercises 23/1991, S. 1-3.

LAUZA, R. (1993): The biocromium connection, in: Flex 7/1993, S. 106-108 und 187.

LEFAVI, B. (1990): The right diet regimen for bodybuilders, in: Flex 10/1990, S. 73-88.

LEFAVI, B. (1993): Common sense ripping diet, in: Flex 7/1993 seminar A-N.

LEFAVI, B. (1994a): Potassium Intake, in: Flex 2/1994, S. 203.

LEFAVI, B. (1994b): Chromium: helpful but no miracle pill, in: Muscle & Fitness 7/1994, S. 29.

LEFAVI, B. (1995a): 10 Top fat-loss breakthroughs, in: Muscular Development 9/1995, S. 138-141.

LEFAVI, B. (1995b): Setting the record straight on dietary fat and performance. Five reasons the new high-fat diets don' t work, in: Muscular Development Fitness Health 12/1995, S. 142-144 und 150 sowie 210-217.

LEFAVI, B. (1996): How much aerobics is best?, in: Muscular Development 1/1996, S. 82-84 und 166.

LEFAVI, B. (1998a): How much exercise do you really need?, in: Muscular Development 9/1998, S. 134-138.

LEFAVI, B. (1998b): The tragedy of Jim Batsel and the formation of a new anti-steroid movement, in: Muscular Development 1/1996, S. 144-147 und 182.

LEFAVI, B. (1998c): Do steroids cause heart disease? The mounting cases of heart dysfunction in steroid users, in: Muscular Development 12/1998, 96-98.

LEFAVI, B. (1999): Training and behaviour change strategies for fat loss, in: Muscular Development 3/1999, S. 90-93.

LEFAVI, B./DETERS, T. (1995): The meat-muscle connection, in: Muscle & Fitness 2/1995, S. 144-146 sowie 238-239.

LEFAVI, B./ANDERSON, R./KEITH, R. (1991): Lipid-lowering effect of a dietary nicotinic acid-chromium (m) complex in male athletes, in: FASEB Journal 5/1991, Abstract 1645.

LEHMANN, M./DICKHUTH, H./JAKOB, E./STOCKHAUSEN, W./HUBER, G./GENDRICH, W./KEUL, J. (1990): Sympathikus, Training und Übertraining, in: Leistungssport 2/1990, S. 19-24.

LEHNERTZ, K. (1989): Informationen zur herzschlagfrequenzorientierten Trainingssteuerung, in: Leistungssport 4/1989, S. 39-43.

LEIBEL, R. L. (1992): Fat as fuel and metabolic signal, in: Nutrition Reviews 4/1992, S. 12-16.

LEIBOVITZ, B. (1990): Unproven anabolic/ergogenic aids, in: Muscular Development 10/1990, S. 45.

LEIBOVITZ, B. (1993a): Carbohydrates and recovery from training, in: Muscular Development 9/1993, S. 80-81.

LEIBOVITZ, B. (1993b): Fats as muscle fuels: key role of carnitine, in: Muscular Development 9/1993, S. 81-82.

LEIBOVITZ, B. (1995a): Improving strength and performance with nutrients, in: Muscular Development 9/1995, S. 154 und 216-218.

LEIBOVITZ, B. (1995b): Late-Breaking Nutrition News, in: Muscular Development 12/1995, S. 158 und 202.

LEIBOVITZ, B. (1996): Potassium and Performance, in Muscular Development 4/1996, S. 176 sowie 206 und 212.

LEIGHTON, J. R./HOLMES, D./BENSON, J./WOOTEN, B./SCHMERER, R. (1967): A study of the effectiveness of ten different methods of progressive resistance exercise on the development of strength, flexibility, girth and body weight, in: Journal of the Association of Physical and Mental Rehabilitation 21, S. 78-81.

LEMON, P. W. R. (1987): More protein. Do athletes really need it?, in: Muscle & Fitness 8/1987, S. 136-138 und 240.

LEMON, P. W. R. (1991): Protein and amino acid needs of the strengh athlete, in: International Journal of Sport Nutrition 1/1991, S. 127-145.

LEMON, P. W. R. (1995): Do athletes need more protein and amino acids?, in: International Journal of Sports Nutrition 5/1995, S. 539-561.

LEMON, P. W. R. (1996): Wissenschaft und Praxis, in: Flex 4/1996, S. 110-118.

LEMON, P. W. R. (1998): Effects of exercise on dietary protein requirements, in: International Journal of Sports Nutrition 8/1998, S. 426-447.

LEMON, P. W. R./MacDOUGALL, J. D./TARNOPOLSKY, M. A./ATKINSON, S. A. (1990): Effect of dietary protein and bodybuilding exercise on muscle mass and strength gains (abstract), in: Canadian Journal of Sports Science 15/1990, S. 14.

LEMON, P. W. R./MULLEN, J. P. (1980): Effect of initial muscle glycogen levels on protein catabolism during exercise, in: Journal of Applied Physiology 48, S. 624-629.

LEMON, P. W. R./TARNOPOLSKY, M. A./MacDOUGALL, J. D./ATKINSON, S. A. (1992): Protein requirements and muscle mass/strength changes during intensive training in novice bodybuilders, in: Journal of Applied Physiology 73/767-775.

LENNON, D. L. (1983): Effects of acute moderate-intensity exercise on carnitine metabolism in men and women, in: Journal of Applied Physiology 55/1983, S. 489.

LENNON, D. L. (1986): Dietary carnitine intake related to skeletal muscle and plasma carnitine concentrations in adult men and women, in: American Journal of Clinical Nutrition 43/1986, S: 234-238.

LeSUER, D. A./McCORMICK, J. H./MAYHEW, J. L./WASSERSTEIN, R. L./ARNOLD, M. D. (1997): The accuracy of prediction equations for estimating 1-RM performance in the bench press, squat, and deadlift, in: Journal of Strength and Conditioning Research 4/1997, S. 211-213.

LETZELTER, H./LETZELTER, M. (1986): Krafttraining. Theorie Methoden Praxis. Reinbek: Rowohlt.

LETZELTER, M. (1992): Training, in: Eberspächer, H. (Hrsg.): Handlexikon Sportwissenschaft. Reinbeck: Rowohlt, S. 483-503.

LEVERITT, M./ABERNETHY, P. J. (1999): Acute effects of high-intensity endurance exercise on subsequent resistance exercise, in: Journal of Strength and Conditioning Research 1/1999, S. 47-51.

LEVIS, A. G./MAJONE, F. (1981): Cytoxic and clastogenic effects of soluble and insoluble compounds containing hexavalent and trivalent chromium, in: British Journal of Cancer 44/1981, S. 219-236.

LIANG, M./PAULSON, D./KOPP, S./GLONEK, T./MENESES, P./GIERKE, L./SCHWARTZ, F. (1993): Effects of anabolic steroids and endurance exercise on cardiac performance, in: International Journal of Sports Medicine, 1993, S. 324-329.

LIEBER, R. L./FRIDEN, J. (1993): Muscle damage is not a function of muscle force but active muscle strain, in: Journal of Applied Physiology2/1993, S. 520-526.

LIEDERMAN, E. (1925): Secrets of Strength. New York: Liederman.

LINDSTROM, M./NILSSON, A. L./KATZMAN, P. L./JANZON, L./DYMLING, J. F. (1990): Use of anabolic-androgenic steroids among body builders – frequency and attitude, in: Journal of Internal Medicine 227/1990, S. 407-411.

LITTLE, J. (1990): Steroids, in: Flex 8/1990, S. 38-45.

LITTLE, J. (1993a): How much protein?, in: Flex 6/1993, S. 177.

LITTLE, J. (1993b): Interview with John Grimek, in: Flex 6/1993, S. 98-100 und 186 sowie 223.

LITTLE, J. (1993c): Muscle-fiber recruitment, in: Flex 9/1993, S. 175-176.

LITTLE, J. (1993d): Muscle-Protein Synthesis, in: Flex 9/1993, S. 24-25.

LITTLE, J. (1994): Recuperation takes longer than it was previously thought, in: Muscle & Fitness 4/1994, S. 236-240.

LOCHER, A. (1983): Bodybuilding. Schinden für die Schönheit, in: Der Stern 47/1983, S. 220-227.

LOMBARDO, J. A./LONGCOPE, C./VOY, O. R. (1985): Recognizing anabolic steroid abuse, in: Patient care 19/1985, S. 28-47.

LOPEZ, D./ROUFS, J. (1992): L-carnitine, in: Flex 10/1992, S. 211.

LOPEZ, J./NAVARRO, N./BARBANY, J./GARCIA, J./VALERO, J. (1993): Salivary Steroid Changes and Physical Performance in Highly Trained Cycists, in: International Journal of Sports Medicine, 1993, S. 111-117.

LÖTZERICH, H./SCHÄFER, U./APELL, H.-J. (1988): Wird in Fitness-Studios richtig trainiert? Eine Bestandsaufnahme zu Funktionsverständnis und Übungsausführung, in: Schulz, N./Allmer, H. (Hrsg.): Fitness-Studios. Anspruch und Wirklichkeit. Brennpunkte der Sportwissenschaft 2/1988, S. 176-188.

LOVLIN, R. (1987): Are incidents of free radical damage related to exercise intensity?, in: European Journal of Applied Physiology 56/1987, S. 313-316.

LOW, S. Y./TAYLOR, P. M./RENNIE, M. J. (1996): Responses of glutamine transport in cultured rat skeletal muscle to osmotically induced changes in cell volume, in: Journal of Physiology (London) 492 (Part 3), S. 877-885.

LUKASHI, H. C. (1996): Chromium supplentation and resistance training: effects on body composition, strength and trace element status of men, in: American Journal of Clinical Nutrition 63/1996, S. 954-965.

LUKE, J. L./FARB, A./VIRMANI, R./SAMPLE, R. H. (1990): Sudden cardiac death during exercise in a weight lifter using anabolic androgenic steroids: pathological and toxicological findings, in: Journal of Forensic Sciences 35/1990, S. 1441-1447.

LUPPA, D. (1993): Die Fette verdienen in der Sporternährung mehr Beachtung, in: Leipziger Sportwissenschaftliche Beiträge (vormals Wissenschaftliche Zeitschrift der Deutschen Hochschule für Körperkultur) 2/1993, S. 46-63.

LÖTZERICH, H./SCHÄFER, U./APELL, H. (1988): Wird in Fitness-Studios richtig trainiert? Eine Bestandsaufnahme zum Funktionsverständnis und Übungsausführung, in: Brennpunkte der Sportwissenschaft 2/1988, S. 176-189.

MacDOUGALL, J. D. (1994): Hypertrophie und/oder Hyperplasie, in: Komi (Hrsg.): Kaft und Schnellkraft im Sport. Köln: Deutscher Ärtze-Verlag, S. 233-239.

MacDOUGALL, J. D./SALE, D. G./MOROZ, J. R./ELDER, G. C. B./SUTTON, J. R./HOWALD (1979): Mitochondrial volume density in human skeletal muscle following heavy resistance training, in: Medicine and Science in Sports 11, S. 164-166.

MacDOUGALL, J. D./SALE, D. G./ELDER, G. C. B./SUTTON, J. R. (1982): Muscle ultrastructural characteristics of elite powerlifters and bodybuilders, in: European Journal of Applied Phisiology 48, S. 117-126.

MacDOUGALL, J. D./SALE, D. G./ALWAY, S. E./SUTTON, J. R. (1984): Muscle fiber number in biceps brachii in bodybuilders and control subjects, in: Journal of Applied Physiology 57, S. 1399-1403.

MacDOUGALL, J. D./WARD, G. R./SUTTON, J. R. (1977): Muscle glycogen repletion after high-intensity intermittent exercise, in: Journal of Applied Physiology 42/1977, S. 129-132.

MacLENNAN, P./BROWN, R./RENNIE, M. A. (1987): Positive relationship between protein synthetic rate and intracellular glutamine concentration in perfused rat skeletal muscle, in: Federation of European Biochemical Societies letters 215/1987, S. 187-191.

MACINTYRE, J. G. (1987): Growth hormone and athletes, in: Sports Medicine 4/1987, S. 129-142.

MADEA, B./GRELLNER, W. (1998): Long-term cardiovascular effects of anabolic steroids, in: The Lancet 352/1998, S. 33.

MADER, A./HECK, H./LIESEN, H./HOLLMANN, W. (1983): Simulative Berechnungen der dynamischen Änderungen von Phosphorylierungspotential, Laktatbildung und Laktatverteilung beim Sprint, in: Deutsche Zeitschrift für Sportmedizin 1/1983, S. 14-22.

MAEHLUM, S. (1986): Magnitude and duration of post-exercise oxygen consumption in healthy young subjects, in: Metabolics 35, S. 425-429.

MALARKEY, W. B./STRAUSS, R. H./LEIZMAN, D. J./LIGGETT, M./DEMERS, L. M. (1991): Endocrine effects in female weight lifters who self-administer testosterone and anabolic steroids, in: American Journal of Obstetrics and Gynecology 165/1991, S. 1385-1390.

MALONE, D. A./DIMEFF, R. J./LOMBARDO, J. A./SAMPLE, R. H. (1995): Psychiatric effects and psychoactive substance use in anabolic-androgenic steroid users, in: Clinical Journal of Sport Medicine 5/1995, S. 25-31.

MANGRAVITE, B. (1990): Maximum tension partials, in: Musclemag International 1/1991, S. 25-28.

MARKS, B. L./RIPPE, J. M. (1996): The importance of fat free mass maintenance in weight loss programmes, in: Sports Medicine 22/1996, S. 273-281.

MARKWORTH, P. (1992): Muskulatur, in: Eberspächer, H. (Hrsg.): Handlexikon Sportwissenschaft. Reinbeck: Rowohlt, S. 285-293.

MARTIN, D. (1979): Grundlagen der Trainingslehre. Schorndorf: Hofmann.

MARTIN, L. G./CLARKE, J. W./CONNER, B. (1968): Growth hormone secretion enhanced by androgens, in: Journal of Clinical Endocrinology 38/1968, S. 425-428.

MARX, J. (1992): Grundlagen der individuellen Trainingsplanung im Fitness- und Bodybuildingtraining, in: Sportrevue 9/1992, S. 76-77.

MARX, J. (1993a): Fitnesstraining mit Jugendlichen, in: Sportrevue 6/1993, S. 70-73.

MARX, J. (1993b): Begriffsbestimmung Krafttraining, in: Sportrevue 11/1993, S. 12-14.

MARX, J. (1994): Die Muskulatur, in: Sportrevue 1/1994, S. 16-18.

MARX, J. (1996): Makrozyklus Bodybuilding, in: Sportrevue 6/1996, S. 44-46.

MARX, J. O./NINDL, B. C./GOTSHALK, L. A./VOLEK, J. S./HARMAN, F. S./DOHI, K./BUSH, J. A./FLECK, S. J./HÄKKINEN, K./KRAEMER, W. J. (1998): The effects of a low-volume pregressive resistance exercise program versus a high-volume periodized resistance exercise program on muscular performance in women, in: HÄKKINEN, K. (Ed.): International Conference on Weightlifting and Strength Training. Conference Book. Lathi 1998, S. 167-168.

MAUS, J./BORSCH, K. (1975). Effect of long-term testosterone oenanthate administration on male reproductive function, in: Acta Endocrinologica 78/1975, S. 373-384.

MASSICOTTE, D./PERONNET, F./BRISSON, G./BOIVIN, L./HILLAIRE-MARCEL, C. (1990): Oxidation of Exogenous Carbohydrate During Prolonged Exercise in Fed and Fasted Conditions, in: International Journal of Sports Medicine, 1990, S. 253-258.

MATVEJEV, L. P. (1972): Periodisierung des sportlichen Trainings. Berlin: Berles & Wernitz.

MAURAS, N./BEAUFRERE, B. (1995): Recombinant human insulinlike growth factor-1 enhances whole-body protein anabolism and significantly diminishes the protein-catabolic effects of prednisone in humans without a diabetogenic effect, in: Journal of Endocrinology and Metabolism 3/1995, S. 869-974.

MAURAS, N./HORBER, F. F./HAYMOND, M. W. (1992): Low-dose recombinant human insulinlike growth factor-1 fails to affect protein anabolism but inhibits islet-cell secretion in humans, in: Journal of Clinical Endocrinology and Metabolism 5/1992, S. 1192-1197.

MAYHEW, J. L./BALL, T. E./ARNOLD, M. D./BOWEN, J. C. (1992): Relative muscular endurance performance as a predictor of bench press strength in college men and women, in: Journal of Aplied Sports Science Research 6, S. 200-206.

MAYHEW, J. L./CLEMENS, J. C./BUSKY, K. L./CANNON, J. S./WARE, J. S./BOWEN, J. C. (1995): Cross-validation of equations to predict 1-RM bench press from repetitions-to-failure, in: Medicine and Science in Sports and Exercise 27, Supplement 209.

MAYHEW, J. L./PRINSTER, J. L./WARE, J. S./ZIMMER, D. L./ARBAS, J. R./BEMBEN, M. G. (1995): Muscular endurance repetitions to predict bench press strength in men of different training levels, in: Journal of Sports Medicine and Physical Fitness 35, S. 108-113.

MAYHEW, J. L./WARE, J. R./PRINSTER, J. L. (1993): Using lift repetitions to predict muscular strength in adolescent males, in: National Strength and Conditioning Association Journal 1/1993, S. 35-38.

MAYHEW, J. L./WARE, J. S./BEMBEN, M. G./WILT, B./WARD, T. E./FARRIS, B./JURASEK, J./SLOVAK, J. P. (1999): The nfl-225 test as a measure of bench press strength in college football players, in: Journal of Strength and Conditioning Research 13/1999, S. 130-134.

McBRIDE, J. M. (1998): Effects of resistance exercise on free radical production, in: Medicine and Science in Sports and Exercise 1/1998, S. 67-72.

McCALL, G. E./BYRNES, W. C./DICKENSON, A./PATTANY, P. M./FLECK, S. J. (1996): Muscle fiber hypertrophy, hyperplasia, and capillary density in college men after resistance training, in: Journal of Applied Physiology 81, S. 2004-2012.

McCARTHY, P. (1989): How much protein do athletes really need?, in: The physician and Sportsmedicine 5/1989, S. 170-175.

McCARTNEY, N./SPRIET, L. L./HEIGENHAUSER, G. J. F./KOWALCHUK, J. M./SUTTON, J. R./JONES, N. L. (1986): Muscle power and metabolism in maximal intermittent exercise, in: Journal of Applied Physiology 60/1986, S. 1164-1169.

McCULLY, K. K./FAULKNER, J. A. (1986): Characteristics of lengthening contractions associated with injury to skeletal muscle, in: Journal of Applied Physiology 61/293-299.

McDONAGH, M. J. N./DAVIES, C. T. M. (1984): Adaptive responses of mammalian skeletal muscle to exercise with high loads, in: Eurpean Journal of Applied Physiology 52, S. 139-155.

McGOUGH, P. (1990): Not quite the best physique show on earth. The real story of the drug-tested Mr. Olympia, in: Health & Strength 5/1990, S. 6-25 und 42-43.

McKILLOP, G./TODD, I. C./BALLANTYNE, D. (1986): Increased left ventricular mass in a bodybuilder using anabolic steroids, in: British Journal of Sports Medicine 20/1986, S. 151-152.

McMILLIAN, J./MIKO, P./JOYNER, B./LEFAVI, R. (1993): Middle school students‘ knowledge of anabolic steroids, in: Medicine and Science in Sports and Exercise 5/1993, S. 193.

McNUTT, R. A./FERENCHICK, G. S./KIRLIN, P. C./HAMLIN, N. J. (1988): Acute myocardial infarction in a 22-year-old world class weight lifter using anabolic steroids, in: American Journal of Cardiology 62/1988, S. 164.

McROBERTS, S. (1998): Time out, in: Flex 3/1998, S. 166-170.

MENTZER, M. (1980): Heavy Duty. Venice: Mike Mentzer Publishing.

MENTZER, M. (1988): Bodybuilding for beginners. The basics of gaining mass and definition, in: Muscle & Fitness 5/1988, S. 90-95.

MENTZER, M. (1989): Split-Programme, in: Sportrevue 12/1989, S. 56-57 und 142-143.

MENTZER, M. (1991a): Realistic expectations, in:Flex 2/1991, S. 67-69.

MENTZER, M. (1991b): Staggered sets, in: Flex 1/1991, S. 52-54 und 92.

MENTZER, M. (1991c): The weider split system, in: Flex 3/1991, S. 76-78.

MENTZER, M. (1992a): Overtraining and overeating, in: Flex 12/1992, S. 197.

MENTZER, M. (1992b): The ideal workout, in: Flex 12/1992, S. 102-103 und 147-152.

MENTZER, M. (1992c): More is not better, in: Flex 3/1992, S. 143.

MENTZER, M. (1993a): Forced reps and negatives, in: Flex 3/1993, S. 201.

MENTZER, M. (1993b): Coping with overtraining, in: Flex 5/1993, S. 88-90 und 101.

MENTZER, M. (1993c): The stress concept, in: Flex 10/1993, S. 93 und 114-116.

MENTZER, M. (1996): On overtraining, in: Muscular Development 2/1996, S. 46-47 und 184.

MENTZER, M. (1997): Heavy Duty II. Mind and Body. Venice: Mike Mentzer Publishing.

MENTZER, M. (1998): Mike Mentzer's new advanced high intensity training program, in: Muscular Development 5/1998, S. 134-139.

MEREDITH, J. W./DITESHEIM, J. A./ZALOGA, G. P. (1990): Visceral protein levels in trauma patients are greater with peptide diet than intact protein diet, in: Journal of Trauma 30, S. 825-829.

MERIMEE, T. J./RABINOWITZ, D./RIGGS, L./BURGESS, J. A./RIMION, D. L./McKUSICK, V. A. (1967): Plasma Growth hormone after arginine infusion. Clinical Experiences, in: The New England Journal of Medicine 276, S. 434.

MERRY, P./GROOTVELD, M./LUNEC, J./BLAKE, D. (1991): Oxidative damage to lipids within the inflamd human joint provides evidence of radical-mediated hypoxic reperfusion injury, in: American Journal of Clinical Nutrition 1/1991, S. 204-212.

MERTZ, W./SHAPCOTT, D./HUBERT, J. (1979): Chromium in Nutrition and Metabolism. Amsterdam: Elsevier.

MESSIER, S. P./DILL, M. E. (1985): Alterations in strength and maximal oxygen uptake consequent to Nautilus circuit weight training, in: Research Quarterly 4/1985, S. 345-351.

MEULEN, J. H. van der/KUIPERS, H./DRUKKER, J. (1991): Relationship between exercise-induced muscle damage and enzyme release, in: Journal of Applied Physiology 3/1991, S. 999-1004.

MEYERS, C. R. (1967): Effect of two isometric routines on strength, size and endurance in exercised and non-exercised arms, in: Research Quarterly 38, S. 430-440.

MICHNA, H. (1987): Organisation of collagen fibrils in tendon changes induced by anabolic steroid: I and II, in: International Orthopedy 11/1987, S. 157-162.

MICKLER, W./MOSER, T. (1988): Warum Fitness-Studios attraktiv sind. Eine motivationspsychologische Analyse, in: Schulz, N./Allmer, H. (Hrsg.): Fitness-Studios. Anspruch und Wirklichkeit. Brennpunkte der Sportwissenschaft 2/1988, S. 204-218.

MIDDLEMAN, A. B./FAULKNER, A. H./WOODS, E. R./EMANS, S. J./DuRANT, R. H. (1995): High-risk behaviors among high school students in Massachusetts who use anabolic steroids, in: Pediatrics 96/1995, S. 268-272.

MIHIC, S./MacDONALD, J. R./McKENZIE, S./TARNOPOLSKY, M. A. (2000): Acute creatine loading increases fat-free mass, but does not affect blood pressure, plasma creatinine, or CK activity in men and women, in: Medicine and Science in Sports and Exercise 2/2000, S. 291-296.

MILLER, J. P. et al. (1994): Strength training increases insulin action in healthy 50- to 65- year-old men, in: Journal of Applied Physiology 3/1994, S. 1122-1127.

MOCH, K. (1990): Proteinbedarf im Leistungssport, in: Leistungssport 3/1990, S. 52-54.

MONTI, D. (1992): Apoptosis-programmed cell death: a role in the aging process?, in: American Journal of Clinical Nutrition 55/1992, S. 1208S-1214S.

MOORE, W. V (1988): Anabolic steroid use in adolescents, in: Journal of the American Medical Association 260/1988, S. 3484-3486.

MOOS, W. (1985): Prophylaktische Maßnahmen beim forcierten Krafttraining, in: Bührle, M. (Hrsg.): Grundlagen des Maximal- und Schnellkrafttrainings. Schondorf: Hofmann, S. 173-177.

MORALES, J./SOBONYA, S. (1996): Use of submaximal repetition tests for predicting 1-RM strength in class athletes, in: Journal of Strength and Conditioning Research 3/1996, S. 186-189.

MORITANI, T./DeVRIES, H. A. (1979): Neural factors versus hypertrophy in the time course of muscle strength gain, in: American Journal of Physical Medicine 58, S. 115-130.

MORRIS, G. S./GUIDRY, K. A./HEGSTED, M./HASTEN, D. (1994): The effects of different chromium containing compounds on cardiac growth and protein content, in: FASEB Journal 8/1994, S. 194.

MORTON, A. R./FITCH, K. D. (1992): Asthmatic drugs and competitive sports, in: Sports Medicine 14/1992, S. 228.

MÖLLER, R. (1992): Pre-exhaustion for deltoid muscles, in: Flex 3/1992, S. 58.

MOURIER, A./BIGARD, A. X./deKERVILER, E./ROGER, B./LEGRAND, H./GUEZENNEC, C. Y. (1997): Combined effects of calorie restriction and branched-chain amino acid supplementation on body composition and exercise performance in elite wrestlers, in: International Journal of Sports Medicine 1/1997, S. 47-55.

MRAZEK, J. (1986): Psychosoziale Aspekte eines veränderten Sportverständnisses, in: Binnewies, H./Thieme, B. (Red.): Freizeit- und Breitensport '85. Teil II. Ahrensburg: Czwalina, S. 370-383.

MRAZEK, J. (1988): Fitness-Studio und Sportverein als konkurrierende Modelle, in: Schulz, N./Allmer, H. (Hrsg.): Fitness-Studios. Anspruch und Wirklichkeit. Brennpunkte der Sportwissenschaft 2/1988, S. 189-203.

MRAZEK, J./RITTNER, V. (1986): Wunschobjekt Körper, in: Psychologie heute 12/1986, S. 62-68.

MULLIGAN; S. E./FLECK, S. J./GORDON, S. E./KOZARIS, L. P./TRIPLETT-McBRIDE, N./KRAEMER, W. J. (1996): Influence of resistance exercise volume on serum growth hormone and cortisol concentration in women, in: Journal of strength and Conditioning Research 10/1996, S. 256-262.

MUNRO, H. N. (1964): Introduction to part II, in: Munro, H. N./Allison, J. B. (Hrsg.): Mammalian protein metabolism. Band II. New York: Academic Press, S. 1-39.

MYBURGH, K. /BOLD, A./BELLINGER, B./WILSON, G./NOAKES, T. (1997): Creatine supplementation and sprint training in cyclists: metabolic and performance effects, in: Medicine and Science in Sports and Exercise 28, S. 81.

NEUMANN, G./STEINBACH, K. (1990): Veränderungen der verzweigtkettigen Aminosäuren Valin, Leucin und Isoleucin nach Marathon- und 100-km-Lauf, in: Medizin und Sport 8/1990, S. 249-253.

NEWHAM, D. J./JONES, D. A./CLARKSON, P. M. (1987): Repeated high-force excentric exercise: Effects on muscle pain and damage, in: Journal of Applied Physiology 63/1987, S. 1381-1386.

NEWSHOLME, E. A./CALDER, P. C. (1997): The proposed role of glutamine in some cells of the immune system and speculative consequences for the whole animal, in: Nutrition 13/1997, S. 728-730.

N.N. (1991): Aktuelles in Kürze: Mehr Eiweiß = mehr Ausdauer, in: Leistungssport 3/1991, S. 31.

NICKLAS, D./LEHNERT, A. (1991): Möglichkeiten einer zielgerichteten Trainingssteuerung durch Nutzung von Ergebnissen zur hormonellen Regulation des Energiestoffwechsels, in: Häcker/De Marees (Hrsg.): Hormonelle Regulation und Psychophysische Belastung im Leistungssport. Köln: Deutscher Ärzte-Verlag, S. 39-46.

NIEMAN, D. C. (1988): Reducing diet and exercise training effects on resting metabolic rates in mildly obese women, in: Journal of Sportsmedicine 28, S. 79-88.

NUTTER, J. (1997): Middle school students' attitudes and use of anabolic steroids, in: Journal of Strength and Conditioning Research 1/1997, S. 35-39.

NÖLDECHEN, A. (1994): Wundermittel für Sportler, in: Hessisch-Niedersächsische Allgemeine 6. Februar 1994, S. 12.

OHNO, H. (1992): Effect of brief physical exercise on the concentrations of immunoreactive superoxide dismutase isoenzymes in human plasma, in Tohoku Journal of Experimental Medicine 167/1992, S. 301-303.

OLIVEIRA, S. (1993): The underworld of steroids, in: Musclemag International 6/1993, S. 130-158.

O'REILY, K.V./WARHOL, M.J./FIELDING, R. A.FRONTERA, W. R./MEREDITH, C. N./EVANS, W. J. (1987): Excentric exercise-induced muscle damage impairs muscle glycogen repletion, in: Journal of Applied Physiology 63/1987, S. 252-256.

ORTEGO, J. (1995): Alpha ketoisocaproat..... a new GH releaser, in: Musclemag International 5/1995, S. 34-43.

O'SHEA, P. (1966): Effects of selected weight training programs on the development of strength and muscle hypertrophy, in: Research Quarterly 37, S. 95-102.

OSKAI, L. B. (1975): The role of exercise in weight control, in: Wilmore, J. H. (Hrsg.): Exercise and Sports Science Reviews, New York: Academic Press, S. 105-123.

OSTROWSKI, K. J/WILSON, G. J/WEATHERBY, R./MURPHY, P. W./LYTTLE, A. D. (1997): The effect of weight training volume on hormonal output and muscular size and function, in: Journal of Strength and Conditioning Research (1997), 3, S. 148-154.

PAGE, B. (1990): Vitamin antagonists, in: Musclemag International 10/1990, S. 112-114.

PAGE, T. G./WARD, T. L./SOUTHERN, L. L. (1991): Effect of chromium picolinate on growth and carcass characteristics of growing-finishing pigs, in: Journal of Animal Science 69/1991, S. 403.

PAHLKE, U./PETERS, H. (1991): Zur Wiederherstellung nach sportlicher Belastung, in: Leistungssport 4/1991, S. 7-11.

PALM, J. (1988): Was macht das Fitness-Studio attraktiv aus der Sicht des Sports für alle, in: Ilker, H.-G./Ramme, M. (Hrsg.): Gesundheitsbezogener Vereinssport. Dokumentation einer Informations- und Weiterbildungsveranstaltung bei der Hamburger Turnerschaft von 1816 am 21. November 1987. Ahrensburg: Czwalina, S. 38-44.

PAMPUS, B./LEHNERTZ, K./MARTIN, D. (1989): Die Wirkung unterschiedlicher Belastungsintensitäten auf die Entwicklung von Maximalkraft und Kraftausdauer, in: Leistungssport 4/1989, S. 5-10.

PARRILLO, J. (1990a): Why you should chart your bodyfat regularly, in: Musclemag International 10/1990, S. 104-105.

PARRILLO, J. (1990b): Streching - the forgotten exercise for bodybuilders, in: Musclemag International 11/1990, S. 76-77.

PARRILLO, J. (1991): Cardiovascular density for muscle growth, in: Musclemag International 6/1991, S. 52.

PARRILLO, J. (1993a): Protein requirements of bodybuilders, in: Musclemag International 1/1993, S. 258.

PARRILLO, J. (1993b): Muscle fuels, in: Musclemag International 5/1993, S. 272.

PARRILLO, J. (1993c): Minerals and electrolytes, in: Musclemag International 6/1993, S. 262.

PARRILLO, J. (1993d): Nutrient partritioning, in: Musclemag International 10/1993, S. 232.

PARRILLO, J. (1996), Ripped to shreds, in: Musclemag International 1/1996, S. 206-208.

PARROTT, A. C./CHOI, P. Y./DAVIES, M. (1994): Anabolic steroid use by amateur athletes: effects upon psychological mood states, in: Journal of Sports Medicine and Physical Fitness 34/1994, S. 292-298.

PARRY-BILLINGS, M./BUDGETT, R./KOUTEDAKIS, K./BLOMSTRAND, E./BROOKS, S./WILLIAMS, C./CALDER, P. C./PILLING, S./BIAGRIE, R./NEWSHOLME, E. (1992): Plasma amino acid concentrations in the overtraining syndrome: Possible effects on the immune system, in: Medicine and Science in Sports and Exercise 24/1992, S. 1353-1358.

PASCOE, D. D./COSTILL, D. L./FINK, W. J./ROBERGS, R. A./ZACHWIEJA, J. J. (1993): Glycogen resynthesis in skeletal muscle following resistive exercise, Medicine and Science in Sports and Exercise 25/1993, S. 349-354.

PAVLOU, K. N. (1985): Effects of dieting and exercise on lean body mass, oxygen uptake and strength, in: Medicine and Science in Sports and Exercise 17, S. 466-471.

PEARSON, D./SHAW, S. (1982): Life Extension. A Practical Scientific Approach. New York: Warner Books.

PEARSON, D./SHAW, S. (1988): Hart und definiert ohne zu hungern, in: Sportrevue 6/1988, S. 48-54 und 121-123.

PEETERS, B. M./LANTZ, C. D./MAYHEW, J. L. (1999): Effect of oral creatine monohydrat and creatine phosphate supplementation on maximum strength indices, body composition, and blood pressure, in: Journal of Strength and Conditioning Research 13/1999; S. 3-9.

PENTEL, P. (1984): Toxity of over-the-counter stimulants, in: Journal of the American Medical Association 252/1984, S. 1898.

PERRY, P. J./ANDERSEN, K. H./YATES, W. R. (1990): Illicit anabolic steroid use in athletes. A case series analysis, in: American Journal of Sportsmedicine 18/1990, S. 422-428.

PETERSON, J. A. (1975): Total conditioning: A case study, in: Athletic Journal 56, S. 40-55.

PHILIPS, W. (1991): Free form and peptide bonded amino acids, in: Musclemag Internatinal 1/1991, S. 105.

PHILLIPS, K. A./OSULLIVAN, R. L./POPE, H. G. (1997): Muscle Dysmorphia, in: Journal of Clinical Psychiatry 8/1997, S. 361.

PHILLIPS, B. (1995): The truth about clenbuterol, in: Muscle Media 2000 9/1995, S. 82-85.

PHILLIP, M. (1999a): Ein Satz genügt! Erfahrungen mit Mehrsatz- und Einsatz-Methoden im Krafttraining. Leistungssport 1/1999, S. 26-28.

PHILLIP, M. (1999b): Einsatz-Training versus Mehrsatz-Training. Zur Kontroverse um die Satzzahl beim Krafttraining unter Berücksichtigung empirischer Evidenzen. Leistungssport 4/1999, S. 27-34.

PI-SUNYER, F. X. (1990): Effects of the composition of the diet on the energy intake, in: Nutrition Reviews 48/1990, S. 94-105.

POEHLMAN, E. T. (1989): A review: exercise and its influence on resting energy metabolism in man, in: Medicine and Science in Sports and Exercise 21, S. 515-525.

POLLOCK, M. L./ABE, T./DE HOYOS, D. V./GARZARELLA, L./HASS, C. J./WERBER, G. (1998): Muscular hypertrophy responses to 6 months of high- or low-volume resistance training, in: Medicine and Science in Sports and Exercise 5/1998, S. 116.

POORTMANS, J. R./AUQUIER, H./RENAUT, DURASSEL, A./SAUGY, M./BRISSON, G. (1997): Effect of short-term creatine supplementation on renal responses in men, in: European Journal of Applied Physiology 76, S. 566-567.

POORTMANS, J. R./FRANCAUX, M. (1998): Renal dysfunction accompanying oral creatine supplements, in: Lancet 352, S. 234.

POPE, H. G./KATZ, D. L. (1988): Affective and Psychotic Symptoms Associated With Anabolic Steroid Use, in: American Journal of Psychiatry 145/1988, S. 487-490.

POPE, H. G./KATZ, D. L. (1990): Homicide and near-homicide by anabolic steroid users, in: Journal of Clinical Psychiatry 1/1990, S. 29-31.

POPE, H. G./KATZ, D. L./CHAMPOUX, R. (1988): Anabolic-androgenic steroid use among 1010 college men, in: The Physician and Sportsmedicine 16/1988, S. 75-81.

POPE, H. G./KATZ, D. L./HUDSON, J. I. (1993): Anorexia nervosa and "reverse anorexia" among 108 male bodybuilders, in: Comprehensive Psychiatry 34/1993, S. 406-409.

POPE, H. G./KATZ, D. L. (1994): Psychiatric and medical effects of anabolic-androgenic steroids: a controlled study of 160 athletes, in: Archives of General Psychiatry 51/1994, S. 375-382.

POPE, H. G./GRUBER, A. J./CHOI, P./OLIVARDA, R./PHILLIPS, K. A. (1997): Muscle dysmorphia: an underrecognized form of body dysmorphic disorder, in: Psychosomatics 38/1997, S. 548-557.

POPE, H. G./GRUBER, A. J. (1998): Muscle Dysmorphia: When big isn't big enough, in: Muscular Development 5/1998, S. 104-106.

POSSINGER, K./CLASEN, S./BEYKIRCH, M./FLATH, B./WILMANNS, W. (1990): Hormontherapie beim metastierten Mammakarzin der Frau, in: Deutsche medizinische Wochenzeitschrift 116/1991, S. 1921-1929.

POULLAIN, M.-G./CEZARD, J.-P./ROGER, L./MENDY, F. (1989): Effect of whey proteins, their oligopeptide hydrolysates and free amino acid mixtures on growth and nitrogen retention in fed and starved rats, in: Journal of Parenteral and Enteral Nutrition 13, S. 382-386.

PRAT, J./GRAY, G. F./STOLLEY, P. D./COLEMAN, J. W. (1977): Wilms tumor in an adult associated with androgen abuse, in: Journal of the American Medical Association 237/1977, S. 3222-2323.

PRICE, R. (1994): Danger rating steroids, in: Musclemag International 2/1994, S. 32-42.

PRINSTER, J. L./MAYHEW, J. L./ARABAS, J. R./WARE, J. W./BEMBEN, M. G. (1993): Prediction of maximal bench press strength from relative endurance performance in college men, in: Journal of Strength and Conditioning Research 7/1993, S. 185-186.

PUHL, S. M./CLARK, K. (1992): Exercise intensity and body fat loss, in: National Strength and Conditioning Association Journal 6, S. 16-18.

RABEN, A./KIENS, B./RICHTER, E. A. (1992): Serum sex hormones and endurance performance after a lacto-ovo vegetarian and a mixed diet, in: Medicine and Science in Sports and Exercise 24/1992, S. 1290-1297.

RADEMACHER, G./GEDRAT, J./HÄCKER, R./BUHL, H. (1991): Die Beeinflussung des Adaptionsverhaltens ausgewählter Funktionssysteme von Ausdauersportlern während einer kraftbetonten Trainingsphase durch die zusätzliche Gabe von Oral-Turinabol, in: Häcker/De Marees (Hrsg.): Hormonelle Regulation und Psychophysische Belastung im Leistungssport. Köln: Deutscher Ärzte-Verlag, S. 77-84.

RARICK, G. L./LARSON, G. L. (1958): Observations on frequency and intensity of isometric muscular effort in developing static muscular strength in post-pubescent males, in: Research Quarterly 29, S. 333-341.

RASCH, P./MOREHOUSE, L. (1957): Effect of static and dynamic exercises on muscular strength and hypertrophy, in: Journal of Applied Physiology 11, S. 29-34.

RASCHKE, R./ARNOLD-CAPELL, P. A./RICHESON, R./CURRY, S. C. (1991): Refractory hypoclycemia secondary to topical salicylate intoxication, in: Archives of Internal Medicine 3/1991, S. 591-593.

R D A (1989): Recommended Dietary Allowances 10th Edition. Washington, D.C.: National Academy Press.

REDDY, B. (1989): The effects of types of dietary fiber on neutral sterols in healthy subjects, in: Cancer Research 49/1989, S. 4629-4635.

REMES, K./KUOPPASALMI, K./ADLERKREUTZ, H. (1985): Effect of physical exercise and sleep depriviation on plasma androgen levels: Modifying effect of physical fitness, in: International Journal of Sports Medicine 6/1987, S. 131-135.

REYNOLDS, B. (1993): Breathing patterns, in: Flex 5/1993, S. 106.

RHODES, D./LEFAVI, B. (1992): Clenbuterol, in: Flex 6/1992, S. 67-68 und 120-125.

RICH, C./CAFARELLI, E. (2000): Submaximal motor unit firing after 8 wk of isometric resistance training, in: Medicine and Science in Sports and Exercise 1/2000, S. 190-196.

RIECKERT, H. (1992a): Ernährung, in: Eberspächer, H. (Hrsg.): Handlexikon Sportwissenschaft. Reinbeck: Rowohlt, S. 123-128.

RIECKERT, H. (1992b): Hormonelle Steuerung, in: Eberspächer, H. (Hrsg.): Handlexikon Sportwissenschaft. Reinbeck: Rowohlt, S. 156-160.

RIGAUER, B. (1982): Bodybuilding – der vergesellschaftliche Körper, in: Rigauer, B. (Hrsg.): Sportsoziologie. Reinbek: Rowohlt, S. 101-107.

RIGAUER, B. (1992): Sportsoziologie, in: Eberspächer, H. (Hrsg.): Handlexikon Sportwissenschaft. Reinbeck: Rowohlt, S. 409-421.

RIGLER, E./ZSIDEGH, M. (1985): Sportwissenschaftliche Untersuchungen im Trainingsprozeß ungarischer Gewichtheber, in: Bührle, M. (Hrsg.): Grundlagen des Maximal- und Schnellkrafttrainings. Schondorf: Hofmann, S. 213-232.

RISCH, S. V./NORVELL, N. K./POLLOCK, M. L./RISCH, E. D./LANGER, H./FULTON, M./GRAVES, J. E./LEGGETT, S. H. (1993): Lumbar strengthening in chronic low back pain patients, in: Spine 18/1993, S. 232-238.

RITTNER, V. (1988): Fitness-Studios im Trend. Gesundheit – Aussehen – Befindlichkeit – Spaß, in: Ilker, H.-G./Ramme, M. (Hrsg.): Gesundheitsbezogener Vereinssport. Dokumentation einer Informations- und Weiterbildungsveranstaltung bei der Hamburger Turnerschaft von 1816 am 21. November 1987. Ahrensburg: Czwalina, S. 81-100.

RITTNER, V./MRAZEK, J. (1986): Sport, Fitness, Aussehen. Projektbericht. Köln: Deutsche Sporthochschule.

ROBERGS, R. A./PEARSON, D. R./COSTILL, D. L. (1991): Muscle glycogenolysis during differing intensities of weight-resistance exercise, in: Journal of Applied Physiology 70/1991, S. 1700-1706.

ROBERTSON, D./WADE, D./WORKMAN, R./WOOSLEY, R. L./OATES, J. A. (1981): Tolerance to the humoral and hemodynamic effects of caffeine in man, in: Journal of Clinical Investigation 4/1981, S. 1111-1117.

ROBINSON, E. (1990): Training past failure, in: Flex 8/1990, S. 76-79.

ROBINSON, J. M./STONE, M. H./JOHNSON, R. L./PENLAND, C. M./WARREN, B. J./LEWIS, R. D. (1995): Effects of different exercise/rest intervals on strength, power, and high-intensity exercise endurance, in: Journal of Strength and Conditioning Research 4/1995, S. 216-221.

ROHDE, T./ASP, S./MacLEAN, D. A./PEDERSEN, B. K. (1998): Competitive sustained exercise in humans lymphokine activated killer cell activity, and glutamine - an intervention study, in: European Journal of Applied Physiology 78/1998, S. 448-453.

ROSE, K. S./BALL, T. E. (1992): A field test for predicting maximum bench press lift of college men, in: Journal of Applied Sport Science Research 5/1992, S. 103-106.

ROSENFELD, R. G. (1986): Metionyl human growth hormone and oxandrolone in Turners syndrome, in: Journal of Pediatry 109/1986, S. 936.

ROSS, J. (1990): Dietary and hormonal evaluation of men at different risk for prostate cancer: fiber intake, excretion, and composition, with in vitro evidence for an association between steroid hormones and specific fiber components, in: American Journal of Clinical Nurtition 51/1990, S. 365-370.

ROUFS, J. B. (1995): Weitere gute Neuigkeiten über L-Carnitin. Hinweise auf positive Einflüsse auf das Altern sowie trainingssteigernde Faktoren, in: Muscle & Fitness 1/1995, S. 34-35.

ROY, B. D./TARNOPOLSKY, M. A. (1998): Influence of differing macronutrient intakes on muscle glycogen resynthesis after resistance exercise, in: Journal of Applied Physiology 72, S. 1854-1859.

ROY, B. D./TARNOPOLSKY, M. A./MacDOUGALL, J. D./FOWLES, J./YARASHESKI, K. E. (1997): Effect of glucose supplement timing on protein metabolism after resistance training, in: Journal of Applied Physiology 6/1997, S. 1882-1888.

RUDMAN, D. (1990): Effects of human growth hormone in men over 60 years old, in: The New England Journal of Medicine 323/1990, S. 1-4.

RÖCKER, L. (1972): Der Einfluß körperlicher Arbeit auf das Blut, in: Hollmann, W. (Hrsg.): Zentrale Themen der Sportmedizin, Berlin, Heidelberg: Springer, S. 168-193.

RÜCKERT, U. (1990): Vitamine und Mineralstoffe. München: Heyne.

SALMON, W.D./DUAGHADAY, W.H. (1957): A hormonally controlled serum factor which stimulates sulfate incorporation by cartilage in vitro, in: Journal of Laboratory Clinical Medicine, 49/1957, S. 825-836.

SALTIN, B./GOLLNICK, P. D. (1983): Skeletal muscle adaptability: significance for metabolism and performance, in: Peachy/Adrian/Gerzer (Hrsg.): Handbook of Physiology. Skeletal Muscle. Bethesda: American Physiological Society, S. 555-631.

SALTIN, B./KARLSON, J. (1972): Die Ernährung des Sportlers, in: Hollmann, W. (Hrsg.): Zentrale Themen der Sportmedizin, Berlin, Heidelberg: Springer, S. 245-259.

SANBORN, K./BOROS, R./HRUBY, J./SCHILLING, B./O'BRYANT, H./JOHNSON, R./HOKE, T./STONE, M. H./STONE, M. E.(1998): Performance effects of weight training with multiple sets not to failure versus a single set to failure in women: a preliminary study. In: HÄKKINEN, K. (Ed.): International Conference on Weightlifting and Strength Training. Conference Book. Lathi, S. 157-158.

SANDOW, E. (1904): Kraft und wie man sie erlangt. Berlin 1904.

SANDOW, E. (1905): Bodybuilding or Man in the Making. London 1905.

SATTLER, R./RADEMACHER, G./APPELT, D./HOTZ, G. (1991): Die Beeinflussung der Konzentration des SHGB (sex-hormone-binding globulin) durch physische Belastung, in: Häcker/De Marees (Hrsg.): Hormonelle Regulation und Psychophysische Belastung im Leistungssport. Köln: Deutscher Ärzte-Verlag, S. 32-38.

SARGENT, R. G./HOHN, E. (1993): Protein needs for the athlete, in: National Strength and Conditioning Journal 1/1993, S. 54-56.

SCHEK, A. (1995): Ernährungsbezogene Leistungsförderer, in: Leistungssport 2/1995, S. 6-11.

SCHENA, F./GUERRINE, F./TREGNAGHI, P. (1993): Effects of branched-chain amino acid supplementation on amino acid metabolism during endurance exercise, in: Medicine and Science in Sports and Exercise 25/1993, Supplement 24.

SCHLUMMBERGER, A./SCHMIDTBLEICHER, D. (1999): Einsatz-Training als trainingsmethodische Alternative - Möglichkeiten und Grenzen, in: Leistungssport 3/1999, S. 9-11.

SCHMIDT, S. (1992): Burn training, in: Flex 12/1992, S. 10.

SCHMIDTBLEICHER, D. (1985): Diagnose des Maximal- und Schnellkraftverhaltens, in: Bührle, M. (Hrsg.): Grundlagen des Maximal- und Schnellkrafttrainings. Schondorf: Hofmann, S. 112-120.

SCHNIBBEN, C. (1983): Hänfling an der Hantel, in: Der Stern 47/1983, S. 229.

SCHOBERSBERGER, W./STEINDL, M./HASIBEDER, W. (1990): Aspekte der Sport-Anamie, in: Österreichisches Journal für Sportmedizin 20 (1990), S. 16-21.

SCHROEDER, H. A. (1968): The role of chromium in mammalian nutrition, in: American Journal of Clinical Nutrition 21/1968, S. 230-244.

SCHULZ, N./ALLMER, H. (1988): Fitness-Studios. Anspruch und Wirklichkeit. Einführung in das Thema, in: Schulz, N./Allmer, H. (Hrsg.): Fitness-Studios. Anspruch und Wirklichkeit. Brennpunkte der Sportwissenschaft 2/1988, S. 126-129.

SCHWARZENEGGER, A. (1981): Arnold's bodybuilding for men: New York: Simon & Schuster.

SCHWARZENEGGER, A. (1982): Bodybuilding für Männer. München: Heine.

SCHWARZENEGGER, A./HALL, D. (1984): Karriere eines Bodybuilders. München: Heyne.

SCHWARZENEGGER, A. (1984): Encyclopedia of modern bodybuilding. New York: Simon & Schuster.

SCHWARZENEGGER, A. (1986): Das große Bodybuildingbuch. München: Heyne.

SCHWARZENEGGER, A. (1990a): The cheating principle, in: Muscle & Fitness Extra 1990, S. 58-61.

SCHWARZENEGGER, A. (1990b): The iso-tension principle. Posing as exercise, in: Muscle & Fitness Extra 1990, S. 108-111.

SCHWARZENEGGER, A. (1991): Wheight gain diet, in: Flex 4/1991, S. 38.

SCHWARZENEGGER, A. (1992): Training at home, in Flex 2/1992, S. 180.

SCHWARZENEGGER, A. (1993): Training partners, in: Flex 5/1993, S. 33.

SCHWEIZER, L. (1985): Historisches zum Krafttraining, in: Bührle, M. (Hrsg.): Grundlagen des Maximal- und Schnellkrafttrainings. Schondorf: Hofmann, S. 178-192.

SCOTT, D. M./WAGNER, J. C./BARLOW, T. W. (1996): Anabolic steroid use among adolescents in Nebraska schools, in: American Journal of Health-System Pharmacy 53/1996, S. 2068-2072.

SEHLING, M./POLLERT, R./HACKFORT, D. (1989): Doping im Sport. Medizinische, sozialwissenschaftliche und juristische Aspekte. München: BLV.

SELIN, M. (1991): Food combining for maximum muscle growth, in:Flex 2/1991, S. 86-89.

SHERMAN, W. M. (1981): Effect of exercise - diet manipulation on muscle glycogen and its subsequent utilization during performance, in: International Journal of Sports Medicine 2/1981, S. 114-118.

SHERMAN, W. M. (1991): Carbohydrate feedings before and after exercise, in: Lamb (Hrsg.): Ergogenics: Enhancement of Performance in Exercise and Sport. Carmel: Cooper Press, S. 1-26.

SHERMAN, W. M./COSTILL, D. L. (1984): The marathon: dietary manipulation to optimize performance, in: American Journal of Sports Medicine 12/1984, S. 44.

SIEBERT, T. (1898): Katechismus der Athletik. Weißenfels 1989.

SIEBERT, T. (1907): Der Kraftsport. Leipzig 1907.

SILAGY, C. A./McNEIL, J. J./DONNAN, G. A./TONKIN, A. M./WORSAM, B./CAMPION, K. (1993): Adverse effects of low-dose aspirin in a healthy elderly population, in: Clinical Pharmacology and Therapeutics 1/1993, S. 84-89.

SILIPRANDI, N. (1990): Metabolic changes induced by maximal exercise in human subjects following L-carnitine administration, in: BBA 1034/1990, S. 17-21.

SILK, D. B. A./CLARK, M. L.MARRS, T. C./ADDISON, J. M./BURSTON, D./MATTHEWS, D. M./CLEGG, K. M. (1975): Jejunal absorption of an amino acid mixture simulating casein and an enzymic hydrolysate of casein prepared for oral administration to normal adults, in: British Journal of Nutrition 33/1975, S. 95-100.

SILK, D. B. A./FAIRCLOUGH, P. D./CLARK, M. L./HEGARTY, J. E./MARRS, T. C./ ADDISON, J. M./BURSTON, D./CLEGG, K. M./MATTHEWS; D. M. (1980): Use of a peptide rather than free amino acid nitrogen source in chemically defined 'elemental' diets, in: Journal of parenteral and enteral Nutrition 4/1980, S: 548-553.

SILK, D. B. A./HEGARTY, J. E../FAIRCLOUGH, P. D./CLARK, M. L. (1982): Characterisation and nutritional significance of peptide transportation in man, in: Annals of Nutrition and Metabolism 26/1982, S. 337-352.

SIMMONS, J. (1998): What the experts think of Hydroxycut, in: Musclemag 11/1998, S. 138-144.

SINGH, V. N. (1992): A current perspective on nutrition and exercise, in Journal of Nutrition 122/1992, S. 760-765.

SJODIN, B. (1990): Biochemical mechanisms for oxygen free radical formation during exercise, in: Sports Medicine 4/1990, S. 236-254.

SKOBRANEK, H. (1985): Blickpunkt Ernährung. Bedingungen und Grundlagen einer zeitgemäßen Ernährung. Berlin: Lexika-Verlag.

SLATTERY, M. L. (1988): Diet and colon cancer: Assesment by fiber type and source, in: Journal of the National Cancer Institute 80/19888, S. 1474.

SMITH, A. (1990): Training the muscle fibers for incredible crowth, in: Flex 10/1990, S. 85 und 99-100.

SMITH, D. (2000): Is more really better?, in: Exercise Protocol 2/2000, S. 60-62.

SMITH, J. L./ARTEAGA, C./HEYMSFIELD, S. B. (1982): Increased urea genesis and impaired nitrogen use during infusion of a synthetic amino-acid formula, in: The New England Journal of Medicine 396, S. 1013-1018.

SODERLING, T. R./PARK, C. R. (1974): Recent advances in glycogen metabolism, in: Greengard/Robinson (Hrsg.): Advances in Nucleotide Research Volume 4. New York: Raven, S. 283-333.

SPANN, C./WINTER, M. E. (1995): Effect of clenbuterol on athletic performance, in: Annals of Pharmacotherapy 29/1995, S. 75-77.

SPARKMAN, D. (1996): The hormones that controll growth. Part III: Insulin-like growth factor-the anabolic climax, in: Muscular Development 3/1996, S. 136-138.

SPASSOV, A./TODD, T. (1990): Bulgarian leg training, in: Flex 10/1990, S. 114-119.

SPITLER, D. L./DIAZ, F. J./HORVATH, S. M./WRIGHT, J. E. (1980): Body composition and maximal aerobic capacity of body builders, in: Journal of Sports Medicine 20, S. 181-188.

STANNARD, J. P./BUCKNELL, A. L. (1993): Rupture of the triceps tendon associated with steroid injections, in: American Journal of Sports Medicine 21/1993, S. 482-485.

STARON, R. S:/MALICKY, E. S./LEONARDI, M. J./FALKEL, J. E./HAGERMAN, F. C./DUDLEY, G. A. (1989): Muscle hypertrophy and fast fiber type conversations in heavy resistance-trained women, in: European Journal of Applied Physiology 60, S. 71-79.

STARKEY, D. B./POLLOCK, M. L./ISHIDA, Y./ WELSCH, M. A./BRECHUE, W. F./GRAVES, J. E./FEIGENBAUM, M. S. (1996): Effect of resistance training volume on strength and muscle thickness, in: Medicine and Science in Sports and Exercise 28, S. 1311-1329.

STARON, R. S./LEONARDI, M. J./KARAPONDO, D. L./MALICKY, E. S./FALKEL, J. E./HAGERMAN, F. C./HIKDA, R. S. (1991): Strength and skeletal muscle adaptions in heavy resistance-trained women after detraining and retraining, in: Journal of Applied Physiology 70, S. 631-640.

STEHEN, S. N. (1991): Precontest strategies of a male bodybuilder, in: International Journal of Sport Nutrition 1/1991, S. 69-78.

STOBOY, H. (1972): Neuromuskuläre Funktion und körperliche Leistung, in: Hollmann, W. (Hrsg.): Zentrale Themen der Sportmedizin, Berlin, Heidelberg: Springer, S. 23-97.

STONE, M./BYRD, R./JOHNSON, C. (1984): Observations on serum androgen response to short term resistive training in middle age sedentary males, in: National Strength and Conditioning Association Journal 5/1984, S. 40-65.

STONE, M./JOHNSON, R. C./CARTER, D. R. (1979): A short term comparison of two different methods of resistance training on leg strength and power, in: Athletic Training 14, S. 158-160.

STONE, M./O'BRYANT, H./GARHAMMER, J./McMILLAN, J./ROZENEK, R. (1981): A hypothetical model for strength training, in: Journal of Sport Medicine and Physical Fitness 21/1981, S. 342-351.

STONE, M. H./PLISK, S. S./STONE, M. E./SCHILLING, B. K./O'BRYANT, H. S./PIERCE, K. C. (1998): Athletic performance development: Volume load - 1 set vs. multiple sets, Training velocity and training variation. Strength and Conditioning 6/1998, S. 22-31.

STOUT, J./ECKERSON, J./NOONAN, D./MOORE, G./CULLEN, D. (1997): The effects of a supplement designed to augment creatine uptake on exercise performance and fat-free mass in football players, in: Medicine and Science in Sports and Exercise 29, S. 251.

STOWERS, T./McMILLIAN, J./SCALA, D./DAVIS, V./WILSON, D./STONE, M. (1983): The short-term effects of tree different strength-power training methods, in: National Strength and Conditioning Association Journal 5, S. 24-27.

STRASS, D. (1985): Veränderungen des Maximal- und Explosivkraftvermögens im Kurzzeitausdauerbereich, in: Bührle, M. (Hrsg.): Grundlagen des Maximal- und Schnellkrafttrainings. Schondorf: Hofmann, S. 136-143.

STRAUSS, R. H./WRIGHT, J. E./FINERMAN, G. A. M./CATLIN, (1983): Side effects of anabolic steroids in weight-trained women athletes, in: Journal of the American Medical Association 253/1983, S. 2871-2873.

STRAUSS, R. H. (1989): High school kids: looking better, living worse?, in: The Physician and Sportsmedicine 2/1989, S. 35.

STRAUSS, R. H./LIGETT, M. T./LANESE, R. R. (1985): Anabolic steroid use and percieved effects in ten weight-trained women athletes, in: Journal of the American Medical Association 253/1985, S. 2871.

STUBBS, R. J./HARBRON, C. G./MURGATROYD, P. R./PRENTICE, A. M. (1995): Covert manipulation of dietary fat and energy density: Effect on substrate flux and food intake in men eating ad libitum, in: American Journal of Clinical Nutrition 62/1995, S. 316-329.

SWANZA, S./MOFFAT, R. (1986): The effects of a strength conditioning periodization program on muscular development, in: National Strength and Conditioning Association Journal, S. 8-71.

SZCZYPACZEWSKA, M./NAZAR, K./KACIUBA-USCILKO, H. (1989): Glucose Tolerance and Insulin Response to Glucose Load in Body Builders, in: International Journal of Sports Medicine, 1989, S. 34-37.

SZUBSKI, C. (1999): Streitforum: Leserbrief zum Artikel von Andreas Schlummberger/Dietmar Schmidtbleicher: "Einsatz-Training als trainingsmethodische Alternative - Möglichkeiten und Grenzen", in: Leistungssport 4/1999, S. 35.

TAINTER, M. L. (1964): Anabolic steroids in the management of the diabetic patient, in: New York State Journal of Medicine, 15. April 1964, S. 1001.

TANNER, S. M./MILLER, D. W./ALONGI, C. (1995): Anabolic steroid use by adolescents: prevalence, motives, and knowledge of risks, in: Clinical Journal of Sport Medicine 5/1995, S. 108-115.

TANNY, A. (1989): Target training, in: Muscle & Fitness 2/1989, S. 126-128.

TARNOPOLSKY, M. A./ MacDOUGALL, J. D./ATKINSON, S. A. (1988): Influence of protein intake and training status on nitrogen balance and lean body mass, in: Journal of Applied Physiology 64/1988, S. 187-193.

TARNOPOLSKY, M. A./ MacDOUGALL, J. D./ATKINSON, S. A./BLIMKIE, C./SALE, D. (1986): Dietary protein requirements for body builders vs. sedentary controls (abstract), in: Medicine and Science in Sports and Exercise 18/1986, S. S64.

TARNOPOLSKY, M. A./LEMON, P. W. R./MacDOUGALL, J. D./ATKINSON, S. A. (1990): Effect of bodybuilding exercise on protein requirements (abstract), in: Canadian Journal of Sports Science 15/1990, S. 22.

TARNOPOLSKY, M. A./ATKINSON, S. A./MacDOUGALL, J. D./CHESLEY, A./PHILIPS, S./SCHWARCZ, H. P. (1992): Evaluation of protein requirements for strength athletes, Journal of Applied Physiology 55/1992, S. 1986-1995.

TARNOPOLSKY, M. A./BOSMAN, M./MACDONALD, J. R./VANDEPUTTE, D./MARTIN, J./ROY, B. D. (1997): Post-exercise protein-carbohydrate and carbohydrate supplements increase muscle glycogen in men and women, in: Journal ofApplied Physiology 83/1997, S. 1877-1883.

TAYLOR, W. N. (1986): Hormonal Manipulation. A New Era of Monstrous Athletes. N.C.: McFarland Jefferson.

TAYLOR, W. N. (1987): Synthetic anabolic-androgenic steroids: a plea for controlled substance status, in: Physician and Sportmedicine 15/1987, S. 140.

TEGELMAN, R./ALBERG, T./POUSETTE, A,/CARLSTRÖM, K. (1992): Effects of a Diet Regimen On Pituary and Steroid Hormones in MAle Ice Hockey Players, in: International Journal of Sports Medicine, 1992, S. 424-430.

TENNANT, F./BLACK, D. L./VOY, O. (1988): Anabolic steroid dependence with opioid-type features, in: The New England Journal of Medicine 317/1988, S. 140-150.

TERNEY, R./McLAIN, L. G. (1990): The use of anabolic steroids in high school students, in: American Journal of Diseases of children 144/1990, S. 99-103.

TESCH, P. A. (1987): Acute and long-term metabolic changes consequent to heavy-resistance exercise, in: Medicine and Sport Science 26, S. 67-89.

TESCH, P. A. (1994): Das Training im Bodybuilding, in: Komi (Hrsg.): Kraft und Schnellkraft im Sport. Köln: Deutscher Ärzte-Verlag, S. 365-373.

TESCH, P. A./COLLIANDER, E. B./KAISER, P. (1986): Muscle metabolism during intense, heavy-resistance exercise, in: European Journal of Applied Physiology 55/1986, S. 362-366.

TESCH, P. A./KARLSSON, J. (1985): Muscle fiber types and size in trained and untrained muscle of elite athletes, in: Journal of Applied Physiology 59, S. 1716-1720.

TESCH, P. A./LARSON, L. (1982): Muscle hypertrophy in bodybuilders, in: European Journal of Applied Physiology 49, S. 301-306.

TESCH, P. A./LINDEBERG, S. (1984): Blood lactate accumulation during arm exercise in world class kayak paddlers and strength trained athletes, in: European Journal of Applied Physiology 52, S. 441-445.

TESCH; P. A./PLOUTZ-SNYDER, L. L./YSTRÖM, L./CASTRO, M./DUDLEY, G. (1998): Skeletal muscle glycogen loss evoked by resistance exercise, in: Journal of Strength and Conditioning Research 21/1998, S. 67-73.

THOBURN, R. (1995): Reduktionssätze, in: Sportrevue 4/95, S. 70-74.

THOMAS, D./BROTHERHOOD, J./BRAND, J. (1991): Carbohydrate Feeding before Exercise: Effect of Glycemic Index, in: International Journal of Sports Medicine, 1991, S. 180-186.

TIIDUS, P. M./IANUZZO, C. D. (1983): Effects of intensity and duration of muscular exercise on delayed soreness and serum activities, in: Medicine and Science in Sports Exercises 15/1983, S. 461-465.

TIPPTON, I. H./STEWARD, P. L. (1970): Analytical methods for the determination of trace elements - standard man studies, in: Hemphill (Hrsg.): Trace substances in Environmental health. University of Missouri. Colombo, S. 305-330.

TODD, T. (1995): Growth Hormone. When the quest for size exceeds the boundaries of health and sanity, in: Muscle & Fitness 2/1995, S. 126-128 und 225-234.

TREMBLAY, A. A. (1986): The effect of exercise training on resting metabolic rate in lean and moderately obese individuals, in: International Journal of Obesity 10, S. 511-517.

TREMBLAY, A. A. (1988): Effect of a three-day interruption of exercise training on resting metabolic rate and glucose-induced themogenesis in trained individuals, in: International Journal of Obesity 12, S. 163-168.

TRUSWELL, A. S. (1992): Glycemic Index of Foods, in:European Journal of Clinical Nutrition 46/1992 (Supplement 2), S. 91-101.

TSCHIENE, P. (1976): Keine Tendenzwende im Krafttraining, in: Leistungssport 5/1976, S. 400-405.

TUCCI, J. T./CARPENTER, D. M./POLLOCK, M. L./GRAVES, J. E./LEGGETT, S. H. (1992): Effect of reduced training and detraining on lumbar extension strength, in: Spine 17/1992, S. 1497-1501.

UMPLEBY, A. M./SHOJAEE-MORADIE, F./THOMASON, M. J.(1994): Effects of insulinlike growth facor-1 (IGF-1), insulin, and combined IGF-1 insulin infusions on protein metabolism in dogs, in: European Journal of Clinical Investigations24/1994, S. 337-344.

URHAUSEN, A./KINDERMANN, W. (1987): Behaviour of testosterone, sex hormone binding globulin (SHBG) and cortisol before and after a triathlon competition, in: International Journal of Sports Medicine 8/1987, S. 305-308.

URHAUSEN, A./KULLMER, T./KINDERMANN, W. (1987): A seven-week follow-up study of the behaviour of testosterone and cortisol during the competition period in rowers, in: European Journal of Applied Physiology 56/1987, S. 523-533.

URHAUSEN, A./KINDERMANN, W. (1989): One- and two-dimensional echocardiography in body builders and endurance-trained subjects, in: International Journal of Sports Medicine, 1989, S. 139-144.

VANDERBERGHE, K./GILLIS, N./VanLEEPUTTE, M./VanHECKE, P./VANSTAPEL, F./HESPEL, P. (1996): Caffeine counteracts the ergogenic action of muscle creatine loading, in: Journal of Applied Physiology 80, S. 452-457.

VANDERBERGHE, K./GILLIS, N./VanHECKE, P./VanLEEPUTTE, M./VANGERVEN, L./HESPEL, P. (1997): Long-term creatine intake is beneficial to muscle performance during resistance-training, in: Journal of Applied Physiology 83, S. 2055-2063.

Van HELDER, W. P./RADOMSKI, M. W./GOODE, R. C. (1984): Growth hormone responses during intermittent weight lifting exercise in men, in: European Journal of Applied Physiology 53/1984, S. 31-34.

VARNIER, M./LEESE, G. P./THOMPSON, N./RENNIE, M. J. (1995): Stimulatory effect of glutamine on glycogen accumulation in human skeletal muscle, American Journal of Physiology 269/1995 (Part 1) E 309-315.

VEGA, F./JACKSON, R. T. (1995): Dietary habits of body builders and other regular exercisers, in: Nutrition Research 16/1995, S. 3-10.

VINCENT, K./DE HOYOS, D./GARZARELLA, L./HASS, C./NORDMAN, M./POLLOCK, M. (1998): Relationsship between indices of knee extension strength before and after resistance training, in: Medicine and Science in Sports and Exercise 5/1998, S. 163.

VIRVIDAKIS, K./SIDERAS, G./PAPADAKIS, E. (1987): Effect of doping control on weightlifting performance, in: International Journal of Sports Medicine 8/1987, S. 397-405.

VISURI, T./LINDHOLM, H. (1994): Bilateral distal biceps tend avulsions with use of anabolic steroids, in: Medicine and Science in Sports and Exercise 26/1994, S. 941-944.

VOIGT, R./BÖNING, D. (1998): Die Eingangsuntersuchung von Leistungsfähigkeit und Gesundheit in Fitness-Studios, in: Deutsche Zeitschrift für Sportmedizin 2/1998, S. 60-62.

VOLEK, J. S./KRAEMER, W. J. (1996): Creatine supplementation: Its effect on human muscular performance and body composition, in: Journal of Strength and Conditioning Research 10, S. 200-210.

VOLEK, J. S./KRAEMER, W. J./BUSH, J./BOETES, M./INCLEDON, T./CLARK, K./LYNCH, J. (1997): Creatine supplementation enhances muscular performance during high-intensity resistance exercise, in: Journal of the American Dietary Association 97, S. 765-770.

WADE, N. (1972): Anabolic steroids: Doctors denounce them, but athletes aren't listening, in: Science 176/1972, S. 1399.

WAGENMAKERS, A./COAKLEY, J./EDWARDS, R. (1990): Metabolism of Branched-Chain Amino Acids and Ammonia During Exercise: Clues from McArdle's Disease, in: International Journal of Sports Medicine, 1990, Suppl. 110-113.

WAGENMAKERS, A. (1992): Amino acid metabolism, muscular fatigue and muscle wasting, in: International Journal of Sports Medicine, 1992, S. 110-113.

WALBERG, J./LEEDY, M. K./STURGILL, D. J./HINKLE, D. E./RITCHY, S. J./SEBOLT, D. R. (1988): Macronutriment content of a hypoenergy diet affects nitrogen retention and muscle function in weightlifters, in: International Journal of Sports Medicine 9/1988, S. 261-266.

WALBERG-RANKIN, J. (1995): A review of nutritional practices and needs of bodybuilders, in: Journal of Strength and Conditioning Research 9/1995, S. 116-124.

WALLACE, M. B./MOFFATT, R. J./HAYMES, E. M./GREEN, N. R. (1991): Acute effects of resistance exercise on parameters of protein metabolism, in: Medicine and Science in Sports and Exercise 2/1991, S. 199-204.

WARD, J./FISK, G. H. (1964): The difference in response of the quadriceps and biceps brachii muscles to isometric and isotonic exercise, in: Archives of Physical Medicine and Rehabilitation 45, S. 612-620.

WARD, T. L./SOUTHERN, L. L./BOLEMAN, S. L. (1993): Effect of dietary chromium picolinate on growth, nitrogen balance, and body composition of growing broiler chicks, in: Poultry Science 37/1993, S. 37.

WARE, J. S./CLEMENS, C. T./MAYHEW, J. L./JOHNSTON, T. L. (1995): Muscular endurance repetitions to predict bench press and squat strength in college football players, in: Journal of Strength and Conditioning Research 9, S. 99-103.

WARHOL, M. J./SIEGEL, A. J./EVANS, W. J./SILVERMAN, L. M. (1985): Skeletal muscle injury and repair in marathon runners after competition, in: American Journal of Pathology 111/1985, S. 331-339.

WARREN, G. L./HERMANN, K. M./INGALLS, C. P./MASSELLI, M. R./ARMSTRONG, R. B. (2000): DecreasedEMG median frequency during a second bout of eccentric contractions, in: Medicine and Science in Sports and Exercise 4/2000, S. 820-829.

WATHAN, D. (1994): Load assignment, in: Baechle, T. R. (Hrsg.): Essentials of Strength and Conditioning. Champaign: Human Kinetics, S. 435-439.

WAYNE, R. (1997): Let's applaud the IFBB's small step in the right direction, in: Muscular Development 6/1997, S. 150-151 und 200.

WEBER, C. A. (1997): Drugs in the IFBB, in: Muscular Development 8/1997, S. 138-139, 193, 196, 198,

WEBSTER, D. (1979): Bodybuilding. An illustrated history. New York: Arco Publishing.

WEDEMEYER, G. (1994): Die Macht der Hormone, in: Stern 12/1994, S. 46-56.

WEDEMEYER, B. (1996): Starke Männer, starke Frauen. Eine Kulturgeschichte des Bodybuildings. München: C. H. Beck.

WEIDER, J. (1986): Die Weider-Prinzipien im Gesamtüberblick, in: Sportrevue 8/1986, S. 76-81 und 100-102.

WEIDER, J. (1987): Die Weider-Prinzipien, in: Sportrevue 9/1987, S. 114-119.

WEIDER, J. (1988): The science of supplementing, in: Muscle & Fitness 5/1988, S. 253.

WEIDER, J. (1991): Forced reps, in: Flex 2/1991, S. 18.

WEIDER, J. (1995): The Weider Slow Continous Tension Principle, in: Muscle & Fitness 2/1995, S. 196-199.

WEINECK, J. (1990): Optimales Training. Leitungsphysiologische Trainingslehre unter besonderer Berücksichtigung des Kinder- und Jugendtrainings. Erlangen: perimed.

WELDAY, J. (1988): Should you check for strength with periodic max lifts?, in: Scolastic Coach 57/1988, S. 49-68.

WELBOURNE, T. C. (1995): Increased plasma bicarbonate and growth hormone after an oral glutamine load, in: American Journal of Clinical Nutrition 61/1996, S. 1058-1061.

WEMYSS-HOLDEN, S. A./HAMDY, F. C./HASTIE, K. J. (1994): Steroid abuse in athletes, prostatic enlargement and bladder outflow obstruction – is there a relationship?, in: British Journal of Urology 74/1994, S. 476-478.

WENNERMAN, J./HAMMERQUIST, F./ALI, R./VINNARS, E. (1989): Glutamine and ornithine Alpha-Ketoglutarat but not branched chain amino acids reduce the loss of muscle glutamine after surgical trauma, in: Metabolism 38, Supplement 1, S. 63-66.

WERSCHOSHANSKI, J. (1984): Der langfristig verzögerte Trainingseffekt durch konzentrisches Krafttraining, in: Leistungssport 3/1984, S. 41-42.

WESTABY, D. et al. (1977): Liver damage from long-term methyl testosterone, in: The Lancet 6. August 1977, S. 261.

WESTRATE, J. A. (1990): Lack of a systematic sustained effect of prolonged exercise bouts on resting metabolic rate in fasting subjects, in: European Journal of Clinical Nutrition 44, S. 91-97.

WHEELER, G. D. (1991): Endurance training decreases testosterone levels in men without change in luteinizing hormone, in: Journal of Clinical Endocrinology and Metabolism 42, S. 422-425.

WHITE, L. M./GARDNER, S. F./GURLEY, B. J./MARX, M. A./WANG, P. L./ESTES, M. (1997): Pharmacokinetics and cardiovascular effects of ma-huang (Ephedra sinica) in normotensive adults, in: Journal of Clinical Pharmacology 2/1997, S. 116-122.

WHITTEN, C. G./SHULTZ, T. D. (1988): Binding of steroid hormones in vitro by water-insoluble dietary fiber, in: Nutrition Research 8/1988, S. 1223-1235.

WILLET, W./SACKS, F. M. (1991): Chewing the fat: How much and what kind?, in: The New England Journal of Medicine 2/1991, S. 121-123.

WILLIAMS, W. (1985): The role of carbohydrates on physical activity, in: Williams (Hrsg.): Nutritional Aspects of Human Physical and Athletic Performance. Springfield: Thomas, S. 58.

WILLIAMS, M. (1990): Rekorde durch Doping? Wie Athleten legal und illegal ihre Leistung verbessern. Aachen: Meyer & Meyer

WILLIAMSON, M. R. (1981): Anemia in runners and other athletes, in: The Physician and Sports Medicine 9/1981, S. 73-78.

WILLIAMSON, D. J. (1993): Anabolic steroid use among students at a British college of technology, in: British Journal of Sports Medicine 27/1993, S. 200-201.

WILLOUGHBY, D. S. (1993): The effects of mesocycle-length weight training programs involving periodization and partially equated volumes on upper and lowerbody strength, in: Journal of Strength and Conditioning Research 7, S. 2-8.

WILSON, J. D./GRIFFIN, J. E. (1980): The use and misuse of androgens, in: Metabolism 29/1980, S. 1278-1295.

WINETT, R. A. (1993): Körperfettreduktionen für Menschen mit niedrigeren Kalorienbedarf, in: Sportrevue 6/1993, S. 58-59.

WINDSOR, R./DUMITRU, D. (1989): Prevalence of anabolic steroid use by male and female adolescents, in: Medicine and Science in Sports and Exercise 21/1989, 494-497.

WITHERS, R. T./NOELL, C. J./WHITTINGHAM, N. O./KEEVES, J. P./CHATTERTON, B. E./SCHULTZ, C. G. (1997): Body composition changes in elite male bodybuilders during preparation for competition, in: The Australian Journal of Science and Medicine 1/1997, S. 11-16.

WOLEVER, T. M. S./JENKINS, D. J. A. (1986): The use of glycemic in predicting the blood glucose response to mixed meals, in: American Journal of Clinical Nutrition 43/1986, S. 167-172.

WOLEVER, T. M. S./JENKINS, D. J. A./JENKINS, A. L./POSSE, R. G. (1991): The glycemic index: methology and clinical applications, in: American Journal of Clinical Nutrition 54/1991, S. 846-856.

WOLF, R. F./PEARLSTONE, D. B./NEWMAN, E./HESLIN, M. J./GONENNE, A./BURT, M. E./BRENNAN, M. F. (1992): Growth hormone and insulin reverse net whole-body and skeletal muscle protein catabolism in cancer patients, in: Annals of Surgery 3/1992, S. 280-290.

WOOD, T. O./COOKE, P. H./GOODSHIP, A. E. (1988): The effect of exercise and anabolic steroids on the mechanical properties and crimp morphology of the rat tendon, in: American Journal of Sports Medicine 16/1988, S. 153-158.

WRIGHT, J. (1992): Der anabole Vorteil, in: Sportrevue 1/1992, S. 78-81.

WRIGHT, J. (1993): Detoxification, in: Flex 6/1993, S. 44-46.

WRIGHT, J. (1993b): Anabolic steroids. The real story, Flex extra 1993.

WRIGHT, J. (1995): Die Wunderdroge, in: Flex 2/1995, S. 138.

WRIGHT, G. A./DELONG, T. H./GEHLSEN, G. (1999): Electromyographic activity of the hamstrings during performance of the leg curl, stiff-leg deadlift, and back squat movements, in: Journal of Strength and Conditioning Research 13/1999, S. 168-174.

WÜRZBERG, G. (1987): Muskelmänner. In den Maschinenhallen der neuen Körperkultur. Reinbek: Rowohlt.

YATES, D. (1992): Proper warm ups, in: Flex 10/1992, S. 30.

YATES, D. (1993): The one set per movement routine, in: Flex 1/1993, S. 72-75 und 112-114.

YATES; D./WOLFF, B. (1994): Blood and Guts. The ultimate approach to building muscle mass. Woodland Hills: YB Small Books.

YESALIS, C. E. (1993): Anabolic Steroids In Sports & Exercise. Champaign: Human Kinetics.

YESSIS, M. (1985): Muskelisolation. Muskelzuwachs auf wissenschaftlicher Grundlage, in: Sportrevue 8/1985, S. 66 und 91.

YESSIS, M. (1986): Kraft und Ausdauer, in: Sportrevue 7/1986, S. 64-67 und 107.

YESSIS, M. (1988a): Do Athletes need Supplements?, in: Muscle & Fitness 5/1988, S. 25 und 168.

YESSIS, M. (1988b): Bodybuilding in the USSR, in: Muscle & Fitness 5/1988, S. 49 und 171.

YESSIS, M. (1989): Brauchen Bodybuilder aeobes Training?, in: Sportrevue 2/1989, S. 14.

YESSIS, M. (1990): Working through an injury, in: Muscle & Fitness 11/1990, S. 17-18.

YOUNG, A. A. (1988): Insulin response of components of whole-body and muscle carbohydrate metabolism in himans, in: American Journal of Physiology 254/1988, S. 231-236.

YOSHIDA, E. M./KARIM, M. A./SHAIKH, J. F./SOOS, J. G./ERB, S. R. (1994): At what price, glory? Severe cholestasis and acute renal failure in an athlete abusing stanozolol, in: Canadian Medical Assiciation Journal 151/1994, S. 791-793.

ZACHWIEJA, J. J./COSTILL, D. (1991): Influence of muscle glycogen depleton on the rate of resynthesis, in: Medicine and Science in Sports and Exercise 23/1991, S. 44-48.

ZATSIORSKY, V. M. (1995): Science and practice of strength training. Champaign: Human Kinetics.

ZATSIORSKY, V. M. (1996): Krafttraining. Praxis und Wissenschaft. Aachen: Meyer & Meyer.

ZIDENBERG-CHER, S. (1983): Dietary superoxide dismutase does not affect tissue levels, in: American Journal of Clinical Nurtition 37/1983, S. 5.

ZIMMERMANN, K. (1996): Präventives Muskeltraining - Bestimmungsaspekte und Methodenkennzeichnung, in: sportunterricht 3/1996, S. 102-108.

ZINOVIEFF, A. N. (1951): Heavy resistance exercise: The Oxford technique, in: British Journal of Physical Medicine 14, S. 129-132.

ZULAK, G. (1992): Training intensity, in: Musclemag International 12/1992, S. 174-182.

ZULAK, G. (1993a): Death of a champion, in: Musclemag International 3/1993, S. 40-47 und 86-89.

ZULAK, G. (1993b): The amazing high-fat diet, in: Flex 5/1993, S. 67-68 und 114-146.

ZULAK, G. (1993c): Sense, common sense and nonsense in bodybuilding, in: Musclemag International 10/1993, S. 126-140.

ZULAK, G. (1993d): Way to grow! Give yourself a chance to grow – avoid overtraining, in: Musclemag International 5/1993, S. 208-214.

ZULAK, G. (1994): The significance of muscular soreness, in: Musclemag International 5/1994, S. 186-192.

ZULAK, G. (1996): State-of-the-art supplements. Can supplements replace steroids?, in: Musclemag International 3/1996, S. 60-74.

ZULAK, G. (1997): The truth about protein, in: Musclemag International 12/1997, S. 124-130.

ZULAK, G. (1998): Uncensored, , in: Musclemag International 1/1998, S. 38-51.

ZULIANI, U./BERNADINI, B./CATAPANO, A./CAMPANA, M./CERIOLI, G./SPATTINI, M. (1989): Effects of Anabolic Steroids, Testosterone, and HGH on Blood Lipids and Echocardiographic Parameters in Body Builders, in: International Journal of Sports Medicine, 1989, S. 62-66.

QUELLENVERZEICHNIS

Verzeichnis der für das Kapitel „Trainingsmethoden des Bodybuildings" ausgewerteten Quellen:

BRADFORD, R. (1994): Periodisierung des Bodybuilding-Trainings, in: Sportrevue 1/1994, S. 92-93 und 139.

COLEMAN, R. (1992): The iso-tension principle, in: Flex 4/1992, S. 33.

COLUMBO, F. (1987): Negativtraining, in: Sportrevue 9/1987, S. 92-94.

COLUMBO, F. (1989): Das Weider-Instinktprinzip, in: Sportrevue 12/1989, S. 78-80 und146-147.

DARDEN, E. (1973): Weight training systems in the U.S.A., in: Journal of Physical Education 44, S. 72-80.

DARDEN, E. (1983): The Pre-Exhaustion Principle in Strength Training, in: Athletic Journal 1/1983, S. 46 und 66-67.

DeLORME, T. L./WATKINS, A. L. (1951): Progressive Resistance Exercise. New York: Appleton-Century-Crofts Medical.

DOBBINS, B./BUSEK, A. (1987): Explosiver Muskelzuwachs. Was Bodybuilder über kompensatorische Akzeleration wissen müssen, in: Flex 3/1987, S. 58-60.

DOBBINS, B. (1992): Vorermüdung, in: Sportrevue 10/1992, S. 70-73.

EVERSON, J. (1985): Die Weider-Prinzipien, in: Sportrevue 11/1985, S. 46-51.

FLECK, S. J./KRAEMER, W. J. (1987): Designing Resistance Training Programs. Champaign: Human Kinetics.

GAINES, C./BUTLER, G. (1974): Pumping Iron. New York: Simon and Schuster.

GASPARI, R. (1990): Descending sets, in: Flex 6/1990, S. 33.

HATFIELD, F. (1984): Bodybuilding - A Scientific Approach. Chicago: Contemporary Books.

HATFIELD, F. (1988a): Supersätze, in: Sportrevue 3/1988, S. 78-81 und 109-110.

JORDAN, E. (1993): Doppelsplit-Training, in: Sportrevue 6/1993, S. 60-61.

LETZELTER, H./LETZELTER, M. (1986): Krafttraining. Theorie Methoden Praxis. Reinbek:
Rowohlt.

MANGRAVITE, B. (1990): Maximum tension partials, in: Musclemag International 1/1991, S. 25-28.

MENTZER, M. (1980): Heavy Duty. Venice: Mike Mentzer Publishing.

MENTZER, M. (1991b): Staggered sets, in: Flex 1/1991, S. 52-54 und 92.

MENTZER, M. (1993a): Forced reps and negatives, in: Flex 3/1993, S. 201.

MENTZER, M. (1997): Heavy Duty II. Mind and Body. Venice: Mike Mentzer Publishing.

MENTZER, M. (1998): Mike Mentzer's new advanced high intensity training program, in: Muscular Development 5/1998, S. 134-139.

ROBINSON, E. (1990): Training past failure, in: Flex 8/1990, S. 76-79.

SCHMIDT, S. (1992): Burn training, in: Flex 12/1992, S. 10.

SCHWARZENEGGER, A. (1981): Arnold's bodybuilding for men: New York: Simon & Schuster.

SCHWARZENEGGER, A. (1984): Encyclopedia of modern bodybuilding. New York: Simon & Schuster.

SCHWARZENEGGER, A. (1990a): The cheating principle, in: Muscle & Fitness Extra 1990, S. 58-61.

SCHWARZENEGGER, A. (1990b): The iso-tension principle. Posing as exercise, in: Muscle & Fitness Extra 1990, S. 108-111.

TANNY, A. (1989): Target training, in: Muscle & Fitness 2/1989, S. 126-128.

TESCH, P. A. (1994): Das Training im Bodybuilding, in: Komi (Hrsg.): Kraft und Schnellkraft im Sport. Köln: Deutscher Ärzte-Verlag, S. 365-373.

THOBURN, R. (1995): Reduktionssätze, in: Sportrevue 4/95, S. 70-74.

WEIDER, J. (1986): Die Weider-Prinzipien im Gesamtüberblick, in: Sportrevue 8/1986, S. 76-81 und 100-102.

WEIDER, J. (1991): Forced reps, in: Flex 2/1991, S. 18.

ZATSIORSKY, V. M. (1995): Science and practice of strength training. Champaign: Human Kinetics.

INTERNET-QUELLEN

BASS, C.: New evidence on sets controversy
http://www.cbass.com/newevide.htlm; 1999

BRADLEY-POPOVICH, G. (2000): The Protein Paradox, in: Exercise Protocol online.
http://www.ep-mag.com/articles/proparadox.html

BRYANT, C. X./PETERSON, J. A. (1999): Measuring strength. Assesing a client's muscular fitness need not be a costly process.
http://www.fitnessworld.com/library/measure695.htlm

CARPINELLI, R. N. (1999): More is better: A questionable concept, in: http://www.mikementzer.com/moreisbet.htlm

DBFV (1999): Bodybuilding-Wettkampfregeln für männliche Jugend, Junioren, Männer, Senioren. http://www.dbfv.de

DSSV (1999a): Kommerzielle Fitness-Anlagen in Hamburg. Deutscher Sportstudioverband. http://www.dssv.de/pressemitteilung.html

DSSV (1999b): Entwicklung der Studiobranche. http://www.dssv.de/studiobranche.htlm

IFBB (2000): The new Olympic Movement Anti-Doping Code. http://www.ifbb.com/reports/NewDoping/Rule2000.htlm

WINETT, R. A./JOHNSTON, B. D./BRZYCKI, M./MANNIE, K./BRADLEY-POPOVICH, G. (2000): Is aerobic/endurance exercise necessary?, in: Exercise Protocol online.
http://www.ep-mag.com/articles/spring%202000/spring2000html

FSC
www.fsc.org
MIX
Papier | Fördert gute Waldnutzung
FSC® C083411

Zeitfracht Medien GmbH
Ferdinand-Jühlke-Straße 7
99095 Erfurt, Deutschland
produktsicherheit@kolibri360.de